全国科学技术名词审定委员会

公　布

内分泌代谢病学名词

CHINESE TERMS IN ENDOCRINOLOGY AND METABOLISM

2025

医学名词审定委员会

内分泌代谢病学名词审定分委员会

国家自然科学基金资助项目

科学出版社

北京

内 容 简 介

本书是全国科学技术名词审定委员会审定公布的内分泌代谢病学名词，内容包括：总论、下丘脑与垂体疾病、甲状腺疾病、甲状旁腺与代谢性骨病、肾上腺疾病、性腺疾病、内分泌多腺体疾病、胰腺与糖尿病及低血糖症、脂质代谢性疾病、蛋白质与氨基酸及非产能物质代谢性疾病、系统内分泌疾病 11 部分，共 1493 条。本书对每条名词均给出了定义或注释。书末附有英汉、汉英两种索引，以便读者检索。这些名词是科研、教学、生产、经营及新闻出版等部门应遵照使用的内分泌代谢病学规范名词。

图书在版编目（CIP）数据

内分泌代谢病学名词 / 医学名词审定委员会，内分泌代谢病学名词审定分委员会审定. -- 北京 : 科学出版社，2025. 6. -- ISBN 978-7-03-081747-1

Ⅰ. R58-61

中国国家版本馆 CIP 数据核字第 2025C5T981 号

责任编辑：商 涛 沈红芬 高素婷 路 倩 / 责任校对：张小霞

责任印制：肖 兴 / 封面设计：石家庄分公司

科学出版社 出版

北京东黄城根北街 16 号

邮政编码：100717

http://www.sciencep.com

北京中科印刷有限公司印刷

科学出版社发行 各地新华书店经销

*

2025 年 6 月第 一 版 开本：787×1092 1/16

2025 年 6 月第一次印刷 印张：14

字数：320 000

定价：148.00 元

（如有印装质量问题，我社负责调换）

全国科学技术名词审定委员会
第七届委员会委员名单

第四届医学名词审定委员会委员名单

主　任：陈　竺

副主任：饶克勤　刘德培　贺福初　郑树森　王　宇　罗　玲

委　员（以姓名笔画为序）：

于　欣　王　辰　王永明　王汝宽　李兆申　杨伟炎

沈　悌　张玉森　陈　杰　屈婉莹　胡仪吉　徐建国

曾正陪　照日格图　魏丽惠

秘书长：张玉森(兼)

内分泌代谢病学名词审定分委员会委员名单

顾　问：宁　光

主　任：纪立农　郭立新

副主任：朱大龙　母义明　王卫庆　洪天配　严　励　单忠艳
　　　　夏维波　秦贵军　余学锋　管庆波

委　员　（以姓名笔画为序）：

王卫庆　王桂侠　王新玲　王颜刚　宁　光　母义明
毕宇芳　曲　伸　吕朝晖　朱大龙　刘　铭　刘礼斌
闫朝丽　汤旭磊　纪立农　严　励　苏本利　李小英
李玉秀　李玉姝　李艳波　杨　涛　杨刚毅　杨金奎
余学锋　谷伟军　张　波　张力辉　张俊清　陈　丽
陈诗鸿　罗樱樱　郑宏庭　单忠艳　赵　冬　侯宁宁
侯新国　逄曙光　洪天配　秦贵军　夏维波　翁建平
高政南　郭立新　彭永德　焦　凯　童南伟　曾天舒
管庆波

秘　书：童南伟（兼）

内分泌代谢病学名词编写委员会委员名单

顾　问：贾伟平

主　编：赵家军

副主编：纪立农　郭立新　彭永德　夏维波　童南伟　刘　铭
　　　　李小英　曲　伸　杨　涛　王桂侠　韩文霞

委　员　（以姓名笔画为序）：

马世瞻　王　哲　王　琪　王　斐　王桂侠　王焕君
方　丽　尹　晓　孔　磊　田振华　白　皙　冯　丽
毕　叶　曲　伸　朱大龙　庄向华　刘　佳　刘　铭
刘　媛　刘金波　刘素荣　许春梅　孙香兰　孙晓东
牟淑敏　纪立农　严　励　苏心欢　李　秋　李小英
李明龙　李宗跃　杨　盈　杨　涛　肖　迎　吴慧潇
余学锋　宋勇峰　张　栩　张　梅　张秀娟　张雨晗
张晓黎　张海清　张新焕　陈　青　陈小宇　陈海燕
邵珊珊　金勇君　周　洁　周新丽　庞　芮　郑冬梅
单忠艳　赵　萌　赵　雪　赵家军　姜秀云　洪天配
姚振宇　秦贵军　贾伟平　夏维波　徐　进　徐　潮
徐灿坤　郭立新　郭庆玲　梁秋华　彭永德　董　明
韩文霞　景　斐　童南伟　管庆波　薛海波

秘　书：韩文霞（兼）

白春礼序

科技名词伴随科技发展而生，是概念的名称，承载着知识和信息。如果说语言是记录文明的符号，那么科技名词就是记录科技概念的符号，是科技知识得以传承的载体。我国古代科技成果的传承，即得益于此。《山海经》记录了山、川、陵、台及几十种矿物名；《尔雅》19 篇中，有 16 篇解释名物词，可谓是我国最早的术语词典；《梦溪笔谈》第一次给“石油”命名并一直沿用至今；《农政全书》创造了大量农业、土壤及水利工程名词；《本草纲目》使用了数百种植物和矿物岩石名称。延传至今的古代科技术语，体现着圣哲们对科技概念定名的深入思考，在文化传承、科技交流的历史长河中做出了不可磨灭的贡献。

科技名词规范工作是一项基础性工作。我们知道，一个学科的概念体系是由若干个科技名词搭建起来的，所有学科概念体系整合起来，就构成了人类完整的科学知识架构。如果说概念体系构成了一个学科的“大厦”，那么科技名词就是其中的“砖瓦”。科技名词审定和公布，就是为了生产出标准、优质的“砖瓦”。

科技名词规范工作是一项需要重视的基础性工作。科技名词的审定就是依照一定的程序、原则、方法对科技名词进行规范化、标准化，在厘清概念的基础上恰当定名。其中，对概念的把握和厘清至关重要，因为如果概念不清晰、名称不规范，势必会影响科学研究工作的顺利开展，甚至会影响对事物的认知和决策。举个例子，我们在讨论科技成果转化问题时，经常会有“科技与经济‘两张皮’”“科技对经济发展贡献太少”等说法，尽管在通常的语境中，把科学和技术连在一起表述，但严格说起来，会导致在认知上没有厘清科学与技术之间的差异，而简单把技术研发和生产实际之间脱节的问题理解为科学研究与生产实际之间的脱节。一般认为，科学主要揭示自然的本质和内在规律，回答“是什么”和“为什么”的问题，技术以改造自然为目的，回答“做什么”和“怎么做”的问题。科学主要表现为知识形态，是创造知识的研究，技术则具有物化形态，是综合利用知识于需求的研究。科学、技术是不同类型的创新活动，有着不同的发展规律，体现不同的价值，需要形成对不同性质的研发活动进行分类支持、分类评价的科学管理体系。从这个角度来看，科技名词规范工作是一项必不可少的基础性工作。我非常同意老一辈专家叶笃正的观点，他认为：“科技名词规范化工作的作用比我们想象的还要大，是一项事关我国科技事业发展的基础设施建设工作！”

科技名词规范工作是一项需要长期坚持的基础性工作。我国科技名词规范工作已经有110年的历史。1909年清政府成立科学名词编订馆，1932年南京国民政府成立国立编译馆，是为了学习、引进、吸收西方科学技术，对译名和学术名词进行规范统一。中华人民共和国成立后，随即成立了“学术名词统一工作委员会”。1985年，为了更好地促进我国科学技术的发展，推动我国从科技弱国向科技大国迈进，国家成立了“全国自然科学名词审定委员会”，主要对自然科学领域的名词进行规范统一。1996年，国家批准将“全国自然科学名词审定委员会”改为“全国科学技术名词审定委员会”，是为了响应科教兴国战略，促进我国由科技大国向科技强国迈进，而将工作范围由自然科学技术领域扩展到工程技术、人文社会科学等领域。科学技术发展到今天，信息技术和互联网技术在不断突进，前沿科技在不断取得突破，新的科学领域在不断产生，新概念、新名词在不断涌现，科技名词规范工作仍然任重道远。

110年的科技名词规范工作，在推动我国科技发展的同时，也在促进我国科学文化的传承。科技名词承载着科学和文化，一个学科的名词，能够勾勒出学科的面貌、历史、现状和发展趋势。我们不断地对学科名词进行审定、公布、入库，形成规模并提供使用，从这个角度来看，这项工作又有几分盛世修典的意味，可谓“功在当代，利在千秋”。

在党和国家重视下，我们依靠数千位专家学者，已经审定公布了65个学科领域的近50万条科技名词，基本建成了科技名词体系，推动了科技名词规范化事业协调可持续发展。同时，在全国科学技术名词审定委员会的组织和推动下，海峡两岸科技名词的交流对照统一工作也取得了显著成果。两岸专家已在30多个学科领域开展了名词交流对照活动，出版了20多种两岸科学名词对照本和多部工具书，为两岸和平发展做出了贡献。

作为全国科学技术名词审定委员会现任主任委员，我要感谢历届委员会所付出的努力。同时，我也深感责任重大。

十九大的胜利召开具有划时代意义，标志着我们进入了新时代。新时代，创新成为引领发展的第一动力。习近平总书记在十九大报告中，从战略高度强调了创新，指出创新是建设现代化经济体系的战略支撑，创新处于国家发展全局的核心位置。在深入实施创新驱动发展战略中，科技名词规范工作是其基本组成部分，因为科技的交流与传播、知识的协同与管理、信息的传输与共享，都需要一个基于科学的、规范统一的科技名词体系和科技名词服务平台作为支撑。

我们要把握好新时代的战略定位，适应新时代新形势的要求，加强与科技的协同发展。一方面，要继续发扬科学民主、严谨求实的精神，保证审定公布成果的权威性和规范性。科技名词审定是一项既具规范性又有研究性，既具协调性又有长期性的综合性工作。在长期的科技名词审定工作实践中，全国科学技术名词审定委员会积累了丰富的经验，形成了一套完整的组织和审定流程。这一流程，有利于确立公布名词的权威性，有利于保证公布名词的规范性。但是，我们仍然要创新审定机制，高质高效地完成科技名词审定公布任务。另一方面，在做好科技名词审定公布工作的同时，我们要瞄准世界科技前沿，服务于前瞻性基础研究。习总书记在报告中特别提到“中国天眼”、“悟空号”暗物质粒子探测卫星、“墨子号”量子科学实验卫星、天宫二号和“蛟龙号”载人潜水器等重大科技成果，这些都是随着我国科技发展诞生的新概念、新名词，是科技名词规范工作需要关注的热点。围绕新时代中国特色社会主义发展的重大课题，服务于前瞻性基础研究、新的科学领域、新的科学理论体系，应该是新时代科技名词规范工作所关注的重点。

未来，我们要大力提升服务能力，为科技创新提供坚强有力的基础保障。全国科学技术名词审定委员会第七届委员会成立以来，在创新科学传播模式、推动成果转化应用等方面作了很多努力。例如，及时为 113 号、115 号、117 号、118 号元素确定中文名称，联合中国科学院、国家语言文字工作委员会召开四个新元素中文名称发布会，与媒体合作开展推广普及，引起社会关注。利用大数据统计、机器学习、自然语言处理等技术，开发面向全球华语圈的术语知识服务平台和基于用户实际需求的应用软件，受到使用者的好评。今后，全国科学技术名词审定委员会还要进一步加强战略前瞻，积极应对信息技术与经济社会交汇融合的趋势，探索知识服务、成果转化的新模式、新手段，从支撑创新发展战略的高度，提升服务能力，切实发挥科技名词规范工作的价值和作用。

使命呼唤担当，使命引领未来，新时代赋予我们新使命。全国科学技术名词审定委员会只有准确把握科技名词规范工作的战略定位，创新思路，扎实推进，才能在新时代有所作为。

是为序。

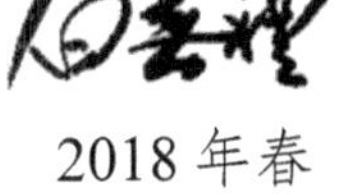

2018 年春

路甬祥序

我国是一个人口众多、历史悠久的文明古国，自古以来就十分重视语言文字的统一，主张“书同文、车同轨”，把语言文字的统一作为民族团结、国家统一和强盛的重要基础和象征。我国古代科学技术十分发达，以四大发明为代表的古代文明，曾使我国居于世界之巅，成为世界科技发展史上的光辉篇章。而伴随科学技术产生、传播的科技名词，从古代起就已成为中华文化的重要组成部分，在促进国家科技进步、社会发展和维护国家统一方面发挥着重要作用。

我国的科技名词规范统一活动有着十分悠久的历史。古代科学著作记载的大量科技名词术语，标志着我国古代科技之发达及科技名词之活跃与丰富。然而，建立正式的名词审定组织机构则是在清朝末年。1909 年，我国成立了科学名词编订馆，专门从事科学名词的审定、规范工作。到了新中国成立之后，由于国家的高度重视，这项工作得以更加系统地、大规模地开展。1950 年政务院设立的学术名词统一工作委员会，以及 1985 年国务院批准成立的全国自然科学名词审定委员会（现更名为全国科学技术名词审定委员会，简称全国科技名词委），都是政府授权代表国家审定和公布规范科技名词的权威性机构和专业队伍。他们肩负着国家和民族赋予的光荣使命，秉承着振兴中华的神圣职责，为科技名词规范统一事业默默耕耘，为我国科学技术的发展做出了基础性的贡献。

规范和统一科技名词，不仅在消除社会上的名词混乱现象，保障民族语言的纯洁与健康发展等方面极为重要，而且在保障和促进科技进步，支撑学科发展方面也具有重要意义。一个学科的名词术语的准确定名及推广，对这个学科的建立与发展极为重要。任何一门科学（或学科），都必须有自己的一套系统完善的名词来支撑，否则这门学科就立不起来，就不能成为独立的学科。郭沫若先生曾将科技名词的规范与统一称为“乃是一个独立自主国家在学术工作上所必须具备的条件，也是实现学术中国化的最起码的条件”，精辟地指出了这项基础性、支撑性工作的本质。

在长期的社会实践中，人们认识到科技名词的规范和统一工作对于一个国家的科技发展和文化传承非常重要，是实现科技现代化的一项支撑性的系统工程。没有这样一个系统的规范化的支撑条件，不仅现代科技的协调发展将遇到极大困难，而且在科技日益渗透人们生活各方面、各环节的今天，还将给教育、传播、交流、经贸等多方面带来困难和损害。

全国科技名词委自成立以来，已走过近 20 年的历程，前两任主任钱三强院士和卢嘉锡院士为我国的科技名词统一事业倾注了大量的心血和精力，在他们的正确领导和广大专家的共同努力下，取得了卓著的成就。2002 年，我接任此工作，时逢国家科技、经济飞速发展之际，因而倍感责任的重大；及至今日，全国科技名词委已组建了 60 个学科名词审定分委员会，公布了 50 多个学科的 63 种科技名词，在自然科学、工程技术与社会科学方面均取得了协调发展，科技名词蔚成体系。而且，海峡两岸科技名词对照统一工作也取得了可喜的成绩。对此，我实感欣慰。这些成就无不凝聚着专家学者们的心血与汗水，无不闪烁着专家学者们的集体智慧。历史将会永远铭刻着广大专家学者孜孜以求、精益求精的艰辛劳作和为祖国科技发展做出的奠基性贡献。宋健院士曾在 1990 年全国科技名词委的大会上说过：“历史将表明，这个委员会的工作将对中华民族的进步起到奠基性的推动作用。”这个预见性的评价是毫不为过的。

科技名词的规范和统一工作不仅仅是科技发展的基础，也是现代社会信息交流、教育和科学普及的基础，因此，它是一项具有广泛社会意义的建设工作。当今，我国的科学技术已取得突飞猛进的发展，许多学科领域已接近或达到国际前沿水平。与此同时，自然科学、工程技术与社会科学之间交叉融合的趋势越来越显著，科学技术迅速普及到了社会各个层面，科学技术同社会进步、经济发展已紧密地融为一体，并带动着各项事业的发展。所以，不仅科学技术发展本身产生的许多新概念、新名词需要规范和统一，而且由于科学技术的社会化，社会各领域也需要科技名词有一个更好的规范。另外，随着香港、澳门的回归，海峡两岸科技、文化、经贸交流不断扩大，祖国实现完全统一更加迫近，两岸科技名词对照统一任务也十分迫切。因而，我们的名词工作不仅对科技发展具有重要的价值和意义，而且在经济发展、社会进步、政治稳定、民族团结、国家统一和繁荣等方面都具有不可替代的特殊价值和意义。

最近，中央提出树立和落实科学发展观，这对科技名词工作提出了更高的要求。我们要按照科学发展观的要求，求真务实，开拓创新。科学发展观的本质与核心是以人为本，我们要建设一支优秀的名词工作队伍，既要保持和发扬老一辈科技名词工作者的优良传统，坚持真理、实事求是、甘于寂寞、淡泊名利，又要根据新形势的要求，面向未来、协调发展、与时俱进、锐意创新。此外，我们要充分利用网络等现代科技手段，使规范科技名词得到更好的传播和应用，为迅速提高全民文化素质做出更大贡献。科学发展观的基本要求是坚持以人为本，全面、协调、可持续发展，因此，科技名词工作既要紧密围绕当前国民经济建设形势，着重开展好科技领域的学科名词审定工作，同时又要在强调经济社会以及人与自然协调发展的思想指导下，开展好社会科学、文化教育和资源、生态、环境领域的科学名词审定工作，促进各个学科领域的相互融合和共同繁荣。科学发展观非常注重可持续发展的理念，因此，我们在不断丰富和发展已建立的科技名词体系的同时，还要进一步研究具有中国特色的术语学理论，以创建中国的术语学派。研究和建立中国特色的术语学理论，也是一种知识创新，是实现科技名词工作可持续发展的必由之路，我们应当为此付出更大的努力。

当前国际社会已处于以知识经济为走向的全球经济时代，科学技术发展的步伐将会越来越快。我国已加入世贸组织，我国的经济也正在迅速融入世界经济主流，因而国内外科技、文化、经贸的交流将越来越广泛和深入。可以预言，21世纪中国的经济和中国的语言文字都将对国际社会产生空前的影响。因此，在今后10到20年之间，科技名词工作就变得更具现实意义，也更加迫切。“路漫漫其修远兮，吾将上下而求索”，我们应当在今后的工作中，进一步解放思想，务实创新、不断前进。不仅要及时地总结这些年来取得的工作经验，更要从本质上认识这项工作的内在规律，不断地开创科技名词统一工作新局面，做出我们这代人应当做出的历史性贡献。

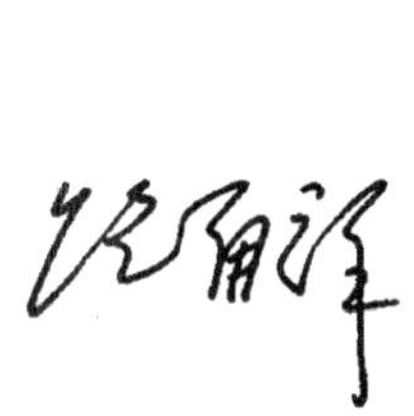

2004年深秋

卢嘉锡序

科技名词伴随科学技术而生，犹如人之诞生其名也随之产生一样。科技名词反映着科学研究的成果，带有时代的信息，铭刻着文化观念，是人类科学知识在语言中的结晶。作为科技交流和知识传播的载体，科技名词在科技发展和社会进步中起着重要作用。

在长期的社会实践中，人们认识到科技名词的统一和规范化是一个国家和民族发展科学技术的重要的基础性工作，是实现科技现代化的一项支撑性的系统工程。没有这样一个系统的规范化的支撑条件，科学技术的协调发展将遇到极大的困难。试想，假如在天文学领域没有关于各类天体的统一命名，那么，人们在浩瀚的宇宙当中，看到的只能是无序的混乱，很难找到科学的规律。如是，天文学就很难发展。其他学科也是这样。

古往今来，名词工作一直受到人们的重视。严济慈先生60多年前说过，“凡百工作，首重定名；每举其名，即知其事”。这句话反映了我国学术界长期以来对名词统一工作的认识和做法。古代的孔子曾说“名不正则言不顺”，指出了名实相副的必要性。荀子也曾说“名有固善，径易而不拂，谓之善名”，意为名有完善之名，平易好懂而不被人误解之名，可以说是好名。他的“正名篇”即是专门论述名词术语命名问题的。近代的严复则有“一名之立，旬月踟蹰”之说。可见在这些有学问的人眼里，“定名”不是一件随便的事情。任何一门科学都包含很多事实、思想和专业名词，科学思想是由科学事实和专业名词构成的。如果表达科学思想的专业名词不正确，那么科学事实也就难以令人相信了。

科技名词的统一和规范化标志着一个国家科技发展的水平。我国历来重视名词的统一与规范工作。从清朝末年的科学名词编订馆，到 1932 年成立的国立编译馆，以及新中国成立之初的学术名词统一工作委员会，直至 1985 年成立的全国自然科学名词审定委员会(现已改名为全国科学技术名词审定委员会，简称全国名词委)，其使命和职责都是相同的，都是审定和公布规范名词的权威性机构。现在，参与全国名词委领导工作的单位有中国科学院、科学技术部、教育部、中国科学技术协会、国家自然科学基金委员会、新闻出版署、国家质量技术监督局、国家广播电影电视总局、国家知识产权局和国家语言文字工作委员会，这些部委各自选派了有关领导干部担任全国名词委的领导，有力地推动科技名词的统一和推广应用工作。

全国名词委成立以后，我国的科技名词统一工作进入了一个新的阶段。在第一任主任委员钱三强同志的组织带领下，经过广大专家的艰苦努力，名词规范和统一工作取得了显著的成绩。1992 年三强同志不幸谢世。我接任后，继续推动和开展这项工作。在国家和有关部门的支持及广大专家学者的努力下，全国名词委 15 年来按学科共组建了 50 多个学科的名词审定分委员会，有 1800 多位专家、学者参加名词审定工作，还有更多的专家、学者参加书面审查和座谈讨论等，形成的科技名词工作队伍规模之大、水平层次之高前所未有。15 年间共审定公布了包括理、工、农、医及交叉学科等各学科领域的名词共计 50 多种。而且，对名词加注定义的工作经试点后业已逐渐展开。另外，遵照术语学理论，根据汉语汉字特点，结合科技名词审定工作实践，全国名词委制定并逐步完善了一套名词审定工作的原则与方法。可以说，在 20 世纪的最后 15 年中，我国基本上建立起了比较完整的科技名词体系，为我国科技名词的规范和统一奠定了良好的基础，对我国科研、教学和学术交流起到了很好的作用。

在科技名词审定工作中，全国名词委密切结合科技发展和国民经济建设的需要，及时调整工作方针和任务，拓展新的学科领域开展名词审定工作，以更好地为社会服务、为国民经济建设服务。近些年来，又对科技新词的定名和海峡两岸科技名词对照统一工作给予了特别的重视。科技新词的审定和发布试用工作已取得了初步成效，显示了名词统一工作的活力，跟上了科技发展的步伐，起到了引导社会的作用。两岸科技名词对照统一工作是一项有利于祖国统一大业的基础性工作。全国名词委作为我国专门从事科技名词统一的机构，始终把此项工作视为自己责无旁贷的历史性任务。通过这些年的积极努力，我们已经取得了可喜的成绩。做好这项工作，必将对弘扬民族文化，促进两岸科教、文化、经贸的交流与发展做出历史性的贡献。

科技名词浩如烟海，门类繁多，规范和统一科技名词是一项相当繁重而复杂的长期工作。在科技名词审定工作中既要注意同国际上的名词命名原则与方法相衔接，又要依据和发挥博大精深的汉语文化，按照科技的概念和内涵，创造和规范出符合科技规律和汉语文字结构特点的科技名词。因而，这又是一项艰苦细致的工作。广大专家学者字斟句酌，精益求精，以高度的社会责任感和敬业精神投身于这项事业。可以说，全国名词委公布的名词是广大专家学者心血的结晶。这里，我代表全国名词委，向所有参与这项工作的专家学者们致以崇高的敬意和衷心的感谢！

审定和统一科技名词是为了推广应用。要使全国名词委众多专家多年的劳动成果——规范名词，成为社会各界及每位公民自觉遵守的规范，需要全社会的理解和支持。国务院和 4 个有关部委［国家科委(今科学技术部)、中国科学院、国家教委(今教育部)和新闻出版署］已分别于 1987 年和 1990 年行文全国，要求全国各科研、教学、生产、经营以及新闻出版等单位遵照使用全国名词委审定公布的名词。希望社会各界自觉认真地执行，共同做好这项对于科技发展、社会进步和国家统一极为重要的基础工作，为振兴中华而努力。

值此全国名词委成立 15 周年、科技名词书改装之际，写了以上这些话。是为序。

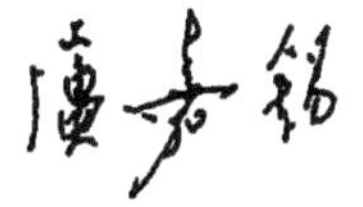

2000 年夏

钱三强序

科技名词术语是科学概念的语言符号。人类在推动科学技术向前发展的历史长河中，同时产生和发展了各种科技名词术语，作为思想和认识交流的工具，进而推动科学技术的发展。

我国是一个历史悠久的文明古国，在科技史上谱写过光辉篇章。中国科技名词术语，以汉语为主导，经过了几千年的演化和发展，在语言形式和结构上体现了我国语言文字的特点和规律，简明扼要，蓄意深切。我国古代的科学著作，如已被译为英、德、法、俄、日等文字的《本草纲目》《天工开物》等，包含大量科技名词术语。从元、明以后，开始翻译西方科技著作，创译了大批科技名词术语，为传播科学知识，发展我国的科学技术起到了积极作用。

统一科技名词术语是一个国家发展科学技术所必须具备的基础条件之一。世界经济发达国家都十分关心和重视科技名词术语的统一。我国早在 1909 年就成立了科学名词编订馆，后又于 1919 年中国科学社成立了科学名词审定委员会，1928 年大学院成立了译名统一委员会。1932年成立了国立编译馆，在当时教育部主持下先后拟订和审查了各学科的名词草案。

新中国成立后，国家决定在政务院文化教育委员会下，设立学术名词统一工作委员会，郭沫若任主任委员。委员会分设自然科学、社会科学、医药卫生、艺术科学和时事名词五大组，聘任了各专业著名科学家、专家，审定和出版了一批科学名词，为新中国成立后的科学技术的交流和发展起到了重要作用。后来，由于历史的原因，这一重要工作陷于停顿。

当今，世界科学技术迅速发展，新学科、新概念、新理论、新方法不断涌现，相应地出现了大批新的科技名词术语。统一科技名词术语，对科学知识的传播，新学科的开拓，新理论的建立，国内外科技交流，学科和行业之间的沟通，科技成果的推广、应用和生产技术的发展，科技图书文献的编纂、出版和检索，科技情报的传递等方面，都是不可缺少的。特别是计算机技术的推广使用，对统一科技名词术语提出了更紧迫的要求。

为适应这种新形势的需要，经国务院批准，1985 年 4 月正式成立了全国自然科学名词审定委员会。委员会的任务是确定工作方针，拟定科技名词术语审定工作计划、实施方案和步骤，组织审定自然科学各学科名词术语，并予以公布。根据国务院授权，委员会审定公布的名词术语，科研、教学、生产、经营以及新闻出版等各部门，均应遵照使用。

全国自然科学名词审定委员会由中国科学院、国家科学技术委员会、国家教育委员会、中国科学技术协会、国家技术监督局、国家新闻出版署、国家自然科学基金委员会分别委派了正、副主任担任领导工作。在中国科协各专业学会密切配合下，逐步建立各专业审定分委员会，并已建立起一支由各学科著名专家、学者组成的近千人的审定队伍，负责审定本学科的名词术语。我国的名词审定工作进入了一个新的阶段。

这次名词术语审定工作是对科学概念进行汉语订名，同时附以相应的英文名称，既有我国语言特色，又方便国内外科技交流。通过实践，初步摸索了具有我国特色的科技名词术语审定的原则与方法，以及名词术语的学科分类、相关概念等问题，并开始探讨当代术语学的理论和方法，以期逐步建立起符合我国语言规律的自然科学名词术语体系。

统一我国的科技名词术语，是一项繁重的任务，它既是一项专业性很强的学术性工作，又涉及亿万人使用习惯的问题。审定工作中我们要认真处理好科学性、系统性和通俗性之间的关系；主科与副科间的关系；学科间交叉名词术语的协调一致；专家集中审定与广泛听取意见等问题。

汉语是世界五分之一人口使用的语言，也是联合国的工作语言之一。除我国外，世界上还有一些国家和地区使用汉语，或使用与汉语关系密切的语言。做好我国的科技名词术语统一工作，为今后对外科技交流创造了更好的条件，使我华夏儿女，在世界科技进步中发挥更大的作用，做出重要的贡献。

统一我国科技名词术语需要较长的时间和过程，随着科学技术的不断发展，科技名词术语的审定工作，需要不断地发展、补充和完善。我们将本着实事求是的原则，严谨的科学态度做好审定工作，成熟一批公布一批，提供各界使用。我们特别希望得到科技界、教育界、经济界、文化界、新闻出版界等各方面同志的关心、支持和帮助，共同为早日实现我国科技名词术语的统一和规范化而努力。

钱三强

1992 年 2 月

前　言

内分泌代谢病学是内科学中起步较晚的一个专业，但却是发展最快的专业之一。生命科学研究的深入，特别是分子内分泌研究取得的大批成果，揭示了内分泌代谢性疾病与临床各科疾病之间密切而广泛的联系。内分泌代谢病学在过去30年迅猛发展，新理论、新方法、新技术和新药物大量涌现，使每位内分泌代谢病学工作者面临更新知识、紧跟专业发展的紧迫任务。整理并规范内分泌代谢病学名词，对于推动我国内分泌代谢病学事业的健康发展、内分泌代谢病学人才培养，促进内分泌代谢病学国内外学术交流，使内分泌代谢病学更好地服务于人民健康事业和助力我国生命科学发展，无疑具有十分重要的意义。

2019年2月，受全国科学技术名词审定委员会（以下简称全国科技名词委）和中华医学会名词审定委员会的委托，由时任山东第一医科大学附属省立医院院长赵家军教授牵头，成立了内分泌代谢病学名词审定分委员会和编写委员会，启动了内分泌代谢病学名词的审定编写工作。按照全国科技名词委制定的《科学技术名词审定的原则及方法》，确定了编写范围，拟定了编写大纲，落实了组织分工，开始收集、拟定词条。经过百余位工作在临床、科研一线的老中青三代专家的反复修改、核对、整理，并在2019年4月到2023年5月之间经过四次集中审定，在词条选弃、中英文核对、中文释义及格式等方面反复修改和审定，拟出内分泌代谢病学名词征求意见稿，广泛征求国内内分泌代谢病学专业工作者的意见。于2023年5月完成征求意见稿的修订并上报全国科技名词委。2023年8月全国科技名词委再次组织内分泌代谢病学名词审定分委员会专家进行了稿件审定，分委员会对专家提出的意见再次进行了研究并做了相应处理。2024年2月召开内分泌代谢病学名词定稿会，经过充分的讨论后汇总专家意见，形成了上报稿件，共1493条。2024年7月经全国科技名词委审核批准，在全国科技名词委网站及有关媒体公示征求社会意见，预公布期限为3个月。根据预公布反馈意见修改完善后，该名词规范将由全国科技名词委正式对外公布，供全国各科研、教学、生产、经营及新闻出版等部门遵照使用。

医学名词编写和审定工作费时费力，为了确定名词的内涵和外延，需要阅读大量的文献，只有具有牺牲精神和奉献精神的高水平专业技术人才方能胜任此项任务。我们在此由衷感谢全体编审人员的无私支持和辛勤付出、全国科技名词委专家的悉心指导，以及许多参与名词编写和审定工作但并未能在编写委员会、审定委员会名单中列出的学者专家。内分泌代谢病学相关领域发展迅速、内容覆盖广泛、与其他学科专业存在广泛的交叉、新定义的外文名词层出不穷，编写和审定工作难度极大，全体编审人员虽付出了最大努力，书中仍不可避免地存在不足之处，我们殷切地希望学界同仁提出宝贵意见，以期再版时修订与完善。

内分泌代谢病学名词审定分委员会
2024年7月

编 排 说 明

一、本书公布的是内分泌代谢病学名词，共 1493 条，每条名词均给出了定义或注释。

二、全书分 11 部分：总论、下丘脑与垂体疾病、甲状腺疾病、甲状旁腺与代谢性骨病、肾上腺疾病、性腺疾病、内分泌多腺体疾病、胰腺与糖尿病及低血糖症、脂质代谢性疾病、蛋白质与氨基酸及非产能物质代谢性疾病、系统内分泌疾病。

三、正文按汉文名所属学科的相关概念体系排列。汉文名后给出了与该词概念相对应的英文名。

四、每个汉文名都附有相应的定义或注释。定义一般只给出其基本内涵，注释则扼要说明其特点。当一个汉文名有不同的概念时，则用（1）、（2）等表示。

五、一个汉文名对应几个英文同义词时，英文词之间用“,”分开。

六、凡英文词的首字母大、小写均可时，一律小写；英文除必须用复数者，一般用单数形式。

七、“[ ]”中的字为可省略的部分。

八、主要异名和释文中的条目用楷体表示。“全称”“简称”是与正名等效使用的名词；“又称”为非推荐名，只在一定范围内使用；“俗称”为非学术用语；“曾称”为被淘汰的旧名。

九、正文后所附的英汉索引按英文字母顺序排列；汉英索引按汉语拼音顺序排列。所示号码为该词在正文中的序码。索引中带“*”者为规范名的异名或在释文中出现的条目。

目　录

白春礼序
路甬祥序
卢嘉锡序
钱三强序
前言
编排说明

正文

01.　总论……1
　01.01　学科概述……1
　01.02　内分泌系统与代谢……2
　01.03　激素……2
　01.04　内分泌代谢性疾病……7
　01.05　内分泌代谢性疾病诊断与治疗……8
02.　下丘脑与垂体疾病……11
　02.01　概述……11
　02.02　下丘脑激素与垂体激素……13
　02.03　生长发育与生长异常……19
　02.04　下丘脑疾病……22
　02.05　垂体疾病……23
03.　甲状腺疾病……28
　03.01　概述……28
　03.02　甲状腺血管与淋巴结……29
　03.03　甲状腺激素及其合成……30
　03.04　甲状腺激素合成和作用的遗传缺陷……32
　03.05　甲状腺功能测试……33
　03.06　甲状腺疾病……35
　03.07　妊娠甲状腺疾病……42

03.08 甲状腺手术……………………………………………………………………42
04. 甲状旁腺与代谢性骨病…………………………………………………………43
04.01 概述……………………………………………………………………………43
04.02 骨骼发育和重建………………………………………………………………46
04.03 骨转换标志物…………………………………………………………………47
04.04 甲状旁腺疾病…………………………………………………………………49
04.05 骨发育异常及代谢性骨病……………………………………………………52
05. 肾上腺疾病………………………………………………………………………59
05.01 概述……………………………………………………………………………59
05.02 肾上腺相关激素合成及代谢…………………………………………………61
05.03 肾上腺皮质功能指标…………………………………………………………63
05.04 肾上腺疾病……………………………………………………………………64
05.05 肾上腺手术……………………………………………………………………71
06. 性腺疾病…………………………………………………………………………71
06.01 概述……………………………………………………………………………71
06.02 男性内分泌及相关疾病………………………………………………………74
06.03 女性内分泌及相关疾病………………………………………………………82
06.04 妊娠内分泌及相关疾病………………………………………………………87
07. 内分泌多腺体疾病………………………………………………………………89
07.01 多发性内分泌腺瘤病…………………………………………………………89
07.02 自身免疫性多内分泌腺病……………………………………………………90
07.03 神经内分泌肿瘤………………………………………………………………91
07.04 类癌……………………………………………………………………………92
08. 胰腺与糖尿病及低血糖症………………………………………………………93
08.01 概述……………………………………………………………………………93
08.02 胰岛激素及其合成、分泌和作用机制………………………………………94
08.03 胰岛素与糖代谢………………………………………………………………97
08.04 糖尿病…………………………………………………………………………98
08.05 低血糖症………………………………………………………………………110
09. 脂质代谢性疾病…………………………………………………………………111
09.01 肥胖……………………………………………………………………………111

09.02　消瘦…………118
09.03　脂质代谢异常及相关疾病…………119
10.　蛋白质与氨基酸及非产能物质代谢性疾病…………124
11.　系统内分泌疾病…………129

附录

英汉索引…………131
汉英索引…………165

01. 总　　论

01.01 学 科 概 述

01.001 内分泌代谢病学 endocrinology and metabolism

研究机体内分泌腺和内分泌细胞的结构和功能，分析机体生命代谢过程及其生物化学机制，开展内分泌疾病和代谢性疾病的预防、诊断、治疗和康复的一门临床学科。

01.002 内分泌学 endocrinology

研究机体内分泌系统的结构和功能、激素分泌与调节机制，以及内分泌系统疾病发病机制，开展内分泌疾病预防、诊断、治疗和康复的学科。

01.003 分子内分泌学 molecular endocrinology

利用分子生物学技术，分析筛选激素或受体的基因突变，探讨激素作用机制以及内分泌系统疾病发病机制的学科。

01.004 反向内分泌学 reverse endocrinology

利用基因组学和蛋白质组学技术研究内分泌系统功能及其疾病发病机制的学科。

01.005 神经内分泌学 neuroendocrinology

研究中枢神经系统与内分泌系统功能联系和疾病防治的学科。

01.006 生殖内分泌学 reproductive endocrinology

研究生殖系统与内分泌系统功能联系和疾病防治的学科。

01.007 心血管内分泌学 cardiovascular endocrinology

研究心血管系统与内分泌系统功能联系和疾病防治的学科。

01.008 呼吸内分泌学 respiratory endocrinology

研究呼吸系统与内分泌系统功能联系和疾病防治的学科。

01.009 消化内分泌学 digestive endocrinology

对消化系统与内分泌系统功能联系和疾病防治进行的交叉研究。目前不是独立的医学学科。

01.010 肿瘤内分泌学 endocrine oncology

研究肿瘤与内分泌系统功能联系和疾病防治的学科。

01.011 免疫内分泌学 immunoendocrinology

利用免疫学技术对免疫系统与内分泌系统功能联系、协同作用的分子机制及其功能障碍所致的自身免疫性疾病与代谢性疾病免疫防治进行的交叉研究。目前不是独立的医学学科。

01.012 遗传内分泌学 endocrine genetics

研究遗传因素在内分泌疾病发生发展过程中所起作用的学科。

01.013 代谢病学 metabolism

研究机体代谢过程中代谢调节、生理功能和与代谢异常相关性疾病的机制、诊断和防治的学科。

01.014 代谢性骨病学 metabolic osteology

研究机体骨骼的代谢调节、生理功能和与

代谢异常相关性骨病的机制、诊断和防治的学科。

01.02 内分泌系统与代谢

01.015 内分泌系统 endocrine system

人体各内分泌腺、组织或散在的内分泌细胞及其他细胞所分泌激素所形成的体液调节系统。在调节机体代谢、器官和组织功能、生长发育、生殖、衰老等方面发挥重要作用。包括下丘脑、垂体、甲状腺、胰岛、肾上腺、性腺等。

01.016 内分泌腺 endocrine gland

由内分泌细胞构成的没有导管的腺体。分泌的激素直接进入周围的毛细血管和淋巴管，由血液和淋巴液输送到全身。人体的内分泌腺主要有垂体、甲状腺、胰岛、肾上腺、甲状旁腺和性腺等。

01.017 内分泌细胞 endocrine cell

位于内分泌腺、组织或散在分布的能够产生和分泌激素的细胞。

01.018 内分泌器官 endocrine organ

具有能够产生和分泌激素的细胞或器官。如下丘脑、垂体、松果体、甲状腺等。

01.019 代谢 metabolism

全称“新陈代谢”。机体从环境摄取营养物转变为自身物质，同时将自身原有组成物转变为废物排出到环境中的不断更新的过程。是机体生命活动的基础。包括物质的合成代谢和分解代谢两个过程。

01.020 合成代谢 anabolism

营养物质进入人体内，参与众多的化学反应，合成为较大分子并转化为自身物质的过程。其中主要三大营养物以糖原、蛋白质和脂肪的形式在体内合成和储存。这一过程常需要消耗能量。

01.021 分解代谢 catabolism

体内的糖原、蛋白质和脂肪等大分子物质降解为简单小分子物质的过程。常伴有能量的生成和释放，供机体生命活动需要。

01.022 中间代谢 intermediary metabolism

物质在代谢过程中从起始物质到最终产物之间的各种中间反应过程。即营养物质进入机体后，在体内合成、分解、转化和代谢中所经过的一系列化学和生化反应。

01.03 激　　素

01.03.01 激素分类

01.023 激素 hormone

由内分泌细胞产生并释放的信号分子。能转导相关的生物学信号到靶器官或组织而发挥相应的效应。按其化学性质可分为氨基酸衍生物激素、肽类激素、蛋白质类激素、类固醇激素和脂肪酸衍生物激素等。

01.024 氨基酸衍生物激素 amino acid derivative hormone

由氨基酸（如酪氨酸、色氨酸）通过一系列反应化合而成的一类激素。主要包括甲状腺激素和儿茶酚胺类激素。

01.025 胺类激素 amine hormone

化学结构多为氨基酸衍生物的一类含氮激素。如甲状腺激素、儿茶酚胺类激素、褪黑素等。

01.026　肽类激素　peptide hormone
化学结构为多肽的一类激素。主要由下丘脑、垂体、胃肠道等器官的特异细胞分泌，种类繁多。如下丘脑激素、降钙素、胰高血糖素、胃肠道激素、促肾上腺皮质激素及促黑激素等。主要通过与靶细胞的膜受体结合而发挥作用。

01.027　蛋白质类激素　protein hormone
化学结构为蛋白质的一类激素。主要由下丘脑、垂体、胃肠道等器官的特异细胞分泌，种类繁多。如生长激素、催乳素、促甲状腺激素、胰岛素等。主要通过与靶细胞的膜受体结合而发挥作用。

01.028　脂类激素　lipid hormone
化学结构为脂质衍生物的一类激素。主要包括类固醇激素和脂肪酸衍生物激素。这类激素相对分子质量小，且都是脂溶性的非极性分子，可以直接透过靶细胞膜，多与胞内受体结合发挥生理效应。

01.029　类固醇激素　steroid hormone
又称"甾体激素"。具有环戊烷多氢菲结构的高效能脂溶性生物活性物质。包括性腺激素（雌激素、孕激素和雄激素）和肾上腺皮质激素。与细胞质或核受体结合引起调节作用。

01.030　脂肪酸衍生物激素　fatty acid derivative hormone
由脂肪酸通过一系列反应化合而成的一类具有生物活性的廿烷酸类物质。多为花生四烯酸衍生物，作为短程信使参与细胞活动的调节。主要包括前列腺素类、血栓素类和白细胞三烯。

01.031　游离激素　free hormone
血液中未与相应结合蛋白结合的激素。一般是具有生物活性的激素形式。

01.032　激素原　prohormone
激素的前体。进一步裂解遂成为有活性的激素。如阿黑皮素原。

01.033　前激素原　preprohormone
激素原的前体。在激素原的 N 端多一个由20～30个氨基酸残基组成的肽段，是肽类激素的最初翻译产物。翻译后的蛋白质先经酶解作用形成激素原，最后再经加工形成有生物活性的激素。

01.034　激素原转化酶　prohormone convertase
催化激素原向激素转化的酶。能使激素原进一步裂解为具有活性的激素。

01.035　阿黑皮素原　proopiomelanocortin, POMC
存在垂体中的含241个氨基酸残基的多种肽类激素的共同前体。由其衍生得到的激素包括阿片样肽、促黑素细胞激素、促肾上腺皮质激素和促脂解素等。

01.03.02　激素分泌方式与作用机制

01.036　内分泌　endocrine
激素分泌后经血液运输至远距离的靶组织而发挥作用的方式。

01.037　旁分泌　paracrine
激素分泌后并不经血液运输，而是由组织液扩散并作用于邻近细胞的方式。

01.038　自分泌　autocrine
细胞所分泌的激素经局部扩散又返回作用于该分泌细胞的方式。

01.039　胞内分泌　intracrine
又称"内在分泌"。内分泌细胞合成的激素不释放，而在自身细胞内发挥调节作用的一种分泌方式。

01.040　腔分泌　solinocrine
分泌细胞存在于胃肠道、支气管和泌尿生殖系等具有管道结构的器官，分泌的激素可直接作用于管道内膜细胞等并调节其功能的一种分泌方式。

01.041　神经内分泌　neuroendocrine
具有内分泌功能的神经细胞分泌的神经激素利用轴浆运输方式运送至末梢而释放的一种分泌方式。如下丘脑神经元分泌的神经激素经轴突输送到神经垂体再分泌入血。

01.042　内分泌节律　endocrine rhythm
激素的分泌受昼夜更替、睡眠、饮食、应激和季节变化影响按一定节律分泌的现象。

01.043　昼夜节律　circadian rhythm
人体内生命活动以 24 小时为周期的一种内在节律性变化。

01.044　次昼夜节律　secondary circadian rhythm
人体内生命活动以短于 24 小时为周期的一种内在节律性变化。如下丘脑内激素分泌和体温调节、夜间睡眠的快速眼动-非快速眼动睡眠循环等。

01.045　昼夜节律振荡器　circadian rhythm oscillator
机体内以昼夜为周期，由基因产物作用于基因启动子组成的反馈回路。与昼夜周期相一致，是驱动昼夜节律的发生器。

01.046　睡眠依赖性分泌　sleep-dependent secretion
激素分泌量与睡眠呈正相关的一种分泌方式。

01.047　脉冲式分泌　pulsatile secretion
激素分泌量在短时间内增加，随后又迅速恢复至基础分泌水平的一种分泌方式。如下丘脑促性腺激素释放激素周期性脉冲式分泌。

01.048　激素转运　hormone transportation
激素分泌后经血液循环或体液扩散到靶细胞的过程。

01.049　激素降解　hormone degradation
激素分泌后经代谢，生物活性不断丧失的过程。

01.050　激素半衰期　hormone half-life
激素的血浆浓度下降至最高浓度一半所需要的时间。

01.051　靶器官　target organ
激素进入血液或淋巴内，经血液循环所作用的特定器官。具有与相应激素结合的受体。

01.052　靶腺　target gland
接受某种激素等作用的腺体。

01.053　靶细胞　target cell
具有与某种特定激素或神经递质特异性结合的受体，进而产生某种生物效应的细胞。

01.054　激素调节　hormone regulation
体内的内分泌器官或细胞分泌的激素维持内环境稳定和调控生理活动的一种机制。

01.055　反馈　feedback
系统输出信息作用于被控对象后，受控部分反过来影响控制部分活动的调节方式。根据反馈对输出产生影响的性质，可分为正反馈和负反馈。

01.056 正反馈 positive feedback
靶器官、组织或细胞分泌的激素增强上级内分泌腺体分泌激素的作用，使机体系统达到或保持平衡或稳态的调节方式。

01.057 负反馈 negative feedback
靶器官、组织或细胞分泌的激素反向作用于上级内分泌腺体，进而抑制和减弱其激素分泌的作用，使机体系统达到或保持平衡或稳态的调节方式。

01.058 长反馈 long-loop feedback
在下丘脑–垂体–靶腺轴调节系统中终末靶腺或组织所分泌的激素对上位腺体活动的反馈影响。

01.059 短反馈 short-loop feedback
在下丘脑–垂体–靶腺轴调节系统中垂体所分泌的激素对下丘脑分泌活动的反馈影响。

01.060 超短反馈 ultrashort-loop feedback
下丘脑肽能神经元活动受其自身所分泌的调节肽的反馈影响。

01.061 激素相互作用 interaction of hormone
当多种激素参与某一生理活动的调节时，激素与激素之间存在的协同作用或拮抗作用。对维持机体功能活动的相对稳定起着重要作用。

01.062 激素协同作用 synergism of hormone
多种激素共同完成同一生理过程的作用效应大于单种激素的作用。

01.063 激素拮抗作用 antagonism of hormone
某些激素能够抵消另外一些激素的效应，从而实现调控生理过程的作用。

01.064 激素允许作用 permissive action of hormone
某种激素对特定器官、组织或细胞没有直接作用，却具有支持另一种激素发挥生物效应的作用。

01.065 受体 receptor
细胞膜上或细胞内能特异识别生物活性分子并与之结合，进而引起生物学效应的特殊蛋白质。激素的受体通常分为膜受体和核受体。

01.066 膜受体 membrane receptor
能与细胞外信号分子结合，并向细胞内效应系统转导信号的位于细胞膜内或其上的蛋白质。

01.067 G 蛋白耦联受体 guanine nucleotide-binding protein coupled receptor
全称“鸟苷酸结合蛋白耦联受体”。一类与G蛋白（鸟苷酸结合蛋白）耦联，且经G蛋白传导生物信息的受体。多为细胞膜表面受体，含有7个穿膜区，是迄今发现的最大的受体超家族。

01.068 酪氨酸激酶受体 tyrosine kinase receptor
一类具有酪氨酸激酶活性的受体。当配体与膜上的受体结合后，受体构象发生变化而导致蛋白酪氨酸激酶被激活，引起酪氨酸残基自磷酸化，进而激发胞内级联效应。

01.069 丝氨酸/苏氨酸激酶受体 serine/threonine kinase receptor
一类具有丝氨酸或苏氨酸激酶活性的受体。当配体与膜上的受体结合后，受体构象发生变化而导致蛋白丝氨酸或苏氨酸激酶被激活，引起丝氨酸或苏氨酸残基自磷酸化，把细胞外的信号传入细胞内，进而激发胞内级联效应。通过影响基因转录来实现多种生物学功能。

01.070　核受体　nuclear receptor
位于细胞核内的可与特定的激素（如类固醇激素、甲状腺激素等）结合、被激活后可调控基因表达的一类转录因子。如类固醇激素受体、甲状腺激素受体。

01.071　转录因子　transcription factor
一种通过与基因上游特异的核苷酸序列结合来调控基因表达转录的蛋白质。

01.072　激素应答元件　hormone response element，HRE
又称“激素反应元件”。被细胞核激素受体超家族成员特异性识别和结合的的一段短的 DNA 序列。受体与其作用后可激活或抑制基因的表达。

01.073　孤核受体　orphan nuclear receptor
尚未发现配体或没有配体的核受体。在相关辅助因子的调控下，可以单体或多聚体形式与孤核受体作用元件结合来调控基因转录，从而调节机体的各种生理活动。

01.074　细胞因子受体　cytokine receptor
由胞外区、跨膜区及胞质区组成的一类跨细胞膜蛋白。含约 200 个氨基酸残基的同源区，N 端有 4 个保守的半胱氨酸，C 端含 WS*X*WS（W 代表色氨酸，S 代表丝氨酸，*X* 代表任何氨基酸）序列。

01.075　激素受体复合物　hormone receptor complex
激素与激素受体发生特异性结合后形成的、进而使激素发挥生物学效应的复合物。

01.076　配体　ligand
能与受体蛋白质分子专一部位特异性结合，引起细胞反应的活性物质。如激素与受体的结合及底物与酶的结合中，激素及底物为特异的配体。

01.077　分选信号　sorting signal
又称“分拣信号”。多肽或蛋白质上的特异性序列。可通过与分泌颗粒或细胞器膜上的特异性受体（分选受体）结合，完成多肽或蛋白质在细胞内的分选和靶向运输过程。

01.078　分选受体　sorting receptor
又称“分拣受体”。分泌颗粒或细胞器膜上可与分选信号结合的特异性受体。

01.079　信号转导　signal transduction
生物活性物质（如激素、神经递质、细胞因子等）通过与细胞膜受体结合，使其转变为细胞内信号，并发生胞内信号传递级联反应，从而调节细胞代谢、增殖、分化和发育等功能的过程。

01.080　信号分子　signal molecule，signaling molecule
参与细胞信号转导的化学分子。如激素、神经递质、生长因子等。

01.081　信使　messenger
专司生物信息携带功能的小分子物质。分为第一信使（胞间信使）和第二信使（胞内信使）。

01.082　第一信使　first messenger
能与细胞受体结合并将受体激活引起细胞内信号转导级联反应的信号分子。实际上就是配体。

01.083　第二信使　second messenger
受细胞外信号的作用，在胞质溶胶内形成或向胞质溶胶释放的细胞内小信号分子。通过作用于靶酶或胞内受体，将信号传递到级联反应下游，如环腺苷酸、环鸟苷酸、钙离子、肌醇三磷酸和肌醇磷脂等。

01.084　信号转导途径　signal transduction pathway

信号分子与其细胞受体结合后所引起的一系列有序的酶促级联反应过程。通过这些过程信号逐级传递并且放大，最终达至效应器，并产生各种生理或病理效应。

01.085　级联反应　cascade reaction

细胞内信号传递途径关联蛋白质的系列反应，即通过多次的逐级放大使较弱的输入信号转变为极强的输出信号，导致各种生理响应的过程。一般包括磷酸化和去磷酸化反应。

01.04　内分泌代谢性疾病

01.086　内分泌代谢性疾病　endocrine metabolic disease, endocrine and metabolic disease

简称“内分泌代谢病”。由内分泌紊乱和（或）物质代谢紊乱所致的疾病。如糖尿病、肥胖症、甲状腺疾病等。

01.087　内分泌紊乱　endocrine disorder

又称“内分泌失调（endocrine dyscrasia）”。机体内分泌系统所分泌的各种激素失去平衡（过多或过少）引起的相应临床表现。

01.088　代谢紊乱　metabolic disorder, metabolic disturbance

又称“代谢异常”“代谢障碍”“代谢失调”。机体对物质的消化、吸收、排泄等出现病理性、不协调的供需不平衡的状态。可以表现为一种物质也可以表现为多种物质的紊乱。

01.089　内分泌遗传代谢性疾病　inherited endocrine metabolic disease

由染色体异常或基因突变导致的内分泌代谢性疾病。

01.090　内分泌代谢性疾病遗传表型　phenotype of genetic endocrine and metabolic disease

内分泌代谢遗传性疾病相关基因型与环境相互作用的机体表现形式。包括生化特性、细胞形态或动态过程、解剖结构、器官功能或精神特性等。

01.091　内分泌疾病　endocrine disease

机体因激素生成过多或减少、受体及受体后异常等所导致的疾病。可分为内分泌腺疾病（如下丘脑、垂体、甲状腺、性腺、多发性内分泌腺肿瘤综合征等）和非内分泌腺的内分泌疾病（如器官内分泌疾病、胃肠胰内分泌疾病、异源性激素综合征等）。

01.092　激素生成过多　excessive hormone production

某种激素生成增多，血中浓度高于正常的病理生理现象。

01.093　激素生成减少　reduced hormone production

某种激素生成减少，血中浓度低于正常的病理生理现象。

01.094　受体病　receptor disease

由于受体数量、结构或调节功能改变，其不能介导配体在靶细胞中应有的效应所引起的疾病。

01.095　激素抵抗综合征　hormone resistance syndrome

又称“激素不敏感综合征（hormone insensitivity syndrome）”。激素分泌正常，受体对激素敏感性降低而引起的一组疾病。

01.096　孟德尔遗传内分泌疾病　Mendelian endocrine disorder

一类符合孟德尔遗传方式，由单一基因突变引起的内分泌疾病。

01.097　代谢性疾病　metabolic disease

简称“代谢病”。机体因物质代谢过程中某一个和多个环节代谢紊乱引起的疾病。如糖尿病、低血症、肥胖症、高脂血症、代谢综合征等。其中糖尿病也可根据其胰岛素相对或绝对不足归入内分泌疾病。

01.098　代谢性骨病　metabolic bone disease

机体因先天性或后天性因素破坏或干扰了正常骨代谢和生化状态，导致骨生化代谢障碍而发生的骨疾病。病理机制主要为骨吸收、骨形成和矿物质沉积异常及其调节障碍。病变主要是骨质疏松症、骨软化症和骨硬化症等。

01.05　内分泌代谢性疾病诊断与治疗

01.099　内分泌功能试验　endocrine function test

通过药物激发或抑制激素分泌，评估腺体反馈调节能力，确定内分泌功能状态的试验。包括兴奋试验、抑制试验、负荷试验等。

01.100　兴奋试验　stimulation test

又称“激发试验”。通过特定刺激引起相应靶腺分泌激素，根据靶腺分泌激素的峰值及出现时间判断靶腺功能和储备能力的试验。

01.101　生长激素兴奋试验　growth hormone stimulation test

使用某些药物促使生长激素分泌增加，以观察血液中生长激素动态变化，从而了解垂体生长激素储备功能的试验。包括胰岛素低血糖-生长激素兴奋试验、胰高血糖素兴奋试验、左旋多巴兴奋试验、可乐定试验等。

01.102　胰岛素低血糖-生长激素兴奋试验　insulin hypoglycemia-growth hormone stimulation test

通过静脉注射胰岛素诱发低血糖，刺激生长激素分泌，测定生长激素峰值，判断生长激素分泌储备功能的试验。

01.103　胰高血糖素兴奋试验　glucagon stimulation test

通过肌内或皮下注射胰高血糖素，刺激生长激素分泌，测定生长激素峰值，判断生长激素分泌储备功能的试验。

01.104　左旋多巴兴奋试验　levodopa stimulation test

通过口服左旋多巴，刺激生长激素释放激素和生长激素分泌，测定生长激素峰值，判断生长激素分泌储备功能的试验。

01.105　可乐定试验　clonidine test

通过口服可乐定，刺激生长激素分泌，测定生长激素峰值，判断生长激素分泌储备功能的试验。

01.106　生长激素释放激素试验　growth hormone releasing hormone test

利用生长激素释放激素刺激生长激素释放，评估垂体生长激素分泌储备功能，用于诊断儿童和成人生长激素缺乏症的试验。

01.107　生长激素释放激素-精氨酸联合兴奋试验　growth hormone releasing hormone and arginine stimulation test

联合应用生长激素释放激素和精氨酸刺激生长激素释放，评估垂体生长激素分泌储备功能的试验。

01.108　生长激素释放激素–吡斯的明联合兴奋试验　growth hormone releasing hormone and pyridostigmine stimulation test

联合应用生长激素释放激素和吡斯的明刺激生长激素释放，评估垂体生长激素分泌储备功能的试验。

01.109　性腺功能试验　gonadal function test

通过给予外源性促性腺激素释放激素或促性腺激素，分别评估垂体分泌促性腺激素或性腺分泌性腺激素的能力，以判定下丘脑–垂体–性腺轴功能的试验。

01.110　促性腺激素释放激素兴奋试验　gonadotropin-releasing hormone stimulation test，GnRH stimulation test

又称“垂体兴奋试验（pituitary stimulating test）”。给患者静脉注射人工合成的促性腺激素释放激素（GnRH），通过在一定时间内抽血测黄体生成素、卵泡刺激素水平，评估垂体分泌促性腺激素功能的试验。可了解垂体对 GnRH 的反应性，从而判断病变部位是在下丘脑还是垂体。

01.111　抑制试验　inhibition test

通过抑制相应腺体激素分泌，检测腺体分泌激素受到抑制的程度，用于判断分泌亢进腺体的功能和病变部位的试验。

01.112　负荷试验　load test

通过人为施加生理或药理刺激（或抑制），评估内分泌腺体功能储备或反馈调节机制的诊断方法。其原理是通过观察靶腺激素或下游产物的动态变化，进行功能定位、早期诊断，如促甲状腺激素释放激素试验、小剂量地塞米松抑制试验等。

01.113　禁水–加压素试验　water deprivation-vasopressin test

禁水一定时间，当尿浓缩至最大渗透压而不能再上升时，注射去氨加压素，测定注射前后尿量、尿比重及尿渗透压变化的试验。用于鉴别精神性多饮、中枢性尿崩症和肾性尿崩症。

01.114　激素测定　hormone test

通过对血液、尿液或唾液等样本中的激素（如生长激素、甲状腺激素、性激素、皮质醇、胰岛素等）含量的检测，评估内分泌腺体分泌功能状态是否正常的方法。

01.115　影像学检查　imaging examination，imageological examination

借助 X 线片、B 超、磁共振成像（MRI）、计算机体层成像（CT）、正电子发射体层成像（PET）等对内分泌腺形态、大小及占位性病变进行检查的方法。

01.116　免疫分析　immunoassay，immune analysis

又称“免疫测定”。利用免疫反应中抗体与抗原的特异性结合作用来选择性地识别和测定相应抗体或抗原的分析方法。

01.117　放射免疫分析　radioimmunoassay，RIA

又称“放射免疫测定”。一种将放射性同位素检测的高灵敏度与抗原–抗体反应的高特异性相结合，对抗原进行定量分析的技术。利用标记抗和非标记抗原对抗体的竞争结合后的放射性检测，与已知浓度标准抗原的竞争结合曲线比较，即可计算出未知抗原的含量。用于对组织、细胞、体液中的激素、细胞因子、药物等微量物质的定量分析。

01.118　化学发光酶免疫分析　chemiluminescence enzyme immunoassay

利用碱性磷酸酶标记抗体，经过夹心法免疫反应复合物的酶促反应使底物断裂，产生化学发光完成的免疫测定技术。化学发光底物为金刚烷，在碱性磷酸酶作用下脱去磷酸根形成的中间体自行断裂，同时发射光子；由于酶促反应持续时间较化学发光免疫分析长而稳定，因此可靠性高。

01.119　基因检测　gene test

通过血液、其他体液或细胞对 DNA 进行检测的技术。

01.120　染色体核型分析　chromosome karyotype analysis

以分裂中期染色体为研究对象，根据染色体的长度、着丝粒位置、长短臂比例、随体的有无等特征，并借助显带技术对染色体进行分析、比较、排序和编号，根据染色体结构和数目的变异情况来进行诊断的方法。

01.121　单基因突变分析　monogenic mutation analysis

利用 DNA 测序技术、基因芯片技术、PCR 技术、基因拷贝数变异检测以及突变位点分析等对单基因遗传性内分泌疾病进行诊断的方法。

01.122　激素基因突变　hormone gene mutation

因 DNA 分子的碱基对组成或排列顺序发生改变，导致激素的结构和（或）功能改变的现象。

01.123　膜受体基因突变　membrane receptor gene mutation

因 DNA 分子的碱基对组成或排列顺序发生改变，导致膜受体蛋白的结构和（或）功能改变的现象。

01.124　离子通道缺陷　ion channel defect

编码离子通道亚单位的基因突变或表达异常导致离子通道结构与功能障碍的现象。

01.125　转录因子基因突变　transcription factor gene mutation

编码对转录有调控作用的 DNA 结合蛋白的 DNA 分子的碱基对组成或排列顺序发生改变导致转录因子的结构和（或）功能改变的现象。

01.126　核受体基因突变　nuclear receptor gene mutation

因 DNA 分子的碱基对组成或排列顺序发生改变，导致核受体蛋白的结构和（或）功能改变的现象。

01.127　激素替代治疗　hormone replacement therapy，HRT

又称“激素补充治疗”“激素替代疗法”。针对自身体内激素分泌不足，以外源激素加以补充、替代的治疗方法。常见的有甲状腺激素替代治疗、性激素替代治疗、肾上腺糖皮质激素替代治疗等。

01.128　多巴胺受体激动剂　dopamine receptor agonist

一类在分子结构上与多巴胺相似，能直接作用于多巴胺受体的药物。常用的药物包括溴隐亭、卡麦角林。多用于治疗催乳素瘤导致的高催乳素血症。

01.129　生长激素释放激素类似物　growth hormone releasing hormone analogue

天然存在或人工合成的与生长激素释放激素结构类似的多肽化合物。可以模拟生长激素释放激素促生长激素分泌的功能。

01.130　生长激素释放激素拮抗剂　growth hormone releasing hormone antagonist

人工合成的可以竞争性与生长激素释放激素受体结合的化合物。可以抑制不同类型人体肿瘤的生长。

01.131　手术治疗　surgical therapy

通过外科手术切除机体病灶、促进机体恢复的治疗方法。

01.132　经蝶鞍入路　transsphenoidal approach

通过蝶窦开口，打开蝶窦前壁，进而到达蝶鞍底平面进行手术的入路方式。

01.133　经颅入路　transcranial approach

经额下、经额颞（翼点）及经颞下进行垂体手术的入路方式。

01.134　内分泌腺组织移植　endocrine gland tissue transplantation

对内分泌腺体功能减退症所采取的移植腺体组织的技术。移植组织可以来自于自体或异体。以期达到取代功能减退或无功能的相应内分泌腺的目的。

01.135　放射治疗　radiotherapy

简称“放疗”。用放射线（临床常用X线、γ射线、β射线、中子线、高能粒子射线等）产生的生物效应杀灭、抑制肿瘤细胞，达到治疗目的的方法。

01.136　基因治疗　gene therapy

在基因水平上治疗疾病的方法。是利用各种分子生物学技术，如通过基因置换、基因修正、基因修饰、基因失活、引入新基因等，对患病个体靶细胞中的基因缺陷进行纠正或补偿，以达到治疗疾病目的。

02.　下丘脑与垂体疾病

02.01　概　　述

02.001　下丘脑　hypothalamus

位于丘脑腹侧的脑组织。被第三脑室下部分成左、右对称的两半。由视交叉、灰结节、正中隆起、漏斗和乳头体等组成，调节神经内分泌和自主神经功能。特异性神经元分泌的神经内分泌激素和神经递质通过垂体门脉系统和神经通路调节垂体和外周内分泌腺体激素分泌，构成下丘脑–垂体–靶腺轴（性腺、肾上腺、甲状腺等）。

02.002　视上核　supraoptic nucleus

位于下丘脑内侧区、视交叉正上方的神经内分泌细胞核团。分泌的抗利尿激素通过视上垂体束运送至神经垂体入血。具有调节水盐代谢的重要作用。

02.003　室旁核　paraventricular nucleus，PVN

位于下丘脑内侧区、视上核上方的神经内分泌细胞核团。分泌的抗利尿激素和催产素通过室旁垂体束运达神经垂体释放入血，以分泌催产素为主。

02.004　视交叉上核　suprachiasmatic nucleus

位于下丘脑前侧、视交叉上方的一小圆形核团。是昼夜节律的控制中心。产生和调节睡眠–觉醒、激素、代谢和生殖等众多生物节律。

02.005　渗透压感受器　osmoreceptor

位于下丘脑视上核或视上核周围区域的感受渗透压变化的特殊结构。调节抗利尿激素的分泌，维持体内水分和电解质的平衡、血浆渗透压的相对恒定及细胞外液容量的恒定。

02.006　松果体　pineal body

又称"松果腺（pineal gland）"。位于中脑上丘之间凹陷内的红褐色、形似松果的结构。通过细柄与第三脑室顶相连。是神经内分泌转换器，其内分泌物质为褪黑素。参与调节睡眠周期、生殖系统发育及月经周期节律等生理过程。

02.007　蝶鞍　sella turcica

位于颅中窝正中部、蝶骨体上方的马鞍状结构。包括垂体窝、鞍结节、中床突、交叉前沟、视神经管、前床突、鞍背和后床突等。

02.008　垂体窝　hypophyseal fossa

蝶鞍中部的下凹结构。位于蝶骨体中，容纳垂体。

02.009　鞍膈　diaphragma sellae

位于蝶鞍上方、张于鞍背上缘与鞍结节之间、覆盖垂体窝的硬膜隔。其中央部有一小孔，有垂体柄通过。

02.010　拉特克囊　Rathke pouch

胚胎发育第 3～4 周时，原始口腔顶部外胚层上皮细胞增生、向顶部突出形成的一个囊状结构。以后分化为腺垂体。

02.011　垂体　pituitary

位于丘脑之下的蝶鞍垂体窝内的内分泌器官。借漏斗连于下丘脑，呈椭圆形。外被坚韧的硬脑膜。分为腺垂体和神经垂体两部分。

02.012　腺垂体　adenohypophysis

又称"垂体前叶（anterior pituitary）"。位于颅中窝垂体窝内，由拉特克囊演变而来、主要由腺细胞组成的垂体部分。包括远侧部、中间部和结节部。主要分泌促甲状腺激素、促肾上腺皮质激素、卵泡刺激素、黄体生成素、生长激素、催乳素和促黑素细胞激素等。

02.013　远侧部　pars distalis

由嗜色细胞和嫌色细胞组成的腺垂体大部分结构。腺细胞排列成团索状，细胞间具有丰富的窦状毛细血管和少量结缔组织。是垂体激素合成和分泌的主要场所。

02.014　嗜色细胞　chromophilic cell

腺垂体远侧部的一种腺细胞。是对酸性或碱性染料具有较强亲和力的内分泌细胞，分嗜酸性和嗜碱性两类，可分泌含氮类激素。

02.015　嗜酸性细胞　acidophilic cell，oxyphilic cell，oncocytic cell

腺垂体远侧部中的一类对酸性染料具有较强亲和力的内分泌细胞。数量较多，约占远侧部腺细胞总数的 40%，细胞呈圆形或椭圆形，细胞体较大，胞质内含有嗜酸性颗粒。包括促生长激素细胞和催乳素细胞。

02.016　嗜碱性细胞　basophilic cell

腺垂体远侧部中的一类对碱性染料具有较强亲和力的内分泌细胞。胞质内含有嗜碱性颗粒。包括促甲状腺激素细胞、卵泡刺激素细胞、黄体生成素细胞、促肾上腺皮质激素细胞。

02.017　嫌色细胞　chromophobic cell

腺垂体远侧部不易着色的细胞。大多数细胞有长的分支突起伸入腺细胞之间，起支持营养作用。

02.018　中间部　pars intermedia

腺垂体的远侧部与神经垂体神经部之间的狭窄部分。由嫌色细胞和嗜碱性细胞组成。人类该部已退化。

02.019　结节部　pars tuberalis

腺垂体向上延伸的部分。包绕垂体柄的两

侧，含有很丰富的纵行毛细血管，腺细胞呈索状纵向排列于血管之间，主要由嫌色细胞组成，有少量的嗜酸性和嗜碱性细胞。

02.020　神经垂体　neurohypophysis
又称“垂体后叶（posterior pituitary）”。位于颅中窝垂体窝内，由漏斗演变而来的包括正中隆起、漏斗柄和神经部三个部分的垂体部分。由神经胶质细胞和无髓神经纤维组成，含有丰富的窦状毛细血管。主要储存和释放抗利尿激素和催产素。

02.021　神经部　pars nervosa
神经垂体中与腺垂体中间部相邻的区域。

02.022　漏斗　infundibulum
神经垂体中与下丘脑相连的部分。由背侧份的正中隆起和腹侧份的漏斗柄组成。

02.023　正中隆起　median eminence
围绕漏斗隐窝两侧和底部的隆起。主要含有神经末梢和神经胶质细胞。

02.024　漏斗柄　infundibular stalk
漏斗腹侧与神经部相连的部分。

02.025　垂体柄　pituitary stalk
垂体与下丘脑之间的连接结构。

02.026　垂体门脉系统　hypothyseal portal system
连接下丘脑和垂体的血管系统。包括门静脉前毛细血管丛、垂体门静脉和门静脉后毛细血管丛。主要行使下丘脑–垂体之间激素运送的功能。

02.027　下丘脑–垂体–靶腺轴　hypothalamic-pituitary-target gland axis
下丘脑、垂体、靶腺（性腺、肾上腺和甲状腺）三者之间通过促激素释放激素、促激素和靶腺激素等参与实现反馈与负反馈来调节人体生长、发育、生殖及代谢活动的内分泌系统。

02.028　下丘脑–垂体–甲状腺轴　hypothalamic-pituitary-thyroid axis，HPT axis
下丘脑、垂体和甲状腺三者之间通过促甲状腺激素释放激素、促甲状腺激素和甲状腺激素等参与实现正反馈与负反馈来调控人体生长、发育、生殖和代谢活动的内分泌系统。

02.029　下丘脑–垂体–肾上腺轴　hypothalamic-pituitary-adrenal axis，HPA axis
下丘脑、垂体和肾上腺三者之间通过促肾上腺皮质激素释放激素、促肾上腺皮质激素和肾上腺皮质激素等参与实现反馈调节的内分泌系统。

02.030　下丘脑–垂体–性腺轴　hypothalamic-pituitary-gonadal axis，HPG axis
下丘脑、垂体、性腺三者之间通过促性腺激素释放激素、促性腺激素、性腺激素等参与实现反馈与负反馈来调控人体生殖和性行为的主要内分泌系统。

02.02　下丘脑激素与垂体激素

02.031　下丘脑激素　hypothalamic hormone
由下丘脑分泌的神经内分泌激素的总称。除抗利尿激素和催产素外，大部分通过垂体门脉系统运送到腺垂体，刺激或抑制垂体功能。下丘脑促垂体区神经分泌细胞分泌的各种激素在功能上可分为促释放激素和抑制激素两大类。

02.032　释放激素　releasing hormone
由下丘脑不同区域神经元分泌的、发挥刺激垂体激素分泌和释放作用的肽类激素的统称。

02.033　生长激素释放激素　growth hormone releasing hormone，GHRH

由下丘脑肽能神经元分泌的作用于腺垂体以促进生长激素分泌的肽类激素。

02.034　生长激素释放激素受体　growth hormone releasing hormone receptor

主要分布于垂体，在细胞增殖、生长激素合成与分泌等方面发挥重要作用的分泌素受体家族。通过结合内源性配体生长激素释放激素，激活环腺苷酸（cAMP）信号通路产生生理效应。

02.035　生长激素释放激素多肽　growth hormone releasing hormone peptide

人体内的一个同源多肽家族。包括生长激素释放激素、血管活性肠肽、垂体腺苷酸环化酶激活肽和生长激素释放激素相关肽等。家族内多肽的氨基酸序列和结构相似，可以在一定程度上互相激活受体。

02.036　生长激素释放激素相关肽　growth hormone releasing hormone-related peptide，GHRH-RP

由生长激素释放激素前体蛋白 C 端片段加工而成的多肽。在人体下丘脑表达。

02.037　生长激素释放肽　growth hormone releasing peptide，GHRP

又称“胃促生长素（ghrelin）”“胃饥饿素”“食欲刺激素”。由 28 个氨基酸残基组成的具有促进生长激素分泌功能的肽类激素。主要在胃黏膜和下丘脑等处合成分泌，通过促进垂体生长激素分泌参与机体生长发育和能量代谢调节。

02.038　生长激素促泌剂　growth hormone secretagogue，GHS

又称“生长激素促[分]泌素”。具有促进生长激素分泌作用的多肽或者非多肽化合物的总称。包括生长激素释放肽等。

02.039　生长激素促泌剂受体　growth hormone secretagogue receptor，GHSR

属于 G 蛋白耦联受体超家族。为七次跨膜受体，主要分布于腺垂体、下丘脑及甲状腺、肠道、胰腺等周围组织。与生长激素释放肽等生长激素促泌剂结合，通过三磷酸肌醇-蛋白激酶 C 途径介导生物学效应。

02.040　促甲状腺激素释放激素　thyrotropin-releasing hormone，TRH

由下丘脑合成和分泌的、促进垂体促甲状腺激素合成与分泌的肽类激素。合成及分泌受血液中甲状腺激素的反馈调节。

02.041　促性腺激素释放激素　gonadotropin-releasing hormone，GnRH

由下丘脑视前区神经元合成和分泌的、刺激腺垂体释放黄体生成素和卵泡刺激素的肽类激素。

02.042　促性腺激素释放激素脉冲频率　gonadotropin-releasing hormone pulse frequency

生理状态下青春期启动是以下丘脑睡眠期脉冲性释放促性腺激素释放激素（GnRH）为标志，并逐步形成规律的 GnRH 脉冲峰，频率 60～90 分钟/次。GnRH 脉冲分泌刺激垂体分泌黄体生成素（LH）和卵泡刺激素（FSH），进而促使性腺分泌性激素及配子生成，构成下丘脑–垂体–性腺轴反馈系统。

02.043　促性腺激素释放激素受体　gonadotropin-releasing hormone receptor，GnRH receptor

与促性腺激素释放激素（GnRH）高亲和力结合并介导其发挥生理作用的一种 G 蛋白耦联受体。由 327 个氨基酸组成的含 7 条疏水性跨膜链的 60kDa 糖蛋白。在垂体促性腺激素细胞及淋巴细胞、乳腺、卵巢和前列腺中均有表达。

02.044　促肾上腺皮质激素释放激素　corticotropin releasing hormone，CRH

下丘脑分泌的由 41 个氨基酸残基组成的肽类激素。主要生理功能是促进促肾上腺皮质激素、β-促脂解素和 β-内啡肽的释放。

02.045　催乳素释放激素　prolactin releasing hormone，PRH，prolactoliberin

又称“催乳素释放因子（prolactin releasing factor，PRF）”“催乳素释放肽（prolactin releasing peptide）”。由下丘脑分泌的对腺垂体分泌催乳素起调节作用的肽类激素。

02.046　促黑素细胞激素释放因子　melanocyte-stimulating hormone releasing factor

由下丘脑合成分泌的、促进促黑素细胞激素释放的一种神经肽。

02.047　抑制激素　inhibiting hormone

由下丘脑不同区域神经元分泌的、发挥抑制垂体激素释放作用的肽类激素的统称。

02.048　生长抑素　somatostatin，SS

又称“生长激素释放抑制激素（growth hormone release inhibiting hormone，GHIH）”。由下丘脑神经元分泌的、主要抑制腺垂体生长激素分泌的肽类激素。同时还可以抑制促甲状腺激素、胰岛素和胰高血糖素分泌，抑制胃酸分泌及胃蛋白酶和胃泌素释放。

02.049　生长抑素受体　somatostatin receptor，SSR

细胞膜上能与生长抑素特异性结合的 G 蛋白耦联受体蛋白。属于 G 蛋白耦联受体家族。主要分布于腺垂体，与生长抑素结合，以环腺苷酸、三磷酸肌醇或甘油二酯或钙离子作为第二信使介导生长抑素的生物学效应。

02.050　皮质抑素　cortistatin

由 14 个氨基酸残基组成的生长抑素家族神经内分泌多肽。广泛分布于神经、内分泌和免疫系统，与生长抑素受体、生长激素促泌剂受体及 Mas 相关基因 X2 受体结合，发挥调节神经内分泌功能、诱导免疫耐受及抑制炎症反应的功能。

02.051　促黑素细胞激素释放抑制因子　melanocyte-stimulating hormone release inhibiting factor

下丘脑分泌的能抑制垂体释放促黑素细胞激素的肽类激素。

02.052　催乳素释放抑制激素　prolactin release-inhibiting hormone，PIH

又称“催乳素释放抑制因子（prolactin release-inhibiting factor，PIF，PRIF）”。由下丘脑分泌的对腺垂体分泌催乳素起抑制作用的激素。多巴胺是最重要的催乳素释放抑制激素。

02.053　多巴胺　dopamine，DA

大脑中含量最丰富的儿茶酚胺类神经递质。调节中枢神经系统的多种生理功能。也可由肾上腺髓质和周围肾上腺素能神经元释放，具有增加心肌收缩力和调节血压的作用。是肾上腺素的合成前体。

02.054　神经递质　neurotransmitter

由神经元合成并在末梢处释放的一类生物活性物质。特异性地作用于突触后神经元或效应器细胞膜受体，完成信息传递功能。

02.055　神经激素　neurohormone

具有内分泌功能的神经细胞分泌的激素的总称。如催产素、抗利尿激素等。

02.056　神经肽　neuropeptide

分布于神经系统、发挥信息传递或调控信息

传递效率的一类内源性生物活性多肽。可作为神经递质、神经调质或神经激素进行细胞间信号转导。包括内源性阿片样肽、速激肽家族等。

02.057 内源性阿片样肽 endogenous opioid peptide，EOP

体内中枢神经系统（如垂体）和若干腺体（如肾上腺）产生的一组阿片样肽。具有吗啡药理作用，主要作为激素和神经递质。大致分为内啡肽、脑啡肽和强啡肽三类。

02.058 褪黑素 melatonin

大脑松果体分泌的一种胺类激素。为色氨酸的衍生物。具有改善睡眠质量、调节昼夜节律的作用。

02.059 垂体激素 pituitary hormone

由垂体分泌的激素的总称。包括腺垂体激素和神经垂体激素。前者主要包括促性腺激素、促肾上腺皮质激素、促甲状腺激素、生长激素等，后者主要包括抗利尿激素和催产素等。受来自下丘脑的神经递质或下丘脑激素的调节，以及来自其靶点如肾上腺皮质激素、性激素的反馈。

02.060 腺垂体激素 adenohypophyseal hormone

又称“垂体前叶激素（anterior pituitary hormone，APH）”。由腺垂体嗜色细胞分泌的含氮激素的总称。包括促性腺激素、促肾上腺皮质激素、促甲状腺素和生长激素等。

02.061 神经垂体激素 neurohypophyseal hormone

又称“垂体后叶激素（posterior pituitary hormone，hypophysin）”。由下丘脑的视上核和室旁核生成，经轴突转运到神经垂体贮存并释放的激素。包括抗利尿激素和催产素等。

02.062 促性腺激素 gonadotropic hormone，GTH

由腺垂体嗜碱性细胞合成分泌的调节性腺发育、促进性激素合成和分泌的糖蛋白激素。包括黄体生成素、卵泡刺激素、催乳素等。

02.063 黄体生成素 luteinizing hormone，LH

又称“促黄体素”。由腺垂体嗜碱性细胞合成分泌的一种促性腺激素。可刺激女性的排卵和黄体发育，并与卵泡刺激素一起促进卵巢中发育的卵泡的雌激素分泌。在男性可刺激睾丸中间质细胞的发育和睾酮的分泌。

02.064 黄体生成素受体 luteinizing hormone receptor，LHR

与黄体生成素（LH）和人绒毛膜促性腺激素高亲和力结合并介导其发挥生理作用的一种G蛋白耦联跨膜受体。主要存在于睾丸和卵巢，但也存在于性腺外器官如子宫和乳腺。

02.065 卵泡刺激素 follicle-stimulating hormone，FSH

又称“促卵泡激素”。由腺垂体嗜碱性细胞合成分泌的一种促性腺激素。对女性性腺的主要功能是调节卵泡早期发育，与卵泡刺激素受体结合，促进颗粒细胞增殖、卵泡生长和卵泡液的分泌。对男性生殖腺的主要功能是促进精子发生。

02.066 卵泡刺激素受体 follicle-stimulating hormone receptor，FSH receptor

与卵泡刺激素（FSH）高亲和力结合并介导其发挥生理作用的一种G蛋白耦联跨膜受体。主要存在于睾丸、卵巢和子宫。

02.067 催乳素 prolactin，PRL

又称“泌乳素”。腺垂体催乳细胞分泌的由

198 个氨基酸组成的肽类激素。具有促进乳汁合成的功能。其分泌主要受下丘脑释放入门脉循环的多巴胺抑制性调节。促甲状腺激素释放激素（TRH）可刺激催乳素的分泌。

02.068　催乳素受体　prolactin receptor, PRLR

与催乳素结合并介导其发挥生理作用的一种跨膜受体。主要存在于乳腺，还存在于胎盘、下丘脑、肝脏、睾丸、卵巢等器官中，还可与生长激素（GH）和人胎盘催乳素（hPL）结合并被其激活。

02.069　促肾上腺皮质激素　corticotropin, adrenocorticotropin, adrenocorticotropic hormone, ACTH

由腺垂体嗜碱性细胞合成分泌的含 39 个氨基酸残基的直链肽类激素。具有促进肾上腺皮质合成和分泌肾上腺皮质激素的功能。

02.070　促甲状腺激素　thyrotropin, thyroid-stimulating hormone, TSH

由腺垂体嗜碱性细胞合成分泌的糖蛋白激素。主要作用是促进甲状腺的生长和甲状腺激素的合成与释放。

02.071　α-促黑素细胞激素　α-melanocyte-stimulating hormone, α-MSH

由腺垂体嗜碱性细胞合成分泌的含 13 个氨基酸残基的肽类激素。分泌受下丘脑调控。主要生理功能是加深皮肤和毛发的颜色、调节食物的摄入、促进学习和引发性行为等。

02.072　促脂解素　lipotropin, lipotropic hormone, LPH

简称“促脂素”。由腺垂体嗜碱性细胞分泌的一类肽类激素。为阿黑皮素原（POMC）的衍生物之一。有促进脂肪分解，释放脂肪酸的作用。β-促脂解素为 β-促黑素细胞激素与内啡肽的前体。

02.073　生长激素　growth hormone, GH

又称“促生长素”。由腺垂体嗜酸性细胞合成分泌的含 191 个氨基酸残基的肽类激素。有促生长和调节代谢的作用。

02.074　生长激素受体　growth hormone receptor, GHR

与生长激素结合并介导其发挥生理作用的一种跨膜糖蛋白受体。由 620 个氨基酸残基组成。属于酪氨酸激酶结合型受体，广泛分布于肝脏、软骨及骨等多个器官和组织细胞，与生长激素结合后激活胞质内的酪氨酸激酶，介导生长激素的生物学效应。

02.075　抗生长激素抗体　anti-growth hormone antibody

血液循环中存在的影响生长激素与受体结合的抗体。可见于使用重组人生长激素治疗后。

02.076　生长激素受体拮抗剂　growth hormone receptor antagonist, GHRA

与生长激素竞争性结合生长激素受体的药物或化合物。

02.077　生长激素结合蛋白　growth hormone binding protein

血液中与生长激素结合的蛋白质。由生长激素受体胞外段经特异蛋白水解酶剪切形成。主要作用是在血液中运输生长激素，延长生长激素的半衰期。

02.078　抗利尿激素　antidiuretic hormone, ADH

又称“精氨酸血管升压素（arginine vasopressin）”“血管升压素（vasopressin）”“血管加压素”。由下丘脑合成、输送，储存于神经垂体，并由神经垂体分泌的一种肽类激素。对肾脏有直接抗利尿作用，也能使心血管收缩，升高血压。

02.079　抗利尿激素受体　antidiuretic hormone receptor

又称"精氨酸血管升压素受体（arginine vasopressin receptor）"。位于细胞表面、可与抗利尿激素结合的功能性受体。

02.080　催产素　oxytocin

又称"缩宫素"。主要由下丘脑的视上核和室旁核合成、输送，储存于神经垂体，并在神经内分泌调节下由神经垂体分泌的一种肽类激素。可刺激子宫平滑肌收缩与乳腺排乳。

02.081　胰岛素样生长因子　insulin-like growth factor，IGF

一组由生长激素诱导靶细胞产生的、化学结构和功能与胰岛素相似并具有促生长作用的多肽物质。包括 IGF-1 和 IGF-2 两种。

02.082　胰岛素样生长因子-1　insulin-like growth factor-1，IGF-1

主要由肝脏合成和分泌、并受生长激素调控的含 70 个氨基酸的单链多肽。作用于其特异性的细胞膜酪氨酸激酶受体，以内分泌、旁分泌和自分泌的方式发挥生物学作用。可促进细胞增殖、组织生长及再生，参与调节糖、脂质代谢和蛋白质的合成等。

02.083　胰岛素样生长因子-1 受体　insulin-like growth factor-1 receptor

属于酪氨酸激酶受体家族的跨膜蛋白，有 α、β 两个亚基，广泛分布于胰岛素敏感组织细胞的胞膜，与胰岛素样生长因子-1 特异性结合引起受体胞质侧酪氨酸激酶活化，触发胰岛素受体底物-1 的磷酸化，介导胰岛素样生长因子-1 的生物学效应。

02.084　胰岛素样生长因子结合蛋白　insulin-like growth factor binding protein，IGFBP

一组与胰岛素样生长因子有高亲和力、结构具有同源性的蛋白质。作为载体运输胰岛素样生长因子，同时也可以通过与胰岛素样生长因子结合调控其生物活性。

02.085　胰岛素样生长因子结合蛋白-1　insulin-like growth factor binding protein-1，IGFBP-1

胰岛素样生长因子结合蛋白家族中第一个成员。共有 234 个氨基酸残基，分子量为 25.3～31kDa。由肝脏、子宫及肾脏等器官合成，通过运输和调节胰岛素样生长因子与其受体的结合调控胰岛素样生长因子的生物活性。

02.086　胰岛素样生长因子结合蛋白-2　insulin-like growth factor binding protein-2，IGFBP-2

胰岛素样生长因子结合蛋白家族成员，由 289 个氨基酸残基构成，分子量为 36kDa 的蛋白质。主要由肝脏合成，与胰岛素样生长因子的亲和力和血浆含量仅次于胰岛素样生长因子结合蛋白-3。通过与胰岛素样生长因子的竞争性结合抑制胰岛素样生长因子发挥生物活性。血浆浓度受生长激素的正向调控。

02.087　胰岛素样生长因子结合蛋白-3　insulin-like growth factor binding protein-3，IGFBP-3

胰岛素样生长因子结合蛋白家族成员，由 264 个氨基酸残基构成，分子量约为 29kDa 的蛋白质。主要由肝脏合成，是与胰岛素样生长因子亲和力最强、血浆含量最高的结合蛋白。通过与胰岛素样生长因子结合调控胰岛素样生长因子生物活性。血浆浓度受生长激素的正向调控，是诊断生长激素缺乏症有价值的指标。

02.088　胰岛素样生长因子结合蛋白-4　insulin-like growth factor binding pro-

tein-4，IGFBP-4
胰岛素样生长因子结合蛋白家族成员，由237个氨基酸残基构成，分子量为24kDa的蛋白质。主要由肝脏合成，通过运输和调节胰岛素样生长因子与其受体的结合调控胰岛素样生长因子骨代谢相关生物活性。

02.089　胰岛素样生长因子结合蛋白-5　insulin-like growth factor binding protein-5，IGFBP-5
胰岛素样生长因子结合蛋白家族成员，由252个氨基酸残基构成，分子量为29kDa的蛋白质。主要由肝脏合成，在血浆中大部分以蛋白水解片段形式存在，因与胰岛素样生长因子结合力低对其活性无调控作用。血浆浓度受生长激素和胰岛素样生长因子-1的正向调控。

02.090　酸敏感亚单位　acid labile subunit，ALS
又称“酸不稳定性亚单位”。一种分子量为85kDa的糖蛋白，属于富含亮氨酸的重复超家族。在血液中可以与胰岛素样生长因子结合蛋白-3和胰岛素样生长因子结合成三聚体，从而延长半衰期。

02.03　生长发育与生长异常

02.03.01　生长及躯体生长阶段

02.091　生长　growth
机体内细胞增殖、增大，细胞间质增加，整体上表现为组织、器官及身体形态和重量的变化，以及身体化学组成成分改变的过程。

02.092　细胞生长　cellular growth
（1）单个细胞体积的增加。（2）一个细胞群体的增加。

02.093　生长模式　growth pattern
从胚胎期开始到青春期结束的体重、身长（身高）和头围的增长模式。分为宫内生长和出生后生长。其中出生后生长分为婴儿期、儿童期和青春期三种模式。

02.094　宫内生长　intrauterine growth
胎儿在子宫内的生长过程。

02.095　宫内生长迟缓　intrauterine growth retardation，IUGR
又称“宫内发育迟缓”。胎儿在子宫内的生长发育速度参数低于该孕周正常参考值2个标准差的现象。

02.096　小于胎龄儿　small for gestational age infant
出生体重低于同胎龄儿平均体重的第10百分位数，或低于同胎龄儿平均体重的2个标准差的新生儿。

02.097　大于胎龄儿　large for gestational age infant
出生体重高于同胎龄儿平均体重的第90百分位数的新生儿。

02.098　出生后生长　postnatal growth
胎儿自娩出以后的生长过程。

02.099　线性生长　linear growth
身长（身高）的增长。受遗传、营养、内分泌、环境、感染等多种因素影响，直接反映机体非脂肪组织的增长。

02.100　追赶生长　catch-up growth
当生长抑制条件解除后，小于胎龄儿生长速度不仅正常化，甚至超过正常年龄增长率的现象。

02.101　生长速度　growth velocity
躯体在一定时期内体重（或身长）增加的比例。通常以年为单位计算。

02.102　上部量　upper body segment
自头顶至耻骨联合上缘的长度。主要代表扁骨的生长。

02.103　下部量　lower body segment
自耻骨联合上缘至足底的长度。主要代表长骨的生长。

02.104　头围　head circumference
经眉弓上方和枕后结节绕头一周的长度。

02.105　骨龄　bone age
骨骼在生长发育过程中各骨化中心出现与骨愈合的年龄。通常采用拍摄手腕骨 X 线片的方法判定骨龄。

02.106　遗传身高　hereditary height
由遗传因素决定的身高。计算公式：男孩遗传身高=（父亲身高+母亲身高+13）/2（±5cm）；女孩遗传身高=（父亲身高+母亲身高-13）/2（±5cm）。

02.107　成年终身高　final adult height，FAH
简称“终身高（final height）”。儿童生长发育完成，骨骺闭合后的身高。即成年后的身高。

02.03.02　生 长 异 常

02.108　身材矮小症　short stature
身高低于同种族、同性别、同年龄人群平均身高 2 个标准差或低于第 3 百分位数。

02.109　家族性身材矮小症　familial short stature
由遗传因素所引起的身材矮小症。身高低于同种族、同性别、同年龄人群平均身高 2 个标准差，表现为家族聚集性。

02.110　特发性身材矮小症　idiopathic short stature
尚无明确原因的身材矮小症。临床上无生长激素缺乏和明显的进行性病理改变，生长激素和胰岛素样生长因子-1 水平正常。

02.111　生长激素缺乏症　growth hormone deficiency
又称“垂体性侏儒症（pituitary dwarfism）”。因腺垂体分泌生长激素不足而出现的一系列临床症状。儿童主要表现为生长发育迟缓、身体矮小等，成人主要表现为代谢紊乱等。

02.112　遗传性生长激素缺乏症　congenital growth hormone deficiency
又称“先天性生长激素缺乏症”。由遗传因素导致的腺垂体合成和分泌生长激素部分或完全缺乏，或生长激素分子结构异常所致的生长发育障碍性疾病。

02.113　特发性生长激素缺乏症　idiopathic growth hormone deficiency
原因尚不明确的腺垂体合成和分泌生长激素的部分或完全缺乏所致的生长发育障碍性疾病。

02.114　生长激素抵抗综合征　growth hormone resistance syndrome，GHRS
又称“生长激素不敏感综合征（growth hormone insensitivity syndrome）”。由于靶器官对生长激素不敏感而引起的一种身材矮小症。如拉伦侏儒症。

02.115　拉伦侏儒症　Laron dwarfism
一类罕见的导致身材矮小、代谢紊乱等临床表现的常染色体隐性遗传性疾病。由肝脏生长激素受体基因突变所致。

02.116　拉塞尔–西尔弗综合征　Russell-Silver syndrome

一类以胎儿宫内生长迟缓并伴随出生后生长缺陷为主要特点的综合征。典型的受累患儿出生时体重、身长低于平均值2个标准差；常表现为成比例的身材矮小，正常头围，小指弯斜，具有突出前额的特征性三角形面容、窄下颌，身体受累侧生长迟缓引起偏侧肥大进而导致的肢体不对称等。

02.117　18q缺失综合征　18q deletion syndrome

由18号染色体长臂从q21.3或q22.2至qter不同大小的部分缺失所致的综合征。主要特征为身材矮小、小头畸形、智力低下等。

02.118　骨软骨发育不良　osteochondrodysplasias

以人体骨骼的生长、发育和（或）稳态异常为特征的一种骨和（或）软骨遗传性疾病。是因对正常骨骼发育至关重要的分子和途径异常导致的骨与软骨的生长和发育异常。

02.119　软骨发育不良　dyschondroplasia，hypochondroplasia

又称“软骨发育不全（achondroplasia，ACH）”。一种以四肢短小为主要特征的侏儒症。为常染色体显性遗传。致病基因为*FGFR3*。表现为四肢和躯干短小，头部相对大，智力正常。主要病变发生于长骨的骨骺，由于软骨的骨化过程发生障碍，骨的纵向生长减慢，骨周围的横向生长正常。

02.120　假性软骨发育不良　pseudoachondroplasia

又称“假性软骨发育不全”。一种由软骨低聚物基质蛋白基因突变导致的常染色体显性遗传性疾病。主要临床表现为出生时无异常，大约2岁时，生长率低于标准生长曲线，出现中度严重的不成比例的短肢矮小；儿童期出现关节疼痛，尤其是下肢大关节疼痛。

02.121　21三体综合征　trisomy 21 syndrome

又称“唐氏综合征（Down syndrome）”。由于人体基因组额外多一条21号染色体所致的先天性染色体疾病。主要临床表现为特殊面容、肌张力低下、通贯掌、先天性心脏病和智力发育迟缓。

02.122　努南综合征　Noonan syndrome

一种由不同基因突变所致的具有相似临床表现的常染色体显性遗传性疾病。典型临床表现包括特殊面容、身材矮小、先天性心脏病和骨骼异常等。

02.123　威廉姆斯综合征　Williams syndrome

由7号染色体长臂近端（7q11—q13）微缺失导致的、累及多个器官系统出现症状的一种常染色体显性遗传性疾病。主要表现为心血管异常（典型者为主动脉瓣上狭窄）、发育迟缓、行为心理异常和内分泌异常等。

02.124　面部红斑侏儒综合征　facial telangiectasis of dwarfs syndrome

又称“布卢姆综合征（Bloom syndrome）”。一种常染色体隐性遗传的染色体不稳定综合征。由15号染色体上布卢姆综合征（*BLM*）基因突变所致。临床特征为身材矮小而比例相对正常、容易早发多种癌症、面部异常和日光敏感性面部红斑、不育不孕和免疫缺陷。

02.125　垂体生长激素瘤　pituitary growth hormone tumor

由腺垂体分泌生长激素的细胞异常增殖形成的实体瘤性病变。主要表现为瘤体占位引起的局部压迫症状和长期生长激素或胰岛素样生长因子-1 分泌过多引起的临床特征。

02.126　巨人症　gigantism

人体在骨骺生长板融合之前生长激素过度持续分泌引起的以身高异常持续增加为特征的临床综合征。

02.127　肢端肥大症　acromegaly

人体在骨骺生长板融合之后生长激素分泌增加引起的软组织、骨骼和内脏增生肥大，以及内分泌代谢紊乱的综合征。

02.128　胰岛素样生长因子-1 不敏感综合征　insulin-like growth factor-1 insensitivity syndrome

由胰岛素样生长因子-1 受体等位基因或者点突变导致生长迟缓的临床综合征。患者对胰岛素样生长因子-1 治疗无反应，大剂量生长激素治疗可能会提高生长速度。

02.04　下丘脑疾病

02.129　下丘脑综合征　hypothalamic syndrome

由多种病因影响下丘脑所致的综合征。可由先天遗传性或后天性、器质性或功能性等原因引发。可表现为内分泌代谢功能紊乱，自主神经功能紊乱，神经、精神症状，睡眠、体温调节和性功能障碍，多食、肥胖或厌食、消瘦等。

02.130　脑性耗盐综合征　cerebral salt wasting syndrome

由下丘脑内分泌功能紊乱所导致的肾脏排钠过多，以低钠血症和脱水为主要特征的综合征。

02.131　下丘脑遗传性疾病　hereditary disease of hypothalamus

遗传因素导致下丘脑病变引起的疾病。如卡尔曼综合征、普拉德–威利综合征等。

02.132　卡尔曼综合征　Kallmann syndrome

又称"性幼稚嗅觉丧失综合征（sexual infantile anosmia syndrome）"。伴有嗅觉缺失或减退的低促性腺激素性性腺功能减退症。常表现为嗅觉异常、性征发育迟缓等。可呈家族性或散发性，有三种遗传方式：X 连锁隐性遗传、常染色体显性遗传和常染色体隐性遗传。

02.133　普拉德–威利综合征　Prader-Willi syndrome，PWS

又称"肌张力低下–智力障碍–性腺发育滞后–肥胖综合征（hypotonia-mental retardation-gonadal retardation-obesity syndrome）""低肌张力–低智力–性腺发育低下–肥胖综合征"。由 15 号染色体基因缺陷引起的常染色体显性遗传性疾病。婴儿期表现为肌张力低下和吞咽困难，儿童期和成人期表现为多食（常导致早发型肥胖）、性腺功能减退、发育迟缓、特征性行为和特征性面容。

02.134　视–隔发育不良　septo-optic dysplasia

透明隔缺失，视神经、视交叉及垂体发育不良的先天性中线结构前部畸形。临床表现为视觉异常、眼球震颤、癫痫发作、尿崩症及其他下丘脑功能障碍（如生长迟缓）等。

02.135　视交叉–下丘脑胶质瘤　optic chiasmatic-hypothalamic glioma

又称"视路胶质瘤（glioma of optic tract）"。从管状膨大的视神经、视交叉到下丘脑生长的一系列肿瘤。

02.136 下丘脑错构瘤 hypothalamic hamartoma

又称"灰结节错构瘤（hamartoma of tuber cinereum）"。发生于下丘脑下部或灰结节区的先天性神经组织发育异常导致的类瘤样畸形。表现为性早熟和痴笑性癫痫等。

02.137 下丘脑垂体生殖细胞瘤 hypothalamic-pituitary germ cell tumor

一种来源于生殖细胞的肿瘤。好发于松果体区。多饮和多尿是最常见的症状，其次是视力障碍、性早熟和运动异常等。

02.138 生长抑素瘤 somatostatinoma

起源于胰岛δ细胞的肿瘤。由于肿瘤释放大量的生长抑素引起脂肪泻、糖尿病、胃酸过少和胆石症等综合表现。是罕见的功能性内分泌肿瘤。

02.139 异位生长激素释放激素分泌瘤 ectopic growth hormone releasing hormone secreting tumor

可以分泌生长激素释放激素的下丘脑外的肿瘤。患者血液中生长激素释放激素水平升高，一般不引起明显临床症状，少数表现为肢端肥大症。

02.05 垂 体 疾 病

02.140 垂体增生 pituitary hyperplasia

垂体组织的细胞肥大或数量增多造成的垂体体积增大的一种状态。

02.141 垂体遗传性疾病 hereditary pituitary disease

由遗传因素导致的垂体病变引起的疾病。

02.142 垂体炎 hypophysitis

原发于垂体的一类炎症性病变。包括淋巴细胞性垂体炎、肉芽肿性垂体炎、黄瘤病性垂体炎等。主要表现为垂体功能减退，以促肾上腺皮质激素和促甲状腺激素减少最为常见，可伴随头晕、恶心、呕吐、视力下降、视野缺损及尿崩等。

02.143 淋巴细胞性垂体炎 lymphocytic hypophysitis

由免疫介导的腺垂体弥漫性淋巴细胞、浆细胞浸润导致的垂体炎症性病变。主要发生于妊娠或分娩后的女性。典型的临床表现为围产期垂体功能减退，常伴有垂体肿块和视力减退。

02.144 自身免疫性垂体炎 autoimmune hypophysitis

一种由自身免疫反应引起的垂体炎症性疾病。表现为垂体肿大和垂体功能减退。

02.145 产后自身免疫性垂体炎 postpartum autoimmune hypophysitis

发生于产后女性患者、由其自身免疫介导的淋巴细胞和浆细胞浸润垂体导致的垂体炎症性病变。主要临床表现包括中枢性尿崩症、腺垂体功能减退、视野缺损及复视等。

02.146 肉芽肿性垂体炎 granulomatous hypophysitis

病理表现为肉芽肿的垂体炎症性病变。镜下多见非干酪样肉芽肿和组织细胞、多核巨细胞、浆细胞、淋巴细胞等浸润。

02.147 黄瘤病性垂体炎 xanthomatosis hypophysitis

一种非淋巴性的罕见的原发性垂体炎症性病变。病理以充满脂质的组织细胞和巨噬细胞浸润垂体腺体为特征。病变只局限于腺垂体，且不会压迫视交叉。

02.148 免疫球蛋白G4相关性垂体炎 immunoglobulin G4-related hypophysitis

一种与免疫球蛋白 G4 相关的自身免疫性垂体炎症性病变。腺垂体、神经垂体及垂体柄均可受累。典型特征是垂体组织弥漫性肿大，其间有大量免疫球蛋白 G4 阳性细胞。多表现为倦怠无力、体重减轻及厌食，常同时累及多器官或组织。

02.149 高催乳素血症 hyperprolactinemia

由持续的血浆催乳素水平升高引起的一系列病理生理改变。主要表现为女性月经异常、溢乳及不育，男性性欲下降、勃起功能障碍及乳房女性化。

02.150 生理性高催乳素血症 physiologic hyperprolactinemia

发生于妊娠期和哺乳期，由雌激素、妊娠后期催产素分泌及婴儿吸吮乳头等因素所致的高催乳素血症。

02.151 病理性高催乳素血症 pathologic hyperprolactinemia

分泌催乳素的肿瘤导致的高催乳素血症，或占位性病变、浸润性疾病特别是炎症性肉芽肿、放射线等因素，使催乳素抑制因子多巴胺减少而导致的高催乳素血症。

02.152 药物性高催乳素血症 drug-induced hyperprolactinemia

使用某些抗抑郁药物、胃肠动力药物、降压药物，通过抑制内源性多巴胺合成、阻断胃肠多巴胺受体、增强5-羟色胺（血清素）分泌导致的高催乳素血症。主要表现为性腺功能减退及其他继发症状。

02.153 特发性高催乳素血症 idiopathic hyperprolactinemia

未能发现特定原因的高催乳素血症。可能由催乳素分泌的中枢调节障碍所致，如结节漏斗区神经内分泌功能异常等。

02.154 巨催乳素血症 macroprolactinemia

由催乳素在总循环催乳素中所占比例升高引起的一系列病理生理改变。因其分子量大（>100 kDa）而不能通过毛细血管壁，无法与靶细胞上催乳素受体结合发挥生物学效应。临床可被误诊为催乳素血症。

02.155 闭经–溢乳综合征 amenorrhea-galactorrhea syndrome

非妊娠和非哺乳期妇女，或停止哺乳1年后，出现持续性溢乳且伴有闭经的临床综合征。主要表现为闭经、溢乳、血催乳素水平升高及不孕。

02.156 垂体功能减退症 hypopituitarism

由各种病因损伤下丘脑、下丘脑–垂体通路及垂体而导致的一种或多种腺垂体激素分泌不足的综合征。临床表现取决于激素缺乏的种类及程度。

02.157 全垂体功能减退症 panhypopituitarism

由外伤及感染等因素导致垂体损伤，同时表现为腺垂体和神经垂体功能减退的疾病。

02.158 腺垂体功能减退症 anterior pituitary hypofunction

各种病因引起的腺垂体全部或大部分受损而发生的腺垂体功能减退的疾病。临床表现多样，多表现为垂体激素缺乏所致的综合征，也可呈单一激素缺乏的表现。

02.159 放射后垂体功能减退症 post radiation hypopituitarism

因各种病因对脑部疾病放疗导致的垂体功能减退症。放射线对垂体功能的影响取决于放疗的剂量、患者年龄等因素。临床表现取决于激素缺乏的种类及程度。

02.160　手术后垂体功能减退症　postprocedural hypopituitarism
因颅内疾病手术治疗后出现的垂体功能减退症。垂体肿瘤的性质、大小、浸润性及手术本身均可影响垂体功能减退的严重程度。临床表现取决于激素缺乏的种类及程度。

02.161　药物性垂体功能减退症　drug-induced hypopituitarism
服用某些药物，如麦角碱、神经垂体激素等缩血管药物后引起动脉痉挛,或者长期使用糖皮质激素，或者其他对垂体造成损伤的药物，从而引起垂体相关激素缺乏的疾病。临床表现取决于激素缺乏的种类及程度。

02.162　垂体危象　pituitary crisis
在原有的腺垂体功能减退的基础上因应激或严重功能减退引起低血压或休克、低体温或高热、低血钠、低血糖、嗜睡、昏迷等临床表现的综合征。

02.163　垂体卒中　pituitary apoplexy
垂体突发出血、缺血或梗死，并引起以鞍旁组织压迫和颅内高压症或脑膜刺激为特征的急性综合征。可能引起垂体功能减退。

02.164　希恩综合征　Sheehan syndrome
由产后大出血或休克造成腺垂体坏死而出现的临床综合征。坏死可呈局灶性，或累及前叶的大部分而仅残留周边存活的前叶组织，导致各种促激素和靶腺激素分泌减少。临床表现取决于激素缺乏的种类及程度。最早由英国病理学家哈罗德·利明·希恩于1937年报道。

02.165　垂体柄阻断综合征　pituitary stalk interruption syndrome
垂体柄明显变细或缺如、腺垂体发育不良及神经垂体异位，使下丘脑分泌的激素不能通过垂体柄输送到垂体所致的临床综合征。

02.166　垂体柄效应　pituitary stalk effect
垂体柄病变或手术损伤垂体柄导致催乳素释放抑制因子传递受阻，进而使催乳素水平升高的现象。

02.167　垂体瘤　pituitary tumor
一组从腺垂体和神经垂体及颅咽管上皮残余细胞发生的肿瘤。大多为良性腺瘤，少数为增生，极少数为癌。临床表现为内分泌障碍和神经压迫症状、垂体卒中和其他腺垂体功能减退表现。来源于腺垂体上皮细胞的良性肿瘤称“垂体腺瘤（pituitary adenoma）”，是最常见的垂体瘤。

02.168　垂体微腺瘤　pituitary microadenoma
瘤体直径小于10mm的垂体腺瘤。多位于一侧垂体，偏离垂体中线，约占垂体腺瘤的40%。

02.169　垂体大腺瘤　pituitary macroadenoma
瘤体直径大于10mm的垂体腺瘤。其中较小者可局限在鞍内，较大者向周围组织压迫侵袭。

02.170　无功能垂体腺瘤　nonfunctional pituitary adenoma
又称“临床无活性垂体腺瘤（clinically nonfunctioning pituitary adenoma）”“寂静性垂体腺瘤（silent pituitary adenoma）”。一类不能升高血中激素水平，也无激素过多症状的垂体腺瘤。可表现为占位症状，如头痛、视力减退等。

02.171　催乳素瘤　prolactinoma
分泌催乳素的垂体瘤。属于最常见的垂体功能性腺瘤，多为良性肿瘤。主要表现有溢乳、闭经、勃起功能不良、不育及肿瘤压迫症状。

02.172　催乳素细胞癌　prolactin-secreting carcinoma
分泌催乳素的恶性垂体肿瘤。

02.173　垂体[腺]癌　pituitary carcinoma
由腺垂体和神经垂体及颅咽管发生的恶性肿瘤。表现为激素分泌异常和神经压迫等症状。

02.174　尿崩症　diabetes insipidus
由各种原因导致的抗利尿激素分泌不足或肾脏对抗利尿激素的反应缺陷而引起的临床综合征。特点是多尿、烦渴、多饮、低比重尿和低渗尿等。

02.175　多尿　polyuria
成人 24h 尿量＞2.5L 的状态。可见于尿崩症、糖尿病、急性肾衰竭的多尿期或使用利尿药后。

02.176　烦渴　polydipsia
持续的口干舌燥感，需大量饮水的症状。可见于尿崩症、糖尿病等。

02.177　多饮　polydipsia
由于多尿、烦渴，需大量饮水的症状。可见于尿崩症、糖尿病等。

02.178　低比重尿　low specific gravity urine
尿液比重低于正常值（一般在 1.015～1.025 之间）的状态。可见于尿崩症、糖尿病、急性肾衰竭的多尿期或使用利尿药后。

02.179　低渗尿　hypotonic urine, hyposthenuria
低于血浆渗透压（300mOsm/kg）的尿液。可见于尿崩症、肾小管损伤、慢性肾病等。

02.180　低渗性多尿　hypotonic polyuria
由于低渗性脱水，患者体内的抗利尿激素分泌减少，从而减少了水分在肾脏的重吸收，引起多尿的症状。

02.181　血浆渗透压　plasma osmolality
血浆中溶质颗粒产生的对水的吸引力。正常值为 280～320mOsm/（kg・H_2O）。分为晶体渗透压和胶体渗透压。前者主要由钠、钾离子等电解质所产生的渗透压，对于维持体内水平衡和电解质平衡至关重要；后者主要由白蛋白形成的渗透压，对水分在血管内外的分布、血浆与组织液间正常物质交换等起调节作用。

02.182　水通道蛋白　aquaporin
又称“水孔蛋白”。一种位于细胞膜上的蛋白质。在细胞膜上组成孔道，可调控水从细胞进出。

02.183　精神性多饮　psychogenic polydipsia
由于精神因素引起的烦渴、多饮和多尿。常见于有情绪不稳定、抑郁、癔症发作等精神异常的中年以上人群。

02.184　中枢性尿崩症　central diabetes insipidus
创伤、肿瘤、手术等多种原因引起的下丘脑、垂体柄和神经垂体损伤，导致抗利尿激素合成、转运和分泌不足而造成的尿崩症。

02.185　完全性中枢性尿崩症　complete central diabetes insipidus
抗利尿激素完全缺乏的中枢性尿崩症。表现为多尿、烦渴、多饮和低渗尿等。

02.186　部分性中枢性尿崩症　partial central diabetes insipidus
患者体内尚有一定量抗利尿激素分泌，但不足以调节体内水分平衡的中枢性尿崩症。

02.187　肾性尿崩症　nephrogenic diabetes insipidus
一种肾小管对抗利尿激素不敏感引起的水

重吸收功能障碍的疾病。表现为多尿、烦渴及持续性低渗尿等。

02.188　妊娠期尿崩症　gestational diabetes insipidus，GDI

妊娠期由于胎盘抗利尿激素酶对抗利尿激素的降解增加所致的综合征。特点是多尿、烦渴、多饮和低比重尿等。常在妊娠 3 个月发生，多在分娩后几周消失。在妊娠 10 周，胎盘开始分泌抗利尿激素酶，22～24 周时达到高峰。可伴有先兆子痫、急性脂肪肝和凝血功能的异常。但要注意排除由抗利尿激素合成和分泌的潜在不足引起。

02.189　抗利尿不当综合征　syndrome of inappropriate antidiuresis，SIAD

又称"抗利尿激素分泌不适当综合征（syndrome of inappropriate antidiuretic hormone secretion，SIADH）""抗利尿激素分泌失调综合征"。一种由内源性抗利尿激素或抗利尿激素样活性物质持续分泌、躯体排水障碍导致水潴留、稀释性低钠血症、尿钠等的综合征。表现为无力、食欲缺乏、恶心呕吐，甚至可引起严重的神经系统症状，如意识状态改变、惊厥或昏迷。

02.190　沃尔弗拉姆综合征　Wolfram syndrome

以尿崩症、糖尿病、视神经萎缩和耳聋四联症为特点的一类常染色体隐性遗传性疾病。由英国沃尔弗拉姆（Wolfram）在 1938 年首先报道。

02.191　空蝶鞍综合征　empty sella syndrome

因鞍膈缺损或垂体萎缩，蛛网膜突入垂体窝导致蝶鞍扩大，垂体受压而产生的综合征。原发性空蝶鞍多见于女性，伴良性颅内压升高，垂体功能一般正常。继发性空蝶鞍常见于手术、垂体梗死及放疗后，常表现为头痛、内分泌代谢紊乱及视觉障碍。

02.192　无功能鞍区肿块　nonfunctional saddle mass

不具备激素分泌功能的鞍区占位性病变。

02.193　鞍区结核　sellar tuberculosis

结核杆菌感染鞍区后的一种疾病。头痛、呕吐和视野缺损等为主要临床表现。

02.194　鞍区结节　sellar nodule

由于鞍区钙化、肉芽肿、炎症及肿瘤等引起的结节。主要表现为视力障碍、头痛、内分泌紊乱等。

02.195　鞍区脓肿　sellar abscess

鞍区感染引起的化脓性炎症性疾病。可表现为头痛、内分泌功能障碍、视力视野障碍、眼球运动障碍、外周感染征象和下丘脑受压症状等。

02.196　鞍区错构瘤　sellar hamartoma

鞍区组织的错误组合与排列引起的类瘤样畸形。临床表现为特异性癫痫、性早熟和行为异常等。

02.197　鞍区动脉瘤　sellar aneurysm

由于鞍区动脉壁的病变或损伤，形成动脉壁局限性或弥漫性扩张或膨出的病理表现。临床多表现为头痛和呕吐等。

02.198　鞍区脊索瘤　sellar chordoma

鞍区脊索组织没有完全退化而导致的一种先天性疾病。临床表现为头痛、垂体功能减退，男性可出现勃起功能障碍，女性可出现闭经和月经紊乱。

02.199　鞍区神经胶质瘤　sellar glioma

鞍区神经组织内各种类型的胶质细胞形成的肿瘤。表现为癫痫、头痛和行为障碍等。

02.200　鞍区转移瘤　sellar metastatic tumor

从原发部位转移到鞍区继续生长的恶性肿瘤。表现为垂体功能减退、尿崩症、颅内神经麻痹和视力障碍等。

02.201　颅咽管瘤　craniopharyngioma
鞍区或鞍旁区生长缓慢的中枢神经系统良性肿瘤。起源于拉特克囊上皮残余，可发生于第三脑室底至咽扁桃体的任何部位。主要表现为视力障碍、头痛、脑积水及下丘脑-垂体功能紊乱。

03.　甲状腺疾病

03.01　概　　述

03.001　甲状腺　thyroid gland
位于颈前部，由两侧叶和峡部组成的内分泌腺。呈“H”形，峡部位于第2～4气管软骨环之间。主要功能是合成甲状腺激素，调节机体代谢。

03.002　甲状腺被膜　tunica of thyroid gland
覆在甲状腺表面的两层结缔组织膜。

03.003　甲状腺纤维囊　fibrous capsule of thyroid gland
又称“甲状腺真被膜（true capsule of thyroid gland）”。包绕于甲状腺组织外面的一层纤维组织膜。构成此膜的结蹄组织伸入腺实质内，将腺体分成大小不等的若干小叶。

03.004　甲状腺鞘　sheath of thyroid gland
又称“甲状腺假被膜（false capsule of thyroid gland）”。由气管前筋膜包绕于甲状腺纤维囊外面形成的一层。属于颈内脏筋膜。

03.005　甲状腺侧叶　lateral lobe of thyroid gland
位于喉下部和颈部气管前端两旁的甲状腺组织。上达甲状软骨的中部，下抵第6气管软骨环。呈锥体形，其内侧面借外侧韧带附着于环状软骨。分为左侧叶和右侧叶。

03.006　甲状腺峡部　isthmus of thyroid gland
甲状腺左、右两叶之间的甲状腺组织。位于第2～4气管软骨环的前方。少数人的甲状腺峡部可缺如。

03.007　甲状腺锥状叶　pyramidal lobe of thyroid gland
甲状腺峡部有时向上伸出的呈舌状突出的甲状腺组织。长短不一，长者可达舌骨，为胚胎发育的遗迹，常随年龄增长而逐渐退化，故儿童较成年人常见。

03.008　甲状腺滤泡　thyroid follicle
由单层甲状腺滤泡上皮细胞环绕而成的封闭性囊泡。是甲状腺的结构和功能单位。中心为滤泡腔，滤泡腔内充满胶状液体，滤泡直径为0.02～0.9mm，呈圆形、椭圆形或不规则形。滤泡壁上皮细胞合成和分泌甲状腺激素，甲状腺激素通过滤泡外的毛细血管进入血循环。

03.009　甲状腺滤泡上皮细胞　thyroid follicle epithelial cell
甲状腺组织的主要功能细胞。通常为立方状，也可呈矮柱状或扁平状，胞核圆形或椭圆形，胞质着色浅。其功能是合成和分泌甲状腺激素。

03.010　滤泡旁细胞　parafollicular cell
又称“C细胞（C cell）”“亮细胞（clear cell）”。位于滤泡上皮细胞之间或滤泡间结缔组织中的细胞。呈卵圆形，其腔面被滤泡上皮覆盖，细胞体积较大。主要功能是产生和分泌降钙素。

03.02 甲状腺血管与淋巴结

03.011 甲状腺上动脉 superior thyroid artery
发出于颈外动脉起始部前壁的动脉分支。与喉上神经外支伴行向前下方，至甲状腺上端附近分为前、后两支。

03.012 甲状腺下动脉 inferior thyroid artery
分支于锁骨下动脉甲状颈干的动脉。沿前斜角肌内侧缘上升，至第6颈椎平面，在颈动脉鞘与椎血管之间弯向内侧，近甲状腺侧叶下极潜入甲状腺侧叶的后面。

03.013 甲状腺最下动脉 lowest thyroid artery，arteria thyreoidea ima
分支于头臂干或主动脉弓的动脉。沿气管颈部前方上行，至甲状腺峡部，参与甲状腺动脉之间的吻合。

03.014 甲状腺上静脉 superior thyroid vein
甲状腺上部静脉血回流血管。在甲状腺侧叶上端汇合，沿同名动脉外侧伴行向上，接受喉上静脉的汇入，越过颈总动脉前方汇入颈内静脉或面总静脉。

03.015 甲状腺中静脉 middle thyroid vein
甲状腺中部静脉血回流血管。从甲状腺侧叶中、下1/3相交处外侧起始，越过颈总动脉的前方，注入颈内静脉。

03.016 甲状腺下静脉 inferior thyroid vein
甲状腺下部静脉血回流血管，经气管前面下行，主要汇入头臂静脉。左支多汇入左头臂静脉，右支汇入右头臂静脉或上腔静脉。

03.017 甲状腺奇静脉丛 unpaired thyroid venous plexus
由两侧甲状腺下静脉在气管颈部前方汇合形成的静脉丛。

03.018 甲状腺淋巴结 thyroid lymph node
位于甲状腺峡部前面的淋巴结。引流甲状腺的淋巴液，其输出淋巴管注入气管旁淋巴结、气管前淋巴结和颈外侧上深淋巴结。

03.019 下颌下淋巴结 submandibular lymph node
位于下颌下腺实质及附近的淋巴结。收纳眼、鼻、唇、牙、舌和口底的淋巴液，汇入颈外侧上、下深淋巴结。

03.020 颈前淋巴结 anterior cervical lymph node
颈前正中部的淋巴结。位于舌骨下方、两侧胸锁乳突肌和颈动脉鞘之间，分为颈前浅淋巴结及颈前深淋巴结。颈前浅淋巴结沿颈前静脉排列，收纳舌骨下区的浅淋巴，其输出管注入颈外侧下深淋巴结或锁骨上淋巴结。颈前深淋巴结分布于喉、甲状腺和气管颈部的前方及两侧，包括喉前淋巴结、甲状腺淋巴结、气管前淋巴结和气管旁淋巴结，收集甲状腺、喉、气管颈部、食管颈部等处淋巴，其输出管注入颈外侧上、下深淋巴结。

03.021 锁骨上淋巴结 supraclavicular lymph node
位于锁骨上，在胸锁乳突肌的前后位置，沿着颈横血管分布排列，主要收纳颈外侧上深淋巴结的输出管及气管的淋巴结。成为头颈淋巴结的总集合处。其输出管汇合成颈干，左侧注入胸导管，右侧注入右淋巴导管或直接注入静脉角。

03.022　耳后淋巴结　retroauricular lymph node
位于胸锁乳突肌止点表面，引流颅顶部、颞区和耳郭后的淋巴结。主要引流颅顶区、颞区及耳廓后面的淋巴液。

03.023　颈部淋巴结　cervical lymph node
位于颏下三角内的淋巴结。主要包括Ⅰ区、Ⅱ区、Ⅲ区、Ⅳ区、Ⅴ区、Ⅵ区和Ⅶ区。

03.024　颈部淋巴结Ⅰ区　cervical lymph node level Ⅰ
上以下颌骨为界，下以二腹肌及舌骨为界的区域。包括颏下淋巴结和颌下淋巴结。

03.025　颈部淋巴结Ⅱ区　cervical lymph node level Ⅱ
前界为胸骨舌骨肌侧缘，后界为胸锁乳突肌后缘；上以二腹肌后腹为界，下以舌骨为界的区域。即颈内静脉淋巴结上组。

03.026　颈部淋巴结Ⅲ区　cervical lymph node level Ⅲ
从舌骨水平至肩胛舌骨肌下腹与颈内静脉交叉处的区域。即颈内静脉淋巴结中组。

03.027　颈部淋巴结Ⅳ区　cervical lymph node level Ⅳ
从肩胛舌骨肌下腹到锁骨上的区域。即颈内静脉淋巴结下组。

03.028　颈部淋巴结Ⅴ区　cervical lymph node level Ⅴ
前界为胸锁乳突肌后缘，后界为斜方肌，下界为锁骨的区域。包括颈后三角区及锁骨上区淋巴结。

03.029　颈部淋巴结Ⅵ区　cervical lymph node level Ⅵ
前界为深筋膜的浅层，后界为深筋膜的深层，上界为舌骨下缘，下界为胸骨上缘，两侧颈总动脉为两边界，带状肌覆盖的区域。即中央区淋巴结。包括喉前淋巴结、气管周围淋巴结管、甲状腺周围淋巴结、咽后淋巴结等。

03.030　颈部淋巴结Ⅶ区　cervical lymph node level Ⅶ
胸骨上凹下至前上纵隔区的淋巴结。

03.03　甲状腺激素及其合成

03.031　甲状腺激素　thyroid hormone
甲状腺滤泡上皮细胞合成并分泌的含碘酪氨酸衍生物。包括甲状腺素（T_4）、三碘甲状腺原氨酸（T_3）和极少量的反式三碘甲状腺原氨酸（rT_3）。具有促进细胞代谢，增加氧消耗，刺激组织分化、生长和成熟等功能。

03.032　甲状腺素　thyroxine
又称“四碘甲状腺原氨酸（3，5，3′，5′-tetraiodothyronine，T_4）”。由两个3，5-二碘酪氨酸分子偶联而成的一种甲状腺激素。约占总分泌量的90%。储存于甲状腺腺泡腔中，在促甲状腺激素的调节下分泌释放。在血液循环中以游离和结合两种形式存在。常用于甲状腺功能的评估。

03.033　游离甲状腺素　free thyroxine，FT_4
未与血浆蛋白结合的甲状腺素。

03.034　三碘甲状腺原氨酸　triiodothyronine，3，5，3′-triiodothyronine，T_3
由3-一碘酪氨酸与3，5-二碘酪氨酸缩合而成的一种甲状腺激素。活性较甲状腺素强3～4倍。少数由甲状腺分泌，多数由甲状腺素在外周组织转化而来。

03.035　一碘酪氨酸　monoiodotyrosine，MIT

离子碘被甲状腺过氧化物酶和过氧化氢氧化为分子碘，分子碘与甲状腺球蛋白分子上的单个酪氨酸残基结合形成的化合物。是合成甲状腺激素的原料之一。

03.036　二碘酪氨酸　diiodotyrosine，DIT

分子碘与甲状腺球蛋白分子上的两个酪氨酸残基结合形成的化合物（3，5-二碘酪氨酸）。是合成甲状腺激素的原料之一。

03.037　游离三碘甲状腺原氨酸　free triiodothyronine，FT_3

不与血液中血浆蛋白结合的三碘甲状腺原氨酸。是甲状腺激素生理活性的主要部分。

03.038　反式三碘甲状腺原氨酸　reverse triiodothyronine，rT_3

又称“3，3′，5′-三碘甲状腺原氨酸（3，3′，5′-triiodothyronine）”。甲状腺素在外周组织中经内环脱碘酶作用脱去酪氨酸环上的一个碘而生成的一种甲状腺激素。无生物活性。临床上常用以评估甲状腺分泌功能和外周血甲状腺激素代谢的情况。

03.039　甲状腺原氨酸　thyronine，TOAM

甲状腺激素通过脱羧、脱碘形成的一种氨基酸衍生物。

03.040　3-碘甲状腺原氨酸　3-iodothyronamine，3-T1AM

一个分子的一碘酪氨酸残基和一个分子的二碘酪氨酸残基发生耦联形成的甲状腺原氨酸。

03.041　甲状腺球蛋白　thyroglobulin，Tg

甲状腺滤泡上皮细胞分泌的特异性蛋白。是由 5496 个氨基酸残基构成、分子量为 660 kDa 的同二聚体糖蛋白。在甲状腺滤泡上皮细胞中合成并被包装储存于囊泡中，以出胞的方式被转运到滤泡腔，是滤泡胶质的基本成分。

03.042　甲状腺素结合球蛋白　thyroxine-binding globulin，TBG

甲状腺激素在血液循环中的主要载体蛋白。是由肝脏合成的由四个亚基构成的酸性糖蛋白。分子量为 60 kDa。

03.043　甲状腺激素转运蛋白　transthyretin，TTR

又称“甲状腺素结合前白蛋白（thyroxine-binding prealbumin，TBPA）”。甲状腺激素在血液循环中的载体蛋白。与甲状腺激素的亲和力是甲状腺素结合球蛋白（TBG）的百分之一，还可结合并转运维生素 A。

03.044　甲状腺激素受体　thyroid hormone receptor，THR

在细胞核内以原型与染色质结合并可与甲状腺激素结合发挥生理功能的蛋白质。

03.045　甲状腺过氧化物酶　thyroid peroxidase，TPO

由甲状腺滤泡上皮细胞合成、催化甲状腺激素合成的关键酶。由 933 个氨基酸残基构成，分子量为 103 kDa。C 端有一跨膜片段，但绝大部分结构位于滤泡腔一侧。

03.046　脱碘酶　deiodinase

碘化酪氨酸或甲状腺激素脱碘过程的催化酶。存在于甲状腺及肝脏、肌肉、肾脏、脑、胎盘等器官组织中。根据脱碘特性和分布部位不同分为Ⅰ型（D1）、Ⅱ型（D2）、Ⅲ型（D3）脱碘酶，均为含硒酶。

03.047　钠碘同向转运体　sodium-iodide symporter，NIS

位于甲状腺滤泡上皮细胞基底膜上的一种跨膜蛋白。在钠离子存在条件下介导甲状腺细胞对碘的主动摄取，其功能受促甲状腺激素、碘、多种细胞因子及其他一些激素的调节。

03.048　酪氨酸碘化作用　iodination of tyrosine

在甲状腺过氧化酶的作用下，聚集在甲状腺滤泡上皮细胞的碘取代了酪氨酸苯环上氢离子的过程。

03.04　甲状腺激素合成和作用的遗传缺陷

03.049　碘转运障碍　iodine transport disorder

甲状腺滤泡上皮细胞基底侧的钠碘同向转运体不能有效地将碘离子从细胞外转运到甲状腺上皮细胞内的现象。

03.050　碘化-耦联障碍　iodination and coupling disorder

当甲状腺内过氧化氢产生减少及甲状腺过氧化物酶活性降低时，碘化和耦联反应发生障碍的现象。

03.051　碘有机化障碍　iodine organification disorder，iodine organification defect

因甲状腺过氧化物酶（TPO）缺陷或其他酶功能障碍引起的甲状腺无法将碘离子转化为有机碘（如单碘酪氨酸和双碘酪氨酸）的现象。

03.052　促甲状腺激素受体突变　thyrotropin receptor mutation

促甲状腺激素受体 DNA 分子的碱基对组成或排列顺序发生改变的现象。分为失活性突变和活化性突变两类。

03.053　失活性促甲状腺激素受体突变　inactive thyrotropin receptor mutation

可引起促甲状腺激素受体失活或功能下降，从而产生先天性甲状腺功能减退症的促甲状腺激素受体基因突变。

03.054　活化性促甲状腺激素受体突变　activating thyrotropin receptor mutation

可引起促甲状腺激素受体激活或功能增强，从而产生先天性甲状腺功能亢进症的促甲状腺激素受体基因突变。

03.055　甲状腺特异性还原型烟酰胺腺嘌呤二核苷酸磷酸氧化酶基因突变　mutation in thyroid specific reduced nicotinamide adenine dinucleotide phosphate oxidase gene

编码甲状腺内产生过氧化氢的还原型烟酰胺腺嘌呤二核苷酸磷酸氧化酶(NADPH 氧化酶，Nox)的基因的碱基对组成或排列顺序发生改变的现象。这些突变使甲状腺内过氧化氢的产生减少，引起部分性碘有机化障碍。

03.056　*PDS* 基因突变　pendrin gene mutation，*PDS* gene mutation

与彭德莱综合征相关的基因的碱基对组成或排列顺序发生改变的现象。可导致甲状腺滤泡上皮细胞上一种转运碘、氯离子的蛋白质——pendrin 蛋白功能降低甚至失去功能，碘不能有效转运到滤泡腔，导致甲状腺激素合成障碍。

03.057　先天性甲状腺肿耳聋综合征　congenital goiter deafness syndrome

又称“彭德莱综合征(Pendred syndrome)”。由于编码 pendrin 蛋白的基因突变，导致碘、氯离子转运障碍所引起的综合征。临床上以先天性神经性耳聋和甲状腺肿为主要特征。为常染色体隐性遗传病。

03.058　甲状腺激素抵抗综合征　thyroid hormone resistance syndrome, resistance to thyroid hormone syndrome, RTHS

又称“甲状腺激素不敏感综合征（thyroid hormone insensitivity syndrome, THIS）”。机体组织器官包括垂体和（或）外周组织对甲状腺激素反应性降低的一类综合征。以血清甲状腺素、三碘甲状腺原氨酸水平升高和促甲状腺激素水平升高或正常为基本特征。根据其发病及临床表现可分为三种类型：全身性甲状腺激素抵抗综合征、垂体性甲状腺激素抵抗综合征和外周组织性甲状腺激素抵抗综合征。

03.059　全身性甲状腺激素抵抗综合征　systemic thyroid hormone resistance syndrome

全身各种组织器官（包括外周和垂体）对甲状腺激素不敏感引起的综合征。根据病情的程度不同，可能会表现为甲状腺功能亢进、甲状腺功能减退或甲状腺功能正常。

03.060　垂体性甲状腺激素抵抗综合征　pituitary thyroid hormone resistance syndrome

垂体对甲状腺激素的抵抗导致促甲状腺激素分泌增加的综合征。

03.061　外周组织性甲状腺激素抵抗综合征　peripheral tissue thyroid hormone resistance syndrome

外周靶组织对甲状腺激素的抵抗导致促甲状腺激素不被完全抑制的综合征。

03.05　甲状腺功能测试

03.062　甲状腺放射性碘摄取率　thyroidal radioiodide uptake rate, RAIU

简称“甲状腺摄碘率（thyroid iodine uptake）”。利用γ闪烁计数器测量甲状腺在每个恒定时间单位累积的放射性计数率。一般于服药后2小时、4小时和24小时测定，用以评估甲状腺功能状态。

03.063　γ闪烁计数器　gamma scintillation counter

利用射线或粒子引起闪烁体发光并通过光电器件记录γ射线强度和能量的探测装置。利用放射性碘作为示踪剂测定人体甲状腺功能。

03.064　促甲状腺激素兴奋试验　thyrotropin stimulating test

判断垂体–甲状腺轴功能的一项试验。通过观察注射外源性促甲状腺激素前后甲状腺摄碘-131率的变化（以增加百分率表示），对原发性与继发性甲状腺功能减退症进行鉴别诊断，或了解甲状腺的储备功能。

03.065　促甲状腺激素释放激素兴奋试验　thyrotropin-releasing hormone stimulation test

通过注射人工合成的促甲状腺激素释放激素，测定注射前后血清促甲状腺激素浓度变化，判断垂体促甲状腺激素分泌储备功能的试验。

03.066　三碘甲状腺原氨酸抑制试验　triiodothyronine suppression test, T_3 suppression test

简称“T_3抑制试验”。通过连续6日服用三碘甲状腺原氨酸钠，重复放射性同位素碘摄取试验。T_3通过反馈机制抑制垂体释放促甲状腺激素（TSH），从而使甲状腺同位素碘摄取率下降。本试验主要用于摄碘率高的病人作鉴别诊断，用于对摄碘率高的不典型甲

状腺功能亢进症和 T_3 型甲状腺功能亢进症作鉴别诊断，也作为长期接受抗甲状腺药物治疗停药后是否易于复发的判断指标。

03.067　过氯酸盐释放试验　perchlorate discharge test

通过测定口服过氯酸盐（如过氯酸钾）前后甲状腺摄碘率的变化，以判断是否存在碘有机化缺陷的试验。

03.068　放射性核素甲状腺显像　radionuclide thyroid imaging

利用某些放射性核素或其标记化合物在甲状腺组织中聚集的原理，显示甲状腺的大小、位置、形态和结构，反映甲状腺的血流、功能及代谢状况的一类显像方法。包括甲状腺静态显像、血流灌注显像等。

03.069　甲状腺静态显像　thyroid static imaging，thyroid scintigraphy

通过口服放射性碘同位素（如 ^{131}I）或静脉注射放射性锝标记化合物（如 ^{99}Tc-高锝酸盐），利用甲状腺组织特异性摄取碘离子以合成和储存甲状腺激素，或摄取高锝酸盐离子模拟碘代谢过程，随后通过 γ 相机检测甲状腺部位的放射性分布，从而评估其形态（如大小、轮廓）及功能状态（如摄取能力、结节活性）的一种显像方法。

03.070　甲状腺血流灌注显像　thyroid perfusion imaging

又称“甲状腺动态显像（thyroid dynamic imaging）”。一种通过静脉弹丸式注射放射性显像剂（如 $^{99m}TcO_4^-$）后，立即启动 γ 相机或单光子发射计算机断层成像（SPECT）设备，以 1～2 秒/帧的速度对甲状腺区域进行连续动态采集（通常持续 60～120 秒），从而可视化甲状腺及其病灶区血流灌注强度与时空分布特征的一种显像方法。可鉴别甲状腺炎、格雷夫斯病与结节性病变的血流动力学差异，对甲状腺癌淋巴结转移的评估亦有辅助价值。

03.071　甲状腺肿瘤阳性显影　positive thyroid imaging

利用某些显像剂（如 ^{201}TlCl、^{99m}Tc-MIBI、^{131}I-MIBG 和 ^{99m}Tc（V）-DMSA 等）显示甲状腺恶性肿瘤组织的显像方法。常用于甲状腺结节良、恶性的鉴别，以及寻找甲状腺癌转移灶。

03.072　碘化物转运蛋白　iodide transport protein

负责介导碘离子跨细胞膜转运的蛋白质。如甲状腺滤泡细胞基底膜侧的钠碘同向转运体（NIS），其突变可导致碘摄取障碍，如先天性甲状腺功能减退症。

03.073　甲状腺自身抗体　thyroid autoantibody

靶向甲状腺细胞或其成分的自身抗体。主要包括甲状腺过氧化物酶抗体（TPOAb）、甲状腺球蛋白抗体（TgAb）和促甲状腺激素受体抗体（TRAb）等。这些抗体的水平变化对自身免疫性甲状腺疾病（如桥本甲状腺炎、格雷夫斯病）的发病机制、疾病进展、预后评估以及临床诊断与鉴别诊断具有重要意义。

03.074　甲状腺过氧化物酶抗体　thyroid peroxidase antibody，TPOAb

一种针对甲状腺过氧化物酶的自身抗体。是自身免疫性甲状腺疾病的关键诊断和监测生物标志物，也可用于评估甲状腺功能异常的自身免疫病因。

03.075　甲状腺球蛋白抗体　thyroglobulin antibody，TgAb

一种靶向甲状腺球蛋白的自身抗体。常见于自身免疫性甲状腺疾病（如桥本甲状腺炎、格雷夫斯病），是其重要血清学标志物。可干扰甲状腺球蛋白检测，对甲状腺癌术后监测具有临床意义。

03.076　促甲状腺激素受体抗体　thyrotropin receptor antibody，TRAb

由体液免疫中的 B 淋巴细胞产生的一类特异性针对促甲状腺激素受体的免疫球蛋白。通过与促甲状腺激素受体结合，可对甲状腺功能产生刺激或抑制作用，是导致自身免疫性甲状腺疾病（如桥本甲状腺炎、格雷夫斯病）、甲状腺功能异常（甲亢或甲减）以及甲状腺组织生长异常（如甲状腺肿）的关键因素。根据功能不同主要分为两类：促甲状腺激素受体刺激性抗体（TSAb）和促甲状腺激素受体阻断性抗体（TSBAb）。

03.077　促甲状腺激素受体刺激性抗体　thyroid-stimulating hormone receptor stimulating antibody，TSH receptor stimulating antibody，TSAb

又称"甲状腺刺激免疫球蛋白（thyroid-stimulating immunoglobulin，TSI）"。促甲状腺激素受体抗体的一种。其通过结合并激活促甲状腺激素受体，刺激腺苷酸环化酶-cAMP 信号通路，导致甲状腺细胞增生及甲状腺激素（T_3/T_4）合成与分泌增加。约 90%的格雷夫斯病患者血清中 TSAb/TSI 水平显著升高。

03.078　促甲状腺激素受体阻断性抗体　thyroid-stimulating hormone receptor blocking antibody，TSBAb

又称"促甲状腺激素受体抑制性抗体"。促甲状腺激素受体抗体的一种。可与甲状腺细胞表面的促甲状腺激素受体结合，并阻断其活性。

03.06　甲状腺疾病

03.079　甲状腺疾病　thyroid disease

由甲状腺细胞、组织结构改变或甲状腺激素分泌异常等所致的病症总称。包括甲状腺结节、甲状腺肿、甲状腺功能亢进症、甲状腺功能减退症、甲状腺炎等。

03.080　甲状腺结节　thyroid nodule

甲状腺细胞在局部异常增生所引起的孤立或散在性病变。是内分泌系统的多发病和常见病，多为良性，仅 5% ～ 15% 的甲状腺结节为恶性。

03.081　甲状腺肿　goiter

甲状腺体积增大的一种病理现象。包括生理性因素有关（如青春期甲状腺肿），或有致病因素（如碘缺乏性甲状腺肿），是多种甲状腺疾病的常见表现。

03.082　单纯性甲状腺肿　simple goiter

又称"非毒性甲状腺肿（nontoxic goiter）"。因机体缺碘、存在致甲状腺肿物质或甲状腺激素合成酶缺陷等因素引起的甲状腺代偿性增生肿大的病理现象。分为地方性和散发性两种。一般无甲状腺功能异常。

03.083　地方性甲状腺肿　endemic goiter

由于某一地区环境碘缺乏造成机体碘摄入不足而发生的甲状腺肿大的病理现象。

03.084　散发性甲状腺肿　sporadic goiter

由先天性甲状腺激素合成分泌障碍或致甲状腺肿物质等所致的甲状腺肿大的病理现象。多为弥漫性甲状腺肿，也可为多结节性甲状腺肿。

03.085　弥漫性甲状腺肿　diffuse goiter

由于甲状腺细胞肥大及血管增生、充血所致的无结节、均匀性的甲状腺肿大的病理现象。属于早期的甲状腺肿，易于恢复。可见于单纯性甲状腺肿和毒性弥漫性甲状腺肿。

03.086 多结节性甲状腺肿 multinodular goiter

甲状腺滤泡上皮细胞异常增生性疾病。由于患者长期处于缺碘或致甲状腺肿物质环境中，导致弥漫性甲状腺肿，病程较长者的滤泡上皮细胞由弥漫性增生转为局灶性增生，部分区域呈退行性变，长期的增生性病变或退行性病变反复交替，腺体可出现不同发展阶段的多结节。

03.087 甲状腺毒症 thyrotoxicosis

多种原因引起血液循环中甲状腺激素过多，导致以神经、循环及消化等系统兴奋性增高和代谢亢进为主要表现的一组临床综合征。

03.088 甲状腺危象 thyroid crisis

又称“甲亢危象（hyperthyroidism crisis）”。甲状腺毒症急性加重、危及生命的状态。由感染、应激、碘-131治疗及甲状腺手术前准备不充分等诱发。表现为原有甲状腺功能亢进症状加重，高热、大汗、心悸、恶心、呕吐、腹痛、腹泻、烦躁，严重者可有心力衰竭、休克、昏迷甚至死亡。

03.089 甲状腺功能亢进症 hyperthyroidism

简称“甲亢”。甲状腺腺体本身产生和分泌甲状腺激素过多和甲状腺功能过高而引起的一种甲状腺毒症。

03.090 中枢性甲状腺功能亢进症 central hyperthyroidism

简称“中枢性甲亢”。垂体分泌过多的促甲状腺激素引起的甲状腺功能亢进症。表现为甲状腺肿大、甲状腺激素增多及促甲状腺激素不被抑制。

03.091 亚临床甲状腺功能亢进症 subclinical hyperthyroidism

血清促甲状腺激素水平低于正常值下限，三碘甲状腺原氨酸和甲状腺素水平在正常范围，临床无甲状腺功能亢进症状或仅有轻微症状的甲状腺功能亢进症。

03.092 临床甲状腺功能亢进症 clinical hyperthyroidism，overt hyperthyroidism

血清促甲状腺激素水平低于正常值下限，三碘甲状腺原氨酸或甲状腺素水平升高，临床表现为神经、循环及消化等系统兴奋性增高和代谢亢进的甲状腺功能亢进症。

03.093 新生儿甲状腺功能亢进症 neonatal hyperthyroidism

新生儿在胎儿期因母体促甲状腺激素受体抗体通过胎盘传递导致的甲状腺功能亢进症。常见易激惹、皮肤潮红、体重增长缓慢、甲状腺肿大等表现，严重时可危及生命，多为暂时性，需及时进行干预，多数患儿预后良好。

03.094 淡漠型甲状腺功能亢进症 apathetic hyperthyroidism

简称“淡漠型甲亢”。甲状腺功能亢进症的特殊类型之一。起病隐匿，高代谢症状、眼征及甲状腺肿不明显，主要表现为乏力、心悸、厌食、抑郁、嗜睡和体重明显减轻等。多见于老年人。

03.095 三碘甲状腺原氨酸型甲状腺功能亢进症 triiodothyronine hyperthyroidism

简称“T_3型甲状腺功能亢进症”“T_3型甲亢”。甲状腺功能亢进症的特殊类型之一。表现为血清三碘甲状腺原氨酸水平升高，而血清甲状腺素水平正常的甲状腺功能亢进症。

03.096 碘致甲状腺功能亢进症 iodine-induced hyperthyroidism，IIH

因一次或多次大剂量摄入碘或长期摄入较高剂量碘引起甲状腺激素（T_3、T_4）合成与释放增加而导致的甲状腺功能亢进症。

03.097　毒性弥漫性甲状腺肿　toxic diffuse goiter

又称“格雷夫斯病（Graves disease，GD）”。甲状腺特异性自身免疫病之一。是甲状腺功能亢进症的最常见病因，以高代谢综合征、甲状腺弥漫性肿大、甲状腺眼病和胫前黏液性水肿为特点。促甲状腺激素受体抗体是其特征性标志物。

03.098　甲状腺眼病　thyroid eye disease，TED

又称“甲状腺相关性眼病（thyroid- associated ophthalmopathy，TAO）”“格雷夫斯眼病（Graves ophthalmopathy，GO）”。一种与甲状腺疾病相关的自身免疫性疾病。病理改变为眼球后和眶周组织淋巴细胞浸润，眼外肌水肿、变性坏死及纤维化，球后组织黏多糖沉积。临床表现为程度不同的眼球突出、眼睑挛缩、眼球运动障碍和视神经压迫等。

03.099　胫前黏液性水肿　pretibial myxedema

甲状腺功能亢进症引起的局限性皮肤病变。一般发生在小腿下段胫骨前（可扩张到足背）。特征为表皮肿胀、皮肤变厚变硬、表面不平及肤色改变等。其原因可能也和免疫功能障碍有关，部分患者在甲状腺功能亢进症控制后此病自然缓解或好转。

03.100　甲亢性肌病　hyperthyroid myopathy

由于甲状腺功能亢进引起的一系列肌肉功能异常。包括肌无力，周期性瘫痪，急性肌病和慢性肌病等。发病机制不明，可能与大量甲状腺激素直接抑制磷酸肌酸激酶，使肌细胞内的磷酸肌酸及腺苷三磷酸等能量物质减少有关；亦可能为与低血钾或甲状腺激素诱发周期性麻痹有关。

03.101　甲状腺毒症性低钾血症性周期性瘫痪　thyrotoxic hypokalemic periodic paralysis，TPP

甲亢引起血清钾向细胞内转移导致的以反复发作性软瘫为特征的疾病。常见于亚洲中青年男性患者。

03.102　甲状腺毒症性心脏病　thyrotoxic heart disease

甲状腺毒症引起的严重心律失常、心力衰竭、心脏扩大等心脏病。须排除其他原因导致的心脏病。

03.103　甲状腺功能障碍性视神经病变　thyroid dysfunction-related optic neuropathy

由甲状腺眼病引起的视神经功能损害。具有潜在的致盲性。典型的临床表现为视力下降、明显眼外肌肥大造成的视神经压迫和严重突眼造成的暴露性角膜溃疡。

03.104　暴露性角膜炎　exposure keratitis

各种原因导致的睑裂闭合不全造成角膜暴露，角膜失去眼睑保护且泪液不能正常湿润角膜所引起的角膜上皮干燥、坏死、脱落和溃疡，进而继发角膜感染的角膜炎症。

03.105　甲状腺功能减退症　hypothyroidism

简称“甲减”。由多种原因引起的甲状腺激素合成、分泌或生物效应不足所致的全身性低代谢综合征。

03.106　先天性甲状腺功能减退症　congenital hypothyroidism

由患儿甲状腺先天缺陷或母体孕期严重碘缺乏等原因而导致的甲状腺功能减退症。临床症状包括严重的智力低下、骨骼发育障碍、身材矮小、喂养困难、多睡、便秘、长期黄疸及黏液性水肿。

03.107　先天性甲状腺发育不良　congenital thyroid aplasia

胎儿甲状腺发育缺陷引起的先天性甲状腺功能减退症。与基因突变、药物和环境等因素有关。临床表现为严重的智力低下、骨骼发育障碍、身材矮小、喂养困难、多睡、便秘、长期黄疸和黏液性水肿。

03.108　先天性一过性甲状腺功能减退症　transient congenital hypothyroidism

产后患儿因暂时的甲状腺激素缺乏发生的甲状腺功能减退症。在出生后的几个月或几年甲状腺功能恢复正常。多由妊娠期间母体应用抗甲状腺药物等穿过胎盘进入胎儿体内等原因所致。

03.109　原发性甲状腺功能减退症　primary hypothyroidism

因甲状腺发育缺陷、自身免疫及其他因素破坏甲状腺腺体本身引起的甲状腺功能减退症。表现为多系统兴奋性降低，代谢率下降，血清促甲状腺激素水平显著升高，血清甲状腺素水平降低，严重时血清三碘甲状腺原氨酸水平降低。

03.110　继发性甲状腺功能减退症　secondary hypothyroidism

由于手术、感染、免疫和创伤等因素导致下丘脑或垂体缺陷，造成促甲状腺激素分泌不足，血清甲状腺激素水平降低的疾病。症状和体征通常与原发性甲状腺功能减退症相似，包括畏寒、疲劳、抑郁、声音嘶哑、皮肤干燥、便秘、心动过缓和反射减退。

03.111　先天性继发性甲状腺功能减退症　congenital secondary hypothyroidism

又称“下丘脑–垂体性甲减（hypothalamic-pituitary hypothyroidism）”。由于下丘脑或垂体结构或发育异常导致的甲状腺功能减退症。特征是由于促甲状腺激素分泌缺陷而导致正常甲状腺分泌甲状腺激素减少。主要表现为智力低下、生长障碍、青春期延迟、皮肤干燥、便秘、心动过缓和反射减退，常合并其他垂体激素缺乏症状。

03.112　甲状腺功能减退性肌病　myopathy with hypothyroidism

由甲状腺功能减退引起的肌源性病变。发病机制尚不完全清楚。主要表现为甲状腺功能减退，伴有近端肌无力、运动后肌肉疼痛、肌强直、乏力和肌酶谱升高等。

03.113　霍夫曼综合征　Hoffmann syndrome

由甲状腺功能减退引起的一种罕见的成人甲状腺功能减退性肌病。发病机制可能是糖胺聚糖的沉积和肌肉纤维增大。表现为甲状腺功能减退、肌肉假性肥大、肌肉僵硬和近端肌肉疲劳等。

03.114　黏液性水肿　myxedema

由于甲状腺功能减退、甲状腺激素缺乏引起的以黏多糖和水分在皮肤及其他组织中堆积为主要标志的疾病。是一种非可凹性水肿，常见于未治疗的严重甲状腺功能减退症患者。表现为表情淡漠、呆板，鼻、唇增厚，皮肤干燥，低血压，心律失常等症状，严重者会导致昏迷。

03.115　甲状腺功能减退危象　hypothyroidism crisis

又称“黏液性水肿昏迷（myxedema coma）”。重度甲状腺功能减退未经治疗导致的昏迷、低体温和多器官功能减退相关的其他症状（如低血压、心动过缓、低钠血症和低血糖症等）的一种极低代谢状态。常发生于老年女性，有较高的病死率。

03.116　甲状腺炎　thyroiditis

以炎症为主要表现的一组甲状腺疾病。有多种类型，如急性甲状腺炎、亚急性甲状腺炎及其他原因引起的甲状腺炎等。

03.117　急性甲状腺炎　acute thyroiditis

全称“急性化脓性甲状腺炎（acute suppurative thyroiditis）”。甲状腺发生的急性化脓性感染性疾病。常在先天性畸形，尤其是先天性梨状窝瘘和免疫缺陷的基础上发生感染。起病较急，表现为高热、出汗、咽痛、吞咽困难和全身不适，甲状腺部位出现局部肿块，触痛明显，局部皮肤发红、发热，严重者出现全身感染如脓毒血症等。

03.118　亚急性甲状腺炎　subacute thyroiditis

简称“亚甲炎”。致病原因尚不明确，多认为是病毒（包括流感病毒、柯萨奇病毒、腮腺炎病毒等）感染引起，以短暂甲状腺组织破坏性损伤伴全身炎症性反应为特征的甲状腺炎症性疾病。表现为甲状腺肿痛、发热、甲状腺功能异常、血沉增快，呈现甲状腺摄碘率降低与甲状腺激素水平升高共存的“分离现象”。为自限性疾病，少数发展为甲状腺功能减退症。

03.119　自身免疫性甲状腺炎　autoimmune thyroiditis，AIT

以甲状腺的免疫炎症性病变为主的一种自身免疫性甲状腺病。严重者发生甲状腺功能减退。

03.120　桥本甲状腺炎　Hashimoto thyroiditis

又称“慢性淋巴细胞性甲状腺炎（chronic lymphocytic thyroiditis）”。自身免疫性甲状腺炎的经典类型。早期表现为甲状腺过氧化物酶抗体和（或）甲状腺球蛋白抗体阳性，没有临床症状，病程进展后出现甲状腺功能减退。

03.121　桥本甲状腺毒症　Hashitoxicosis

又称“桥本甲亢”。桥本甲状腺炎患者在病程中出现的短暂甲状腺毒症期的现象。本质是自身免疫炎症破坏甲状腺组织，致大量甲状腺激素释放入血所致。

03.122　无痛性甲状腺炎　painless thyroiditis

又称“寂静性甲状腺炎（silent thyroiditis）”。一种没有甲状腺疼痛的自身免疫性甲状腺炎。甲状腺有不同程度的淋巴细胞浸润，也有甲状腺功能的改变，典型表现为甲状腺毒症期、甲状腺功能减退期、甲状腺功能正常期，部分患者发展为永久性甲状腺功能减退。

03.123　萎缩性甲状腺炎　atrophic thyroiditis

表现为甲状腺萎缩的一种自身免疫性甲状腺炎。大多数伴临床甲状腺功能减退。

03.124　局灶性甲状腺炎　focal thyroiditis

甲状腺局灶内有大量的淋巴细胞浸润，血清甲状腺过氧化物酶抗体和（或）甲状腺球蛋白抗体水平升高的甲状腺炎。甲状腺功能可以表现为正常、亚临床甲状腺功能减退或临床甲状腺功能减退。

03.125　放射性急性甲状腺炎　radiation-induced acute thyroiditis

电离辐射损伤滤泡上皮细胞导致甲状腺不同程度的炎症性变化，可引起短期的甲状腺毒症。出现相应的临床症状。

03.126　慢性侵袭性纤维性甲状腺炎　chronic invasive fibrous thyroiditis

又称“里德尔甲状腺炎（Riedel thyroiditis）”。一种原因不明的主要侵犯甲状腺组织的慢性侵袭性纤维化炎症。表现为无痛性颈部包块或甲状腺肿大，压迫前颈部表现为吞咽困难、呼吸困难和喘鸣。

03.127　产后甲状腺炎　postpartum thyroiditis，PPT

发生在产后 1 年内的无痛性甲状腺炎。

03.128　免疫球蛋白 G4 相关性自身免疫性甲状腺疾病　immunoglobulin G4-related autoimmune thyroid disease

一类与免疫球蛋白 G4 淋巴细胞密切相关的慢性甲状腺疾病。包括里德尔甲状腺炎、桥本甲状腺炎纤维样变性、免疫球蛋白 G4 相关性桥本甲状腺炎和伴高免疫球蛋白 G4 血症的格雷夫斯病。发病机制尚不清楚，诊断主要依据血液免疫球蛋白 G4 水平和组织病理学检查。

03.129　正常甲状腺功能性病态综合征　euthyroid sick syndrome，ESS

又称"非甲状腺病态综合征（non-thyroid illness syndrome，NTIS）"。由于非甲状腺的全身性疾病、手术和禁食等引起的甲状腺功能检查异常，而甲状腺本身并没有病变的一组综合征。血清三碘甲状腺原氨酸水平降低，严重时血清甲状腺素水平降低，反式三碘甲状腺原氨酸水平升高。

03.130　甲状腺肿瘤　thyroid tumor

发生于甲状腺组织的肿瘤。大多为良性肿瘤，少数为恶性，罕见肉瘤和淋巴瘤。

03.131　甲状腺良性肿瘤　benign thyroid tumor

发生于甲状腺组织的良性肿瘤。最常见的是甲状腺腺瘤。

03.132　甲状腺腺瘤　thyroid adenoma

起源于甲状腺滤泡上皮细胞的一种常见的良性肿瘤。病灶多为单发结节，部分多发，可累及两叶，个别可深入纵隔，有完整包膜，可压迫周围组织引起不适症状。

03.133　甲状腺自主高功能腺瘤　autonomous hyperfunctioning thyroid adenoma

又称"自主性高功能甲状腺腺瘤"。甲状腺内单发或多发的、能自主分泌甲状腺激素而引起甲状腺功能亢进症状的腺瘤。

03.134　甲状腺恶性肿瘤　thyroid malignancy

发生于甲状腺组织的恶性肿瘤。以甲状腺乳头状癌多见，绝大多数起源于滤泡上皮细胞，少数来自滤泡旁细胞，极少数来自甲状腺间质，也可由其他部位肿瘤转移而来，常表现为无痛性颈部肿块或结节。

03.135　甲状腺癌　thyroid carcinoma

发生于甲状腺组织的恶性肿瘤。病理学上分为乳头状癌、滤泡状癌、未分化癌和髓样癌四类。除髓样癌外，均起源于滤泡上皮细胞。

03.136　甲状腺乳头状癌　papillary thyroid carcinoma，PTC

形成特征性乳头状改变的甲状腺恶性肿瘤。是甲状腺癌中最常见的类型。生长缓慢，主要表现为甲状腺内肿块，可有压迫症状。

03.137　甲状腺滤泡状癌　follicular thyroid carcinoma，FTC

起源于甲状腺滤泡上皮细胞，以滤泡状结构为主要组织学结构的甲状腺恶性肿瘤。与乳头状癌统称为分化型甲状腺癌，但发病率显著低于乳头状癌。生长缓慢，主要表现为颈前肿块。

03.138　甲状腺未分化癌　anaplastic thyroid carcinoma，ATC

又称"甲状腺间变性癌"。由未分化的甲状腺滤泡上皮细胞构成的高度侵袭性恶性肿瘤。典型症状为迅速增大、质硬、固定的颈部肿块伴广泛的周围组织侵犯，可伴有远处转移。

03.139　甲状腺髓样癌　medullary thyroid carcinoma，MTC

起源于甲状腺滤泡旁细胞的恶性肿瘤。除表现为颈前肿块外，肿瘤分泌的降钙素或其他物质可引起腹泻或面部潮红。多数为散发性，约有 25%为家族性。多为多发性内分泌腺瘤病 2A 型的表现之一。

03.140　甲状腺淋巴瘤　thyroid lymphoma

原发于甲状腺内淋巴组织的恶性肿瘤。绝大部分为非霍奇金淋巴瘤，其中弥漫性大 B 细胞淋巴瘤最为多见。常同时伴有淋巴细胞性甲状腺炎，可以表现为单侧或双侧肿块，常侵犯周围组织。

03.141　甲状腺纤维肉瘤　fibrosarcoma of thyroid gland

一种临床罕见的甲状腺恶性肿瘤。组织形态与软组织的纤维肉瘤相似，常见于甲状腺肿高发地区，以甲状腺肿大为主要表现，可有压迫感和吞咽困难等症状。

03.142　甲状腺血管肉瘤　thyroid angiosarcoma

起源于甲状腺内皮细胞或其前身细胞的甲状腺恶性肿瘤。组织形态与软组织血管肉瘤相似，以长期的甲状腺肿突然迅速增大为主要表现，伴有咳嗽、声嘶和放射性疼痛等症状。

03.143　甲状腺转移癌　metastatic thyroid carcinoma

肿瘤细胞从原发部位侵入淋巴管、血管或通过其他途径进入甲状腺继续生长而形成的甲状腺恶性肿瘤。可来自乳腺癌、肺癌和恶性黑色素瘤等。

03.144　甲状腺舌管癌　thyroglossal duct carcinoma

发生于甲状腺舌管的一种少见的恶性肿瘤。由于甲状腺舌管与甲状腺同源，故以乳头状癌最为多见，占 90%以上。该肿瘤生长缓慢，可以侵犯颈前带状肌。

03.145　异位甲状腺　ectopic thyroid gland

正常甲状腺位置以外出现的甲状腺组织。是一种胚胎发育畸形。甲状腺可出现在咽部、舌内、舌骨上、舌骨下、喉前、胸骨上、气管内、食管内、胸骨后和胸腔内等处。其中以胸骨后甲状腺和甲状腺舌管囊肿较为常见。

03.146　舌部及舌下甲状腺　lingual and sublingual thyroid gland

发生在甲状腺舌管部及舌骨上方的甲状腺。

03.147　气管内异位甲状腺　intratracheal ectopic thyroid gland

因胚胎发育异常，导致自声带到支气管分叉部均可发生的异位甲状腺。多数位于喉的后外侧壁，可引起呼吸困难、异物感和咳嗽等症状。

03.148　胸腔内异位甲状腺　intrathoracic ectopic thyroid gland

因胚胎发育异常，导致食管、主动脉弓上方、心包和膈膜处均可发生的异位甲状腺。一般体积较小，不产生症状，多于尸检时发现。

03.149　颈动脉旁异位甲状腺　para-carotid ectopic thyroid gland

因胚胎发育异常，导致颈外动脉、颈总动脉和颈动脉体处发生的异位甲状腺。少见。

03.07 妊娠甲状腺疾病

03.150 妊娠合并甲状腺功能亢进症 pregnancy complicated with hyperthyroidism
女性在妊娠前就已经患有甲状腺功能亢进症，或妊娠期间发现的甲状腺功能亢进症。

03.151 妊娠一过性甲状腺毒症 gestational transient thyrotoxicosis，GTT
妊娠早期人绒毛膜促性腺激素水平升高而导致的短暂性的甲状腺毒症。多在妊娠早期发生，至妊娠中期逐渐恢复正常。

03.152 妊娠期甲状腺功能亢进症 hyperthyroidism during pregnancy，hyperthyroidism in pregnancy
妊娠前未患有甲状腺功能亢进症的女性，在妊娠期间发生的甲状腺功能亢进症。

03.153 妊娠期甲状腺功能减退症 hypothyroidism during pregnancy
妊娠前未患有甲状腺功能减退症的女性，在妊娠期间发生的甲状腺功能减退症。

03.154 妊娠期亚临床甲状腺功能减退症 subclinical hypothyroidism during pregnancy
妊娠期促甲状腺激素升高，甲状腺素水平正常的甲状腺功能减退症。

03.155 碘缺乏病 iodine deficiency disorder，IDD
碘摄入不足导致甲状腺激素合成减少引起的疾病。临床表现主要取决于碘缺乏的程度、碘缺乏时机体所处的生长发育时期和机体对碘缺乏的代偿能力。包括地方性甲状腺肿、地方性克汀病、新生儿先天性甲状腺功能减退症，以及缺碘相关的新生儿先天聋哑、畸形和孕妇早产、流产等。

03.156 克汀病 cretinism
又称“呆小病”。一种先天性或严重碘缺乏所致甲状腺发育不全或功能低下造成幼儿发育障碍的代谢性疾病。分为地方性和散发性。地方性克汀病是由碘缺乏所造成的、以精神发育迟滞为主要特征的神经精神综合征，以痴呆、矮小、聋、哑、瘫痪为主要临床特征，是碘缺乏病最严重的表现形式；散发性克汀病是一种先天性因素或妊娠期母体甲状腺抗体引起的甲状腺功能减退。

03.08 甲状腺手术

03.157 甲状腺近全切除术 near-total thyroidectomy
基于解剖位置靠近的原因，保留非常少的甲状腺组织，以保护喉返神经和（或）甲状旁腺的手术方法。

03.158 甲状腺次全切除术 subtotal thyroidectomy
切除大部分甲状腺组织，保留少量甲状腺组织，以维持部分甲状腺功能的手术方法。

03.159 甲状腺全切除术 total thyroidectomy
切除范围包括两侧甲状腺腺叶加峡部的手术方法。

03.160 甲状腺叶切除术 thyroid lobectomy
切除范围为甲状腺腺叶的手术方法。

03.161 腔镜甲状腺手术 endoscopic thyroid surgery
通过腔镜以颈部、腋窝、胸前等入路为手术路径的甲状腺手术。

03.162　颈部淋巴结清扫术　cervical lymph node dissection

切除肿瘤的同时，对周围的引流颈部淋巴结进行彻底切除的手术方法。包括根治性颈部淋巴结清扫术和中央区淋巴结清扫术等。

03.163　眼眶减压术　orbital decompression

通过去除眼眶骨壁或脂肪组织，扩大眼眶容积从而达到降低眶内压，减轻眼球突度，保护视力的一种手术方法。是治疗威胁视力的甲状腺眼病的方法，包括眼眶骨壁减压手术和眼眶脂肪减压手术。

04.　甲状旁腺与代谢性骨病

04.01　概　　述

04.001　甲状旁腺　parathyroid gland

位于人体甲状腺侧叶的后方，一般分为上下两对，形似大豆，能分泌甲状旁腺激素的内分泌腺。调节体内钙、磷的代谢。

04.002　甲状旁腺激素　parathyroid hormone，PTH

甲状旁腺分泌的含有 84 个氨基酸残基的直链肽类激素。是调节骨中无机盐平衡的关键性激素，其 N 端 34 肽具有主要的生物学活性，是机体维持血钙稳态的主要激素。总效应是升高血钙和降低血磷水平。

04.003　甲状旁腺激素相关肽　parathyroid hormone-related peptide，PTHrP

一种与甲状旁腺激素的前 13 个氨基酸序列同源的蛋白质。二者可与一种受体（甲状旁腺激素/甲状旁腺激素相关肽受体）结合，从而刺激骨的吸收及抑制肾脏钙的排泄。

04.004　甲状旁腺激素配体类似物　parathyroid hormone ligand analogue

具有甲状旁腺激素样活性的甲状旁腺激素化合物。通常以游离、盐或复合物形式存在。

04.005　甲状旁腺激素受体　receptor for parathyroid hormone

结合甲状旁腺激素配体的受体。属于跨膜蛋白 G 蛋白耦联受体蛋白家族成员。机体中有两种类型，分别为甲状旁腺激素受体 1 和甲状旁腺激素受体 2。

04.006　降钙素　calcitonin，CT

主要由甲状腺滤泡旁细胞分泌的一种由 32 个氨基酸残基构成的肽类激素。可抑制破骨细胞介导的骨吸收，减少肾小管对钙的重吸收，参与体内钙代谢的调节。

04.007　降钙素受体　calcitonin receptor

G 蛋白耦联受体家族成员，含 490 个氨基酸残基。主要分布于骨、肾和脑等组织，其中骨骼中主要分布于破骨细胞及其前体细胞，可与降钙素结合，调节体内骨代谢，维持钙平衡。

04.008　维生素 D　vitamin D

能呈现胆固化醇（维生素 D_3）生物活性的所有类固醇的总称。是一种脂溶性维生素，可以促进肠道和肾脏对钙、磷的吸收，调节体内钙、磷代谢，促进骨组织矿化，具有抗佝偻病作用。主要形式有维生素 D_2 和维生素 D_3。

04.009　维生素 D_2　vitamin D_2

又称“麦角钙化醇（ergocalciferol）”。维生素 D 的主要形式之一。是植物膳食来源和大多数维生素 D 补充剂中的维生素 D 形式。由植物中的麦角固醇经紫外线照射转化而来。

04.010 维生素 D_3 vitamin D_3

又称“胆钙化醇（cholecalciferol）”。维生素 D 的主要形式之一。是动物制品和某些维生素 D 补充剂中的维生素 D 形式。由 7-脱氢胆固醇经紫外线照射转化而来。

04.011 25-羟基维生素 D 25-OH vitamin D

又称“骨化二醇（calcidiol）”。维生素 D 在体内的主要储存形式。由维生素 D 通过 25-羟化作用在肝脏形成。其血清浓度可用来评估维生素 D 营养状态。

04.012 1, 25-羟基维生素 D_3 1, 25-$(OH)_2$ vitamin D_3

又称“骨化三醇（ossification triol）”。维生素 D 的活性形式。主要在肾脏由 25-羟基维生素 D 经 1α-羟化酶催化形成。

04.013 维生素 D 结合蛋白 vitamin D-binding protein，VDBP，DBP

机体血浆中存在的一种 α-球蛋白。属载体蛋白，由 458 个氨基酸残基组成。主要在肝脏合成，可经血液循环转运维生素 D 及其代谢产物，并介导组织对维生素 D 的应答。

04.014 维生素 D 受体 vitamin D receptor

一种配体依赖的核转录因子。可通过与配体 1, 25-羟基维生素 D 特异性结合，介导其发挥维持机体钙磷代谢，调节细胞增殖、分化等作用。

04.015 骨形态发生蛋白 bone morphogenetic protein，BMP

又称“骨形成蛋白”“骨形态生成蛋白”。由骨母细胞产生、具有促进骨形成作用的生长因子。属于转化生长因子-β 家族。与其受体结合，促使间充质干细胞向骨祖细胞分化。在其他生长因子的介导下，促进骨和软骨的生长发育；还能抑制破骨细胞的生成和功能。

04.016 成纤维细胞生长因子 fibroblast growth factor，FGF

可促进各类细胞，特别是内皮细胞增殖的多肽。主要有酸性（pI 5.6）和碱性（pI 9.6）两大类。在细胞生长、分化过程中起关键作用，与血管生成、伤口愈合和胚胎发育有关。对某些祖细胞的分化具有抑制作用。

04.017 成纤维细胞生长因子 23 fibroblast growth factor-23，FGF-23

由骨细胞和成骨细胞合成的一种分泌蛋白。通过抑制近端肾小管上皮细胞的钠磷共转运体和 1α-羟化酶活性发挥磷调节因子的作用。

04.018 钠磷共转运体 sodium-phosphate cotransporter

一种分布在近端肾小管细胞膜上用于调控细胞内钠、磷转运的跨膜蛋白。可以同向促进细胞外钠离子和磷离子向细胞内转移。

04.019 牙本质基质蛋白 1 dentin matrix protein 1，DMP-1

一种高度磷酸化的偏酸性非胶原蛋白，属于小整合素结合配体 N 端连接糖蛋白家族。是牙本质形成和矿化的重要基质蛋白。

04.020 受体活性修饰蛋白 receptor activity modifying protein，RAMP

具有单一跨膜功能域的蛋白质。与不同的 G 蛋白耦联受体形成复合物，增强受体蛋白向细胞表面的转运，并促进细胞表面配体结合和介导受体的特异性。

04.021 胞外核苷酸焦磷酸酶 1 ectonucleotide pyrophosphatase 1，ENPP1

又称“胞外核苷酸磷酸二酯酶 1（extracellular

nucleotide phosphodiesterase 1）”。一种具有核苷酸焦磷酸酶和磷酸二酯酶活性的Ⅱ型跨膜糖蛋白。属于胞外核苷酸焦磷酸酶家族。广泛参与核苷酸循环和焦磷酸水平、磷脂信号、胰岛素受体及胞外激酶活性调控。

04.022 细胞外基质磷酸糖蛋白 matrix extracellular phosphoglycoprotein, MEPG
主要表达于骨组织、牙组织和肾脏近球小管中的一种细胞外基质的非胶原性磷酸化糖蛋白。在骨形成矿化和调节磷吸收方面发挥重要作用。

04.023 血钙浓度 blood calcium concentration
血液中钙离子的浓度。包括游离钙、结合钙和螯合钙等。在机体精细调控下，血钙浓度处于稳定状态，正常值为2.25～2.75mmol/L。

04.024 血清总钙 total serum calcium
血清中游离钙与结合钙的总称。

04.025 血清离子钙 ionized serum calcium
血清中未与白蛋白等结合的游离状态的钙。

04.026 钙通道 calcium channel
细胞膜上用于调控钙离子运输的一种跨膜糖蛋白。广泛存在于机体各种类型的组织细胞中。

04.027 低钙应激 hypocalcemic stress
手术等刺激引起甲状旁腺分泌的甲状旁腺激素减少，进而造成钙离子和磷离子代谢紊乱，导致低钙血症的一种反应。

04.028 磷酸盐 phosphate
磷酸根离子和金属离子组成的一种电解质。是磷在自然界的主要存在形式，包括正磷酸盐、焦磷酸盐和偏磷酸盐，通常指正磷酸盐。主要参与机体代谢和细胞内的酸碱缓冲作用，是细胞外液参与酸碱缓冲的重要物质。

04.029 磷酸盐清除率 phosphate clearance
肾脏在1分钟内将相当于多少毫升血浆中磷酸盐完全清除出去的能力。

04.030 肾钙清除率 renal calcium clearance
肾脏在1分钟内将相当于多少毫升血浆中钙完全清除出去的能力。

04.031 矿物质离子稳态 mineral ion homeostasis
为确保多种基本细胞功能，细胞外液矿物质离子的浓度维持在相对稳定的状态。

04.032 钙稳态 calcium homeostasis
在细胞膜与细胞器的各种钙离子通透和转运机制参与下，细胞内自由钙离子浓度和分布保持动态平衡的状态。其维持是细胞各种生命活动的基本前提之一。

04.033 钙稳态调节 regulation of calcium homeostasis
机体内一系列复杂的维持细胞内外钙离子平衡的机制。

04.034 磷稳态 phosphate homeostasis
机体内通过一系列复杂的调控机制维持的细胞内外磷离子动态平衡的状态。

04.035 磷稳态调节 regulation of phosphate homeostasis
通过肾脏磷排泄、肠磷吸收、骨骼中磷动态交换和磷调节因子调控维持细胞外液中磷稳态的机制。

04.036 矿化 mineralization
无定形的钙、磷等矿物质发展为羟基磷灰石结晶埋于骨的有机质间隙中的过程。

04.037　骨矿盐代谢　bone mineral metabolism，bone mineral salt metabolism

机体内钙、磷等矿物质在体内吸收、利用和排泄的过程。其水平异常可能会引起骨密度变化。

04.038　骨代谢　bone metabolism

旧骨质被吸收，新骨质形成，使骨组织不断得到更新转换，并与细胞外液不断进行钙、磷等离子交换的过程。可以维持骨的强度和弹性，并保持血液中钙离子浓度的稳定性。

04.039　骨转换　bone turnover

破骨细胞不断吸收旧骨和成骨细胞不断形成新骨的自我更新过程。在此过程中骨组织不断进行重建，以维持骨骼生长和结构完整。

04.02　骨骼发育和重建

04.040　骨骼发育　bone development

骨骼起源于中胚层，人体骨骼系统从胚胎形成到成年期（乃至一生）的发生、生长、成熟至重塑的动态过程。其核心在于骨组织的形成、矿化、塑形与更新。

04.041　膜内成骨　intramembranous ossification

由骨化中心的间充质细胞致密化，并转型成为成骨细胞而形成骨组织的过程。是颅骨、颞骨等扁骨及不规则骨形成的主要方式。

04.042　软骨内成骨　endochondral ossification

由软骨板起源发育成骨骼的过程。是长骨形成的主要方式。

04.043　初级骨化中心　primary ossification center

在软骨内成骨的过程中首先成骨的部位。在此部位骨细胞聚集并分泌骨基质，形成最初的骨组织。

04.044　次级骨化中心　secondary ossification center

在长骨的生长过程中，骨两端的软骨内又先后出现的新的骨化中心。将发育形成骨骺。

04.045　骨膜　periosteum

除关节面部分外，骨表面被覆的一层致密纤维结缔组织膜。内含丰富的成骨细胞、血管和神经，对骨的营养、再生和感觉起重要作用。

04.046　骨髓间充质干细胞　bone marrow mesenchymal stem cell，BMMSC

骨髓中的一类具有自我更新及多向分化潜能的原始细胞。在体内可分化为成骨细胞、成软骨细胞及成脂肪细胞等。

04.047　成骨细胞　osteoblast

参与骨形成过程的主要细胞。是由成骨前体细胞逐渐分化而来的一种矮柱状细胞。

04.048　破骨细胞　osteoclast

参与骨吸收过程的主要细胞。由破骨前体细胞逐渐分化融合而来的多核细胞。

04.049　骨细胞　osteocyte

存在于骨组织中被自身分泌的骨基质包围的成骨细胞。具有一定的溶骨和成骨作用，参与调节钙、磷平衡。

04.050　软骨细胞　chondrocyte

软骨组织中的重要细胞。由成软骨细胞逐渐分化而来，能产生软骨基质的细胞。

04.051　类骨质　osteoid

骨组织中最初形成的尚无骨盐沉积的细胞

外基质。矿化后转变为骨质。

04.052　骨基质　bone matrix
骨组织内钙化的细胞外基质。主要包括有机成分和无机成分。有机成分包括大量胶原纤维和少量基质，无机成分以钙、磷元素为主。

04.053　Ⅰ型胶原　type Ⅰ collagen，collagen type Ⅰ
骨骼有机质的主要成分。是由两条 α_1 链和一条 α_2 链组成的三螺旋结构。

04.054　骨领　bone collar
在软骨雏形中段，软骨膜内的骨祖细胞增殖分化为成骨细胞，后者贴附在软骨组织表面形成的领圈样薄层原始骨组织。

04.055　骨皮质　cortical bone
位于骨骼外层的致密骨组织。

04.056　骨密质　compact bone
又称“密质骨”。位于骨的表面，排列规则且致密坚硬，能耐受较大压力和张力的骨组织。

04.057　骨松质　spongy bone，cancellous bone
又称“松质骨”。长骨骨骺、扁骨等骨骼中间由骨小梁构成的相对疏松的呈蜂窝状结构的骨组织。

04.058　骨小梁　bone trabecular
位于骨骼内层和长骨两端的不规则片状或杆状骨结构。

04.059　骨干　diaphysis
连接两端骨骺的长筒状骨组织。是长骨的体。

04.060　骨骺　epiphysis
长骨发生过程中，其两端膨大的软骨部。骨化后与骨干之间留有一骺线。

04.061　干骺端　metaphysis
骨骺与骨干之间的过渡区。由骨松质组成。此处骨小梁彼此交叉呈海绵状，周边为薄的骨皮质。

04.062　生长板　growth plate
位于骨干和骨骺之间的一层组织。在骨骼发育期间可以不断分裂从而促进身高的增长。发育结束后该组织会钙化，成为正常骨质。

04.063　骨吸收　bone resorption
破骨细胞移除骨基质和骨矿物质的过程。

04.064　皱褶缘　ruffled border
在电镜下破骨细胞紧贴骨基质的一面形成的指状突起结构。是骨吸收的主要场所。

04.065　硬骨抑素　sclerostin，SOST
由硬骨抑素基因编码的成骨细胞或骨细胞分泌的蛋白质。具有抑制成骨细胞活性的作用。

04.066　骨重建　bone reconstruction
骨组织相继发生的由破骨细胞介导的旧骨吸收与成骨细胞介导的新骨形成的过程。是维持骨骼不断更新的重要机制。

04.067　骨重建单元　bone remodeling unit
参与骨重建过程的细胞活动过程。包含起始破骨细胞的激活、骨吸收和随后成骨细胞分化、分泌骨基质等过程。

04.03　骨转换标志物

04.068　骨转换标志物　bone turnover marker，BTM

全称“骨转换生化标志物（biochemical marker of bone turnover）”，又称“骨代谢标志物（bone metabolic marker，BMM）”“骨重建生化标志物（biochemical marker of bone remodeling）”。骨形成和骨吸收时细胞释放到机体体液循环中的各种酶和代谢物。反映骨转换的总体速率。

04.069　骨形成生化标志物　biochemical marker of bone formation

简称“骨形成标志物（bone formation marker）”。评估骨转换、骨形成速率的一些生物分子。包括骨钙素、碱性磷酸酶及Ⅰ型原胶原前肽等。反映成骨细胞活性及骨形成状态。

04.070　骨钙素　osteocalcin

又称“骨钙蛋白（bone gamma carboxyglutamate protein，bone Gla-protein，BGP）”“骨γ-羧基谷氨酸蛋白”。成熟成骨细胞分泌的一种特异性非胶原骨基质蛋白。是可与钙结合的一种49肽，在调节和维持骨钙中起重要作用，也是成骨细胞敏感又特异的标志物。

04.071　碱性磷酸酶　alkaline phosphatase，ALP

碱性条件下水解多种磷酸酯并具有转磷酸基作用的一组酶。骨源性碱性磷酸酶是成骨细胞的一种细胞外酶，可视为成骨活动的一种标志。

04.072　Ⅰ型原胶原前肽　procollagen Ⅰ propeptide

Ⅰ型原胶原经过氨基端内切肽酶作用切下来的多肽。包括Ⅰ型原胶原N端前肽和Ⅰ型原胶原C端前肽。

04.073　Ⅰ型原胶原N端前肽　procollagen Ⅰ N-terminal propeptide，PⅠNP

Ⅰ型原胶原被内切肽酶切下的氨基端（N端）附加肽段。反映成骨细胞合成骨胶原的能力。可作为成骨细胞活力和骨形成的标志。

04.074　Ⅰ型原胶原C端前肽　procollagen Ⅰ C-terminal propeptide，PⅠCP

Ⅰ型原胶原被内切肽酶切下的羧基端（C端）附加肽段。反映成骨细胞合成骨胶原的能力。可作为检测成骨细胞活力和骨形成的标志。

04.075　骨保护素　osteoprotegerin，OPG

又称“护骨素”“护骨因子”“破骨细胞生成抑制因子（osteoclastogenesis inhibitory factor，OCIF）”。肿瘤坏死因子受体家族成员之一。通过与核因子κB（NF-κB）受体激活因子配体结合减少破骨细胞的激活，减少骨量丢失。是骨转换的标志物之一，反应骨代谢水平。

04.076　骨吸收生化标志物　biochemical marker of bone resorption

简称“骨吸收标志物（bone resorption marker）”。评估骨转换、骨吸收速率的的一些生化物质。包括羟脯氨酸、脱氧吡啶啉、Ⅰ型胶原交联C端肽及Ⅰ型胶原交联N端肽等。反映破骨细胞活性及骨吸收水平。

04.077　羟脯氨酸　hydroxyproline，Hyp

脯氨酸羟化后的产物。为3-羟基脯氨酸或4-羟基脯氨酸。胶原中约50%的脯氨酸被羟化成4-羟基脯氨酸和少量3-羟基脯氨酸。也存在于弹性蛋白、牙釉质、补体和伸展蛋白中。在天然蛋白质中尚未发现D-羟脯氨酸。

04.078　脱氧吡啶啉　deoxypyridinoline

又称“赖氨酰吡啶啉（lysylpyridinoline）”。胶原纤维共价交联稳定结合连接物。是骨吸收胶原分解后的降解产物。

04.079　Ⅰ型胶原交联C端肽　collagen type Ⅰ cross-linked C-telopeptide，CTX

Ⅰ型原胶原C端交联物。是Ⅰ型原胶原分解代谢产物。由于只来源于成熟胶原纤维C端，是反映骨转换和骨吸收的特异指标。

04.080　Ⅰ型胶原交联N端肽　collagen type Ⅰ cross-linked N-telopeptide，NTX

Ⅰ型原胶原N端交联物。是Ⅰ型原胶原分解代谢产物。由于只来源于成熟胶原纤维N端，是反映骨转换和骨吸收的特异指标。

04.081　抗酒石酸酸性磷酸酶　tartrate-resistant acid phosphatase，TRA

由19号染色体p13.2—p13.3的一个基因编码的酶。是骨吸收过程重要的标志物，参与骨基质中固体钙磷矿化物的降解过程。

04.04　甲状旁腺疾病

04.082　甲状旁腺功能亢进症　hyperparathyroidism

简称“甲旁亢”。由甲状旁腺自身发生病变引起甲状旁腺激素合成和分泌过多所致的疾病。临床表现为骨痛、骨折、高钙血症等，还可危害身体的其他多个系统，需积极诊治。可分为原发性、继发性、三发性和假性四类。

04.083　原发性甲状旁腺功能亢进症　primary hyperparathyroidism，PHPT

简称“原发性甲旁亢”。由于甲状旁腺本身病变引起的甲状旁腺激素合成和分泌过多所致的钙磷代谢异常性疾病。主要表现为高钙血症、低磷血症、泌尿系结石、骨骼疼痛、骨骼畸形，甚至病理性骨折等。

04.084　继发性甲状旁腺功能亢进症　secondary hyperparathyroidism，SHPT

简称“继发性甲旁亢”。由于各种原因导致的低钙血症或高磷血症，刺激甲状旁腺分泌过量甲状旁腺激素，以升高血钙、血镁和降低血磷的一种慢性代偿性临床综合征。多见于维生素D缺乏症、肠吸收不良综合征、慢性肾功能不全、肾小管酸中毒、范科尼综合征、妊娠或哺乳妇女。除原发病的表现外，可出现骨质软化、骨质疏松、纤维囊性骨炎等临床表现。

04.085　三发性甲状旁腺功能亢进症　tertiary hyperparathyroidism，THPT

简称“三发性甲旁亢”。在长期继发性甲状旁腺功能亢进症的基础上，腺体转变为功能自主的增生或腺瘤而分泌过多甲状旁腺激素的临床综合征。常见于肾移植后。

04.086　假性甲状旁腺功能亢进症　pseudohyperparathyroidism

简称“假性甲旁亢”。非甲状旁腺组织（如肺、肝、肾和卵巢等）的恶性肿瘤分泌类甲状旁腺素多肽物质（如甲状旁腺激素相关肽、前列腺素、破骨细胞活化因子等）使甲状旁腺功能被抑制，产生与原发性甲旁亢相似的高血钙、低血磷生化改变的临床综合征。

04.087　遗传性甲状旁腺功能亢进–颌骨肿瘤综合征　hereditary hyperparathyroidism-jaw tumor syndrome，HPT-JT

一种罕见的常染色体显性遗传性疾病。由*CDC73*基因突变所致，以原发性甲状旁腺功能亢进及上颌骨和（或）下颌骨骨化纤维瘤同时或异时发生为特征，并伴有甲状旁腺癌的风险增加。也可能合并肾囊肿或肿瘤、多发性子宫息肉及甲状腺肿瘤等。

04.088　新生儿甲状旁腺功能亢进症　neonatal hyperparathyroidism

钙敏感受体基因突变导致的重度甲状旁腺功能亢进症。是常染色体遗传性疾病，患儿出生时就出现严重的高钙血症。

04.089　甲状旁腺增生　parathyroid hyperplasia

甲状旁腺组织的异常增殖。是引起甲状旁腺功能亢进症的一种病理类型，也是原发性甲状旁腺功能亢进症的第二常见病因。甲状旁腺主要的增生细胞为主细胞，是甲状旁腺实质细胞的非肿瘤性增生，一般累及机体的所有甲状旁腺，少数病例仅有单个腺体受累。

04.090　甲状旁腺危象　parathyroid crisis

重症甲状旁腺功能亢进症患者在应激状态下病情加剧发生的高钙危象。表现为乏力、厌食、恶心、呕吐、多尿、失水、虚脱及神志改变，甚而昏迷。

04.091　甲状旁腺功能减退症　hypoparathyroidism

简称“*甲旁减*”。由于多种原因导致甲状旁腺激素分泌减少或者作用障碍所致的临床综合征。表现为神经肌肉兴奋性增高、神经精神症状、锥体外系症状、异位钙化和白内障等。

04.092　特发性甲状旁腺功能减退症　idiopathic hypoparathyroidism

又称为“*原发性甲状旁腺功能减退症*（primary hypoparathyroidism）”。较少见的一种甲状旁腺功能减退症。多认为是自身免疫性疾病，可单独缺乏甲状旁腺，或可同时伴有胸腺不发育，也可同时并有甲状腺、肾上腺皮质等多发性内分泌腺功能减退症。

04.093　自身免疫获得性甲状旁腺功能减退症　autoimmune-acquired hypoparathyroidism

由于体内存在钙敏感受体抗体而导致的甲状旁腺功能减退症。表现为低钙血症，女性常见。

04.094　假性甲状旁腺功能减退症　pseudohypoparathyroidism，PHP

简称“*假性甲旁减*”。因甲状旁腺激素效应器官如肾脏及骨骼对甲状旁腺激素抵抗或者反应低下和独特的骨骼缺陷与发育异常，具有甲旁减的症状和体征的遗传性疾病。临床表现以低血钙、高血磷、甲状旁腺激素水平升高或正常等为特点，主要由于G蛋白α刺激活性肽基因突变所致。

04.095　假性甲状旁腺功能减退症1型　pseudohypoparathyroidism type 1

由于对甲状旁腺激素抵抗，致使甲状旁腺激素水平增加，表现为肾脏和骨骼对甲状旁腺激素等激素刺激均无反应的一类典型的假性甲状旁腺功能减退症。

04.096　假性甲状旁腺功能减退症1a型　pseudohypoparathyroidism type 1a

因 *GNAS1* 母源等位基因突变，造成靶细胞的G蛋白活性降低，引起体内对甲状旁腺激素和其他内分泌激素抵抗的假性甲状旁腺功能减退症。一般在2岁后出现症状，10岁较明显。临床特点是低血钙、高血磷，高甲状旁腺激素血症。周围组织对甲状旁腺激素无反应。可有智力减退并呈特殊体态（遗传性骨营养不良体型），如身材粗矮、肥胖、圆脸、颈粗短、指和趾短小畸形，常见第1、4、5掌骨或跖骨缩短。

04.097　假性甲状旁腺功能减退症1b型　pseudohypoparathyroidism type 1b

假性甲状旁腺功能减退症的一种分型。临床无遗传性骨营养不良（AHO）体型，除甲状旁腺激素抵抗外，无其他内分泌激素异常。

分子病理为母源G蛋白α刺激活性肽基因甲基化异常。分为常染色体显性遗传的家族性假性甲状旁腺功能减退症 1b 型和散发性假性甲状旁腺功能减退症 1b 型。

04.098　假性甲状旁腺功能减退症 1c 型　pseudohypoparathyroidism type 1c

假性甲状旁腺功能减退症的一种分型。临床表现和生化结果与假性甲状旁腺功能减退症 1a 型相同，包括遗传性骨营养不良体型和多种激素抵抗，但 G 蛋白 α 刺激活性肽基因缺陷。体外实验评估提示激活型 G 蛋白 α 亚基活性正常，分子缺陷可能是环腺苷酸（cAMP）通路异常，目前确切机制尚不明。

04.099　假性甲状旁腺功能减退症 2 型　pseudohypoparathyroidism type 2

假性甲状旁腺功能减退症的一种分型。与假性甲状旁腺功能减退症 1 型相比，其临床无遗传性骨营养不良（AHO）体型，仅表现甲状旁腺激素抵抗和低钙血症。体外实验评估提示激活型 G 蛋白 α 亚基活性正常，可能是环腺苷酸（cAMP）通路异常。

04.100　假假性甲状旁腺功能减退症　pseudopseudohypoparathyroidism，PPHP

由父系遗传的 *GNAS* 基因失活突变引起的一种可表现为假性甲状旁腺功能减退症的遗传性疾病。特征为遗传性骨营养不良（AHO）体型，即身材矮小、颈短、指和趾短小畸形，但血钙、血磷和血甲状旁腺激素（PTH）水平均正常。

04.101　家族性甲状旁腺功能减退症　familial hypoparathyroidism

由常染色体显性、常染色体隐性及 X 连锁等遗传，调控甲状旁腺功能的某个或某些基因缺陷引发的甲状旁腺功能减退症。患者通常于 10 岁前发病。

04.102　甲状旁腺激素抵抗性甲状旁腺功能减退症　parathyroid hormone resistant hypoparathyroidism

周围靶组织如肾脏及骨骼对甲状旁腺激素抵抗产生的一种甲状旁腺功能减退症。以低血钙、高血磷、甲状旁腺激素水平升高或正常为特点，对甲状旁腺激素治疗无反应，但甲状旁腺本身无病变的一种临床疾病。

04.103　甲状旁腺功能减退–发育迟缓–畸形综合征　hypoparathyroidism-retardation-dysmorphism syndrome，HRD syndrome

一种微管蛋白特异性伴侣 E 基因（*TBCE*）突变引起的甲状旁腺功能减退、生长迟缓、严重发育迟缓及典型畸形特征的疾病。

04.104　X 连锁隐性遗传甲状旁腺功能减退症　X-linked recessive hypoparathyroidism

一种 X 连锁的隐性遗传性疾病。仅见于男性，表现为婴幼儿期起病的癫痫和低钙血症，致病基因位于 Xq26—q27。

04.105　22q11.2 缺失综合征　22q11.2 deletion syndrome

又称“迪格奥尔格综合征（DiGeorge syndrome，DGS）”。多由染色体 22q11.2 缺失所致的综合征。90%的缺失片段为 3Mb，7%～8%的缺失片段为 1.5Mb，另外还包括一些非典型的小片段缺失及 *TBX1* 基因点突变。是人类最常见的一种微缺失综合征，新生儿中的发病率为 1/（3000～4000）。临床表现多有先天性心脏病、胸腺发育不良、腭弓发育不良和智力发育迟缓等，因表型复杂多变易导致漏诊或误诊。

04.106　甲状旁腺腺瘤　parathyroid adenoma

由主细胞、嗜酸性细胞、过渡型嗜酸性细胞或混合构成的甲状旁腺良性肿瘤。可以是功能性或非功能性，是原发性甲状旁腺功能亢进症最常见的病因。

04.107　甲状旁腺癌　parathyroid carcinoma，parathyroid cancer

一种罕见的发生于甲状旁腺的恶性内分泌肿瘤。表现为颈部肿块和（或）高钙血症、低磷血症和骨痛等。

04.108　巴特综合征 5 型　Bartter syndrome type 5

编码位于甲状旁腺及肾脏髓袢升支粗段上皮细胞的基底膜外侧的钙敏感受体基因发生激活突变，导致以低钾血症和代谢性碱中毒为主要临床表现，并伴有明显低血钙、高尿钙、肾脏钙化及甲状旁腺功能减退的一种综合征。

04.05　骨发育异常及代谢性骨病

04.109　遗传性骨骼疾病　hereditary disorder of skeleton

由遗传因素导致发育和代谢异常而造成的一类骨骼疾病。可有骨生长不良或发育不全，骨密度或骨骼形态结构异常及软骨结缔组织异常等表现。

04.110　进行性异位骨化症　progressive osseous heteroplasia，POH

又称“进行性骨发育异常”。存在进行性并浸入结缔组织的一种致残性异位骨化性疾病。为常染色体显性遗传。多为散发性，少数为家族性，表现为出生时或婴儿期发生皮肤、皮下组织异位骨化，儿童期呈进行性发展，女性多于男性。存在 G 蛋白 α 刺激活性肽基因失活突变。

04.111　致命性软骨发育不良　lethal chondrodysplasia

由甲状旁腺激素受体 1 基因失活突变所致的一种常染色体隐性遗传的新生儿软骨发育不良疾病。特征是软骨内成骨过度、短肢和侏儒症，常导致胎儿宫内死亡。

04.112　干骺端软骨发育不良　metaphyseal chondrodysplasia

由甲状旁腺激素受体 1 基因激活突变所致的一种罕见的常染色体显性遗传性疾病。特征为短肢、身材矮小、O 形腿、关节挛缩畸形、短手和杵状指、上面部突出和下颌小。实验室检查可见高钙血症、高尿钙和低磷血症。

04.113　成骨不全　osteogenesis imperfect

又称“脆骨病（osteopsathyrosis）”。由多种遗传性异常导致结缔组织异常的骨骼疾病。主要表现为低骨量、反复骨折、骨骼畸形，伴牙齿异常及听力减退。

04.114　佝偻病　rickets

以骨基质钙盐沉着障碍为主的慢性全身性疾病。多因体内维生素 D 不足引起，表现为骨组织内未钙化骨基质的过多积聚，病变发生在骨生长期，导致骨骼畸形。主要见于 2 岁以内婴幼儿。

04.115　维生素 D 不足　vitamin D insufficiency

血清 25-羟基维生素 D 浓度在 20～30ng/ml 的状态。

04.116　维生素 D 缺乏　vitamin D deficiency

血清 25-羟基维生素 D 浓度＜20ng/ml 的状态。

04.117　维生素 D 过多　vitamin D excess

血清 25-羟基维生素 D 浓度＞100ng/ml 的状态。与过多摄入维生素 D 有关。

04.118　家族性低血磷性佝偻病　familial hypophosphatemic rickets

一类罕见的遗传性低磷血症。表现为低磷血症和佝偻病或骨软化症。

04.119　常染色体显性低血磷性佝偻病　autosomal dominant hypophosphatemic rickets，ADHR

一种由成纤维细胞生长因子 23 基因突变所致的遗传性低磷血症。以低磷血症伴佝偻病或骨软化症为特征。

04.120　常染色体隐性低血磷性佝偻病　autosomal recessive hypophosphatemic rickets，ARHR

一种由基因突变所致的常染色体隐性遗传性低磷血症。根据致病基因不同可分为 3 种亚型，均以低磷血症伴佝偻病或骨软化症为特征。

04.121　X 染色体连锁低血磷性佝偻病　X-linked hypophosphatemic rickets，XLH

一种由 *PHEX* 基因突变所致的遗传性低磷血症。以低磷血症伴骨软化为特征。

04.122　成纤维细胞生长因子 23 相关综合征　fibroblast growth factor 23-associated syndrome

由于成纤维细胞生长因子 23 基因突变或者分泌异常导致的血磷水平升高或降低而引发的一组综合征。

04.123　遗传性钙代谢疾病　genetic disorder of calcium metabolism

由于基因突变导致的机体一系列钙稳态失衡的遗传性疾病的总称。

04.124　常染色体显性遗传性低钙血症 1 型　autosomal dominant hypocalcemia type 1

钙敏感受体激活突变导致的常染色体显性遗传性疾病。患者表现为低血钙、高尿钙，但甲状旁腺激素和血镁水平正常。

04.125　佛斯特征　Chvostek sign

又称“面神经叩击征”。由低钙血症引发的一种局部肌肉痉挛体征。用叩诊锤轻叩颧弓与口角间的面颊部，出现眼睑和口角抽动为阳性。新生儿可呈假阳性。

04.126　陶瑟征　Trousseau sign

又称“低钙束臂征”。低钙血症引发的一种局部肌肉痉挛体征。测试方法是以血压计袖带包裹上臂，使袖带压力维持在收缩压 20mmHg 以上持续 3 分钟，该侧出现手指痉挛抽搐为阳性。阳性可能是碱中毒、低钙血症、低镁血症、低钾血症或者高钾血症引起。

04.127　家族性低尿钙性高钙血症　familial hypocalciuric hypercalcemia，FHH

又称“家族性良性高钙血症（familial benign hypercalcemia，FBH）”。一种常染色体显性遗传性疾病。根据致病基因不同可分为多个亚型，特征是中度高钙血症，伴正常或低尿钙和血甲状旁腺激素水平升高。

04.128　恶性肿瘤相关性高钙血症　malignancy-associated hypercalcemia，MAHC

恶性肿瘤导致的高钙血症。几乎见于所有恶性肿瘤，常见于肾癌、膀胱癌、肺癌、乳腺癌、卵巢癌和骨髓瘤等。

04.129　恶性肿瘤体液性高钙血症　humoral hypercalcemia of malignancy，HHM

未发生骨广泛转移的实性肿瘤或对肿瘤有反应的其他细胞分泌体液介导因子至循环血液，刺激破骨细胞骨吸收及肾小管对钙的重吸收导致的高钙血症。

04.130　局部溶骨性高钙血症　local osteolytic hypercalcemia，LOH

骨转移后肿瘤细胞侵犯骨骼伴局部释放细胞因子，如破骨细胞活化因子，骨质被破坏后钙离子释放入血导致的高钙血症。

04.131　高钙危象　hypercalcemic crisis

当血钙水平≥3.5mmol/L 时出现的危象。表现为食欲下降、恶心、呕吐、腹痛、腹胀、便秘，以及表情淡漠、精神恍惚，严重者会出现心动过速或心动过缓等。如不及时抢救，多数患者病情迅速恶化，常死于肾衰竭或循环衰竭。

04.132　慢性肾脏病矿物质和骨[代谢]异常　chronic kidney disease-mineral and bone disorder，CKD-MBD

又称"慢性肾脏病矿物质骨代谢紊乱"。由慢性肾脏病引起的全身性矿物质和骨代谢紊乱。表现为以下一种或多种情况：①钙、磷、甲状旁腺激素或维生素 D 代谢异常；②骨组织学、生长或强度异常；③血管或其他软组织钙化。

04.133　肾性骨营养不良　renal osteodystrophy，ROD

又称"肾性骨病（renal osteopathy）"。由慢性肾衰竭导致的代谢性骨病。表现为钙磷代谢障碍、酸碱失衡及骨骼畸形，并可引起继发性甲状旁腺功能亢进。骨骼方面表现为骨质疏松、骨软化、纤维囊性骨炎、骨硬化及转移性钙化。

04.134　无动力性骨病　adynamic bone disease

由于过度抑制甲状旁腺激素和其他生长因子所致的代谢性骨病。血清甲状旁腺激素和碱性磷酸酶水平降低，钙水平升高。表现为骨形成率降低，细胞数目与活性不足，类骨质层菲薄，矿物质流向心血管和软组织，引起广泛性异位钙化。

04.135　无动力性肾性骨营养不良　adynamic renal osteodystrophy

肾移植后或其他原因导致显著升高的甲状旁腺激素被过度抑制后诱发的无动力性骨病。

04.136　肾移植术后骨病　bone disease after kidney transplantation

肾移植后发生的一系列综合征。包括骨质疏松、骨坏死、骨折及骨痛综合征。

04.137　透析相关淀粉样变　dialysis-related amyloidosis

长期透析导致 β_2 微球蛋白沉积于肾脏，淀粉样物质主要沉积在关节和关节周围软组织引起慢性低度炎症。损伤肾脏和软组织，常伴有关节病变和溶骨性病变。主要表现为腕管综合征、淀粉样关节炎、病理性骨折及微球蛋白骨外沉积等。

04.138　钙化防御　calciphylaxis

又称"钙化性尿毒症性小动脉病（calcific uremic arteriolopathy，CUA）"。以全身性小动脉中膜钙化、皮肤、皮下脂肪和肌肉的缺血性坏死为特征的一种综合征。常发生在尚未接受透析治疗的晚期肾衰竭患者、接受常规透析治疗的患者和功能良好的肾移植患者。

04.139　近端钙化防御　proximal calciphylaxis

影响大腿、腹部及胸壁的一种钙化防御。预后差，80%～90%的患者死亡。

04.140　肢端钙化防御　acral calciphylaxis

涉及膝盖和肘远端的部位（如足趾、手指及足踝）的一种钙化防御。伴有严重的继发性甲旁亢。

04.141 骨保护素缺乏症 osteoprotegerin deficiency

又称“护骨素缺乏症”。血清骨保护素水平下降的病理状态。可导致骨质疏松及主动脉、冠状动脉和肾动脉钙化等病变。

04.142 佩吉特骨病 Paget disease of bone, PDB

又称“畸形性骨炎（osteitis deformans）”“变形性骨炎”。局部骨组织的一种过度骨重建疾病。表现为过高的破骨细胞活性及过多的破骨细胞引起高速骨溶解，同时成骨细胞增加和骨形成过多，形成脆弱的交织骨，骨髓纤维化和血管过多导致骨局限性膨大。可有骨痛、骨折、骨骼畸形、听力丧失、牙齿松动或脱落。本病常有家族性，但其特异性基因仍不清楚。

04.143 早发性家族性佩吉特骨病 early-onset familial Paget disease of bone

一种家族性佩吉特骨病。分子病因为编码核因子 κB 受体激活因子（RANK）的 *TNFRSF11A* 基因内出现 27 个碱基的串联重复，导致骨形成和骨吸收失衡。

04.144 家族性膨胀性溶骨症 familial expansile osteolysis, FEO

又称“家族性扩张性溶骨症”。由于编码核因子 κB 受体激活因子（RANK）的 *TNFRSF11A*（肿瘤坏死因子超家族成员 11a）基因的外显子 1 内出现串联重复导致破骨增加伴成骨不良的骨骼局部膨胀溶骨性疾病。主要表现为四肢骨的骨痛、骨折、变形，牙齿脱落及听力丧失等。

04.145 扩张性骨性高磷酸酶血症 expansile skeletal hyperphosphatasia, ESH

又称“膨大性骨性高磷酸酶血症”。一种家族性佩吉特骨病。与核因子 κ B 受体激活因子（RANK）配体多态性有关，导致骨组织代谢紊乱，主要表现为过多的溶骨和成骨过程，使骨化不全。受累部位常见于颅骨、胫骨、股骨及脊柱等。

04.146 特发性遗传性高磷酸酶血症 idiopathic hereditary hyperphosphatasia

又称“青少年骨佩吉特骨病（Paget disease in adolescent）”。由常染色体隐性遗传致骨保护素缺乏、核因子 κB 受体激活因子（RANK）信号通路激活造成骨转换加快、骨吸收增加的遗传性骨病。可累及婴幼儿或青少年的全身骨骼，表现为骨痛、骨折、骨骼变形、牙齿脱落及听力丧失等。

04.147 遗传性包涵体肌病综合征 hereditary inclusion body myopathy syndrome

以肌病–佩吉特骨病–额颞痴呆三联征为特点，但肌活检无炎症细胞浸润的一种常染色体显性遗传性疾病。

04.148 佩吉特骨肉瘤 Paget osteosarcoma

在老年患者中出现的佩吉特骨病伴多骨损害的骨肉瘤病变。发病机制未明，可能与染色体 18q20—q21 杂合性缺失有关。

04.149 佩吉特骨病伴骨巨细胞瘤 Paget disease of bone with bone giant cell tumor

在佩吉特骨病的基础上起源于骨松质的溶骨性肿瘤。呈家族性发病，患病后使骨病变加重。

04.150 线状皮脂腺痣综合征 linear nevus sebaceous syndrome

一种罕见的皮脂腺痣伴广泛异常的综合征。常累及眼睛、骨骼和中枢神经系统。

04.151 纤维性骨营养不良综合征 osteodystrophia fibrosa syndrome

又称“麦丘恩–奥尔布赖特综合征（McCune-Albright syndrome，MAS）”。由G蛋白α刺激活性肽基因激活突变导致细胞内环腺苷酸（cAMP）堆积，依赖cAMP作用的受体（如促肾上腺皮质激素、促甲状腺激素、黄体生成素和卵泡刺激素受体）被激活，导致肾上腺或多个内分泌腺体功能亢进而引发的一系列临床症状。主要表现为性早熟、甲状腺肿大、甲状腺功能亢进、巨人症或肢端肥大症、库欣综合征、低血磷性佝偻病、多骨性骨纤维异常增生和皮肤色素沉着等。

04.152　高骨量　high bone mass

单位体积内成熟骨质增多的一种病理现象。

04.153　骨硬化症　osteopetrosis

又称“石骨症”“大理石骨病（marble bone disease）”“奥尔德斯–舍恩伯格病（Alders-Schönberg disease）”。由多种遗传因子异常导致骨吸收缺陷而造成的骨硬化病。表现为广泛性、对称性骨质增加，骨小梁与骨皮质增厚及骨骼普遍致密呈大理石样。

04.154　硬化性骨病　sclerosing bone disorder

主要由遗传因素导致骨形成增加，造成的骨质过多的骨病。与饮食、代谢、内分泌、血液病、感染、肿瘤及自身免疫病等因素也有关，表现为骨小梁硬化和骨皮质增厚。

04.155　婴儿骨皮质增生症　infantile cortical hyperostosis

又称“卡菲病（Caffey disease）”。由*COL1A1*（17q21.33）基因杂合突变导致骨肥厚造成的自限性常染色体显性遗传性骨硬化疾病。表现为软组织肿胀与其附近的骨干皮质骨肥厚形成新骨而致外骨膜隆起呈致密块状。出生后5个月内发生，1岁时消退，预后良好。

04.156　致密骨发育不良　pycnodysostosis

又称“致密性成骨不全”。由于组织蛋白酶K基因突变使得其活性降低造成骨骼致密的骨硬化疾病。表现为短头小脸、下颌角钝、颅缝与囟门开放、齿错位、指短粗尖、弥漫性骨髓炎、脊柱侧凸或后凸及膝外翻等。

04.157　进行性骨干发育不良　progressive diaphyseal dysplasia，PDD

又称“进行性骨干发育不全”“恩格尔曼病（Engelman disease）”。由于转化生长因子-β基因突变导致骨外膜与骨内膜进行性形成新骨造成的常染色体显性遗传性骨硬化疾病。引起骨痛和步态异常。影像学特征为长骨骨干对称性肥大与硬化，中轴骨也可能受累。

04.158　肯尼–卡菲综合征　Kenny-Caffey syndrome

由*FAM111A*基因杂合突变造成的骨硬化疾病。表现为身材矮小、囟门晚闭、齿列缺陷、小眼、额部隆起、三角状脸、骨骼致密及反复低钙血症伴血清甲状旁腺激素水平不适当降低等。1966年，美国的肯尼和卡菲报道首例病例；1967年，美国的卡菲报道第二例。

04.159　异位骨化　heterotopic ossification，ectopic ossification

又称“骨外骨化（extraskeletal ossification，extrabonic ossification）”。在正常情况下没有骨存在的组织内发生形成正常骨同一性质新骨的病理现象。

04.160　真皮皮下骨化　dermal and subcutaneous ossification

G蛋白α刺激活性肽基因突变所致的广泛皮肤和皮下骨化引起的病变。

04.161　软组织异位骨化　heterotopic ossification of soft tissue

在软组织出现成骨细胞，并形成骨组织，出现软组织萎缩，皮肤、皮下脂肪和肌肉广泛骨化的疾病。多发生在大关节周围。

04.162 异位钙化 heterotopic calcification
又称“病理性钙化（pathological calcification）”。固态钙盐沉积于骨和牙齿之外的组织细胞内或细胞外的病理现象。

04.163 软骨钙化 chondral calcification
因生理性和病理性原因导致的软骨基质钙化的现象。

04.164 骨软化症 osteomalacia
以骨基质钙盐沉着障碍为主的慢性全身性疾病。表现为骨组织内未钙化骨基质的过多积聚，病变如发生于骨生长已经停止的成年人，因重力原因，可形成骨的畸形。

04.165 肿瘤性骨软化症 tumor-induced osteomalacia，TIO
一种罕见的由间叶肿瘤组织分泌过量成纤维细胞生长因子 23 导致的疾病。以低磷血症和骨软化为主要特征，伴有骨痛和病理性骨折征。

04.166 肿瘤样钙化症 tumoral calcinosis
一种发生在大关节附近的特发性软组织钙质沉着性疾病。目前认为可能与成纤维细胞生长因子 23 及其相关的基因突变有关。

04.167 骨斑点症 osteopoikilosis
由常染色体显性遗传致骨小梁增厚与正常骨结合或皮质骨呈岛状病灶引起的骨硬化疾病。多数无症状，由 X 射线检查偶然发现，表现为短管状骨末端、长骨干骺端、掌骨、跖骨和骨盆的大小不一、形状各异的骨硬化病灶，可合并弥漫性豆状皮肤纤维瘤病。

04.168 条纹状骨病 osteopathia striata
由常染色体显性遗传或 X 染色体隐性遗传致骨条纹状增厚的骨硬化疾病。表现为主要长骨骨松质区，尤其是干骺端及髂骨周边呈细薄条纹状，可有颅骨硬化、脑神经麻痹及局灶性皮肤增生不良。

04.169 厚皮性骨膜病 pachydermoperiostosis
一种由常染色体显性或隐性遗传的骨硬化疾病。主要特征是皮肤肥厚、回状头皮和骨膜增厚，可有进行性杵状指趾、四肢关节和小关节僵硬疼痛、脑神经和脊神经受压。

04.170 骨质疏松症 osteoporosis
以骨量低下、骨组织微结构破坏为特征，导致骨脆性增加，从而易致骨折的全身性代谢性骨病。分为原发性骨质疏松症和继发性骨质疏松症。

04.171 原发性骨质疏松症 primary osteoporosis
随着年龄增长，由于器官生理功能退行性改变和性激素分泌减少引起的骨质疏松症。分为绝经后骨质疏松症和老年性骨质疏松症。

04.172 绝经后骨质疏松症 postmenopausal osteoporosis
妇女绝经后由于雌激素水平降低及其他致病因素导致的骨质疏松症。骨折主要发生在骨松质成分较多的部位。

04.173 老年性骨质疏松症 senile osteoporosis
发生在 70 岁以上的男性或女性，与年龄相关的骨丢失造成的骨质疏松症。容易发生髋部、椎体等部位骨折。

04.174　特发性骨质疏松症　idiopathic osteoporosis

原因不明的骨质疏松症。主要发生在青少年。

04.175　继发性骨质疏松症　secondary osteoporosis

由疾病或药物等原因所致的骨量减少、骨微结构破坏、骨脆性增加及易于骨折的骨质疏松症。

04.176　糖皮质激素性骨质疏松症　glucocorticoid-induced osteoporosis

由外源性或内源性糖皮质激素过量导致的骨质疏松症。

04.177　脆性骨折　fragility fracture

又称“骨质疏松性骨折（osteoporotic fracture）”。自发性或由轻微外力造成的骨折。多由骨质疏松症所致。

04.178　亚洲人骨质疏松症自我筛查工具　osteoporosis self-assessment tool for Asians，OSTA

基于亚洲绝经后妇女研究，收集多项骨质疏松症危险因素并测定骨密度的筛查工具。筛选并经多变量回归模型分析后得出二项简易筛查指标（年龄和体重），计算方法为（体重–年龄）×0.2，结果>–1 为低风险，–4～–1 为中风险，<–4 为高风险。

04.179　骨折风险评估工具评分　score of fracture risk assessment tool，score of FRAX

世界卫生组织推荐的骨质疏松症患者骨折风险的计算机评估软件。临床用于协助识别较高脆性骨折风险患者，并指导适当干预。

04.180　骨量　bone mass

骨骼组织的体积。等于骨总体积减去骨髓腔和哈弗斯管等腔隙后的差值。一般用骨矿物质含量和骨密度表示。

04.181　骨矿物质含量　bone mineral content，BMC

单位长度骨段所含骨内矿物质的含量。单位为 g/cm。

04.182　骨密度　bone density

全称“骨骼矿物质密度（bone mineral density，BMD）”。单位体积（体积密度）或单位面积（面积密度）所含的骨量。以 g/cm^2 或 g/cm^3 表示，是骨质量的重要标志，反映骨质疏松程度，是预测骨折危险性的重要依据。

04.183　骨强度　bone strength

人体骨骼的抵抗力和负荷能力。涉及骨骼的结构、组织和功能，对于人体的健康和功能发挥起重要作用。

04.184　骨质量　bone quality

骨密度和骨强度的统称。

04.185　骨量减少　osteopenia

骨骼单位体积内的矿物质和有机质等含量减少的病理现象。世界卫生组织标准定义为骨密度测量 T 值介于–2.5 和–1 之间。

04.186　骨量测定方法　bone mass measurement

用于测定骨量的多种影像学方法的总称。常用方法包括双能 X 射线吸收法、定量计算机体层成像等，用于诊断骨质疏松症、预测骨质疏松骨折风险、监测自然病程及评价药物干预疗效。

04.187　双能 X 射线吸收法　dual energy X-ray absorptiometry，DEXA

又称“双能 X 线骨密度测量”。根据不同能量的 X 射线通过机体组织时的衰减和吸收状况，测定机体骨骼无机盐、体脂及瘦体重含量的方法。是骨密度测定的金标准。

04.188　定量计算机体层成像　quantitative computed tomography，QCT

简称“定量 CT”。根据钙化组织离子射线吸收的量，利用计算机计算三维结构骨密度的成像技术。

04.189　外周定量计算机体层成像　peripheral quantitative computed tomography，pQCT

测量外周骨骼三维结构骨密度的定量计算机体层成像技术。

04.190　定量超声　quantitative ultrasound，QUS

超声波穿过骨骼以后，被另一侧的换能器测定，通过计算超声波在骨内的传导速度和衰减系数来获得骨密度值的方法。

05.　肾上腺疾病

05.01　概　　述

05.001　肾上腺　adrenal gland

紧邻肾内上方的成对内分泌腺。左右各一。与同侧肾共同被肾筋膜所包裹。分为皮质和髓质两部分。周围部分是皮质，分泌类固醇激素；内部为髓质，分泌儿茶酚胺类激素（肾上腺素和去甲肾上腺素）。参与调节体内代谢等活动。

05.002　肾上腺皮质　adrenal cortex

肾上腺外层的内分泌腺组织。来源于中胚层。从外向内分别为球状带、束状带和网状带共 3 层，各自分泌不同的肾上腺皮质激素。

05.003　肾上腺髓质　adrenal medulla

肾上腺中央部位的内分泌腺组织。发源于外胚层，与交感神经系统组织同源。主要由嗜铬细胞构成，分泌肾上腺素和去甲肾上腺素。

05.004　嗜铬细胞　chromaffin cell

主要分布于肾上腺髓质、交感神经节等处的内含嗜铬颗粒的细胞。能合成和分泌儿茶酚胺。包括肾上腺素细胞和去甲肾上腺素细胞，前者主要分泌肾上腺素，后者主要分泌去甲肾上腺素。

05.005　肾上腺皮质激素　adrenocortical hormone，adrenal cortical hormone

肾上腺皮质合成和分泌的类固醇激素。主要为盐皮质激素和糖皮质激素，还有少量的雄激素。

05.006　盐皮质激素　mineralocorticoid

肾上腺皮质球状带细胞合成和分泌的含 21 个碳原子的类固醇激素。以醛固酮为代表。作用于肾脏远曲小管，起储钠、排钾、排氢作用，主要作用是调节水盐代谢，维持体内钠、钾平衡。

05.007　醛固酮　aldosterone

肾上腺皮质球状带细胞分泌的一种盐皮质激素。在体内降解后主要产生四氢醛固酮，由尿排出。主要调节钠、氯、钾及水代谢。

05.008　醛固酮逃逸现象　aldosterone escape phenomenon

由于醛固酮分泌过多，肾脏受其影响开始储钠保水，当血容量增加到一定程度时，尽管血醛固酮仍为高水平，但肾小管的储钠保水作用自行减弱，脱离了醛固酮约束的现象。

05.009 肾上腺雄酮 adrenosterone

由肾上腺皮质网状带细胞分泌的雄激素的总称。主要有睾酮、双氢睾酮、脱氢表雄酮及雄烯二酮等。在体内亦可转化为雌酮，最后以17-酮类固醇的形式由尿排泄。

05.010 盐皮质激素受体 mineralocorticoid receptor，MR

核受体家族中的一员。与盐皮质激素和糖皮质激素具有同等亲和力。介导醛固酮和脱氧皮质酮刺激血钠储留和血钾排泄，发挥调节水盐代谢的作用。

05.011 盐皮质激素受体拮抗剂 mineralocorticoid receptor antagonist

能够竞争性地抑制盐皮质激素和盐皮质激素受体结合的一类化合物。主要药物有螺内酯、依普利酮、非奈利酮。

05.012 糖皮质激素 glucocorticoid

由肾上腺皮质束状带细胞合成和分泌的含21个碳原子的类固醇激素。以皮质醇为代表。对糖类、脂肪、蛋白质及水和电解质代谢起调节作用，具有抗炎、免疫抑制、抗病毒、抗休克及提高中枢神经系统兴奋性的功能，并对造血系统和凝血系统等有影响。

05.013 皮质醇 cortisol

又称"氢化可的松（hydrocortisone）""17-羟皮质酮（17-hydroxycorticosterone）"。由肾上腺皮质产生的一种糖皮质激素。由黄体酮转变而成。在血液中与皮质激素转运蛋白结合，有强的抗炎活性，能促进肝糖原分解、糖原异生、调节微循环和维持血压。

05.014 皮质类固醇结合球蛋白 corticosteroid-binding globulin

又称"皮质醇结合球蛋白（cortisol-binding globulin，CBG）"。在血液中结合并转运肾上腺皮质类固醇激素的球蛋白。

05.015 糖皮质激素受体 glucocorticoid receptor

能够特异性地与糖皮质激素结合的受体。为核受体超家族中的一员，属于核转录因子。与糖皮质激素结合发挥生理功能，介导糖皮质激素的生理效应。

05.016 肾上腺髓质激素 adrenomedullary hormone，adrenal medullary hormone

由肾上腺髓质嗜铬细胞分泌的儿茶酚胺类激素的总称。主要为肾上腺素和去甲肾上腺素，还有少量的多巴胺。

05.017 儿茶酚胺 catecholamine

由肾上腺髓质的嗜铬细胞和交感神经、中枢神经系统的肾上腺能神经元生成和分泌的一种含有儿茶酚结构的胺类物质。是酪氨酸在酪氨酸羟化酶作用下生成。具有神经递质和激素的生理功能。包括肾上腺素、去甲肾上腺素和多巴胺。

05.018 肾上腺素 epinephrine，adrenaline

肾上腺髓质分泌的一种儿茶酚胺类激素。由去甲肾上腺素经甲基化形成，可兴奋 α、β 受体，收缩心肌、血管，加快心率，升高血压，舒张冠状血管，松弛支气管、胃肠道平滑肌和骨骼肌。

05.019 去甲肾上腺素 norepinephrine

肾上腺髓质分泌的一种儿茶酚胺类激素。由肾上腺素去甲基化形成。主要兴奋 α 受体，引起小动脉和静脉血管收缩，升高血压。

05.02 肾上腺相关激素合成及代谢

05.020 类固醇激素合成 steroidogenesis
促肾上腺皮质激素促进胆固醇在一系列酶的作用下合成不同类型类固醇激素的过程。

05.021 类固醇激素合成通路 steroidogenic pathway
由羟类固醇脱氢酶和细胞色素 P450 酶介导的一系列信号转导通路。

05.022 类固醇激素合成酶 steroidogenic enzyme
又称“*类固醇生成酶*”。在类固醇激素合成过程中发挥作用的、对其底物具有高度特异性和高度催化效能的蛋白质。

05.023 类固醇激素合成急性调节蛋白 steroidogenic acute regulatory protein, StAR
又称“*类固醇激素生成急性调节蛋白*”。位于相关细胞的线粒体膜上，具有高度组织特异性，参与胆固醇由线粒体外膜向线粒体内膜转运的蛋白质。在类固醇激素合成过程中发挥关键限速作用。

05.024 羟类固醇脱氢酶 hydroxysteroid dehydrogenase, HSD
全称“*羟基类固醇脱氢酶*”。体内参与类固醇激素合成的一类关键酶。主要催化类固醇激素 17β-位羟基与酮基之间的可逆转化。包括 3α-羟类固醇脱氢酶、3β-羟类固醇脱氢酶、11β-羟类固醇脱氢酶和 17β-羟类固醇脱氢酶等。

05.025 3α-羟类固醇脱氢酶 3α-hydroxysteroid dehydrogenase, 3α-HSD
催化羟化类固醇脱氢反应的必需酶。可作用于多种类固醇基质，可逆地催化类固醇 3 位羟基/酮基的氧化还原，将双氢睾酮代谢为其他雄激素代谢产物，如 3α-雄烷二醇。

05.026 3β-羟类固醇脱氢酶 3β-hydroxysteroid dehydrogenase, 3β-HSD
又称“*3β-羟类固醇异构酶*（3β-hydroxysteroid isomerase）”。参与类固醇激素合成初始阶段的一种酶。是催化相对无生物活性的 δ 5-前体向具有生物活性的 δ 4-肾上腺和性类固醇激素转化的必需酶。

05.027 11β-羟类固醇脱氢酶 11β-hydroxysteroid dehydrogenase, 11β-HSD
催化糖皮质激素 C11 位酮基与羟基之间氧化还原反应的必需酶。使有生物活性的皮质醇与无活性的 11-脱氢-17-羟皮质酮相互转化。

05.028 17β-羟类固醇脱氢酶 17β-hydroxysteroid dehydrogenase, 17β-HSD
催化低活性雌激素转化为活性雌激素过程中最后步骤的必需酶。

05.029 胆固醇侧链裂解酶 cholesterol side-chain cleavage enzyme
催化胆固醇侧链裂解，转化形成孕烯醇酮的酶。是影响类固醇激素生物合成的关键酶。

05.030 细胞色素 P450 侧链裂解酶 cytochrome P450 side-chain cleavage enzyme, P450scc
由 *CYP11A1* 基因编码，将胆固醇转化为孕烯醇酮的线粒体酶。是由胆固醇生成各种类固醇激素的第一步反应的关键酶。

05.031 细胞色素 P450 氧化还原酶 cytochrome P450 oxidoreductase，CPR

位于线粒体呼吸电子传递链末端的含有血红素铁的氧化酶。通过血红素中铁原子的氧化还原变化，把从电子传递体接受的电子传递给氧形成水，对氧气具有高亲和力，是生物体内最重要的末端氧化酶。

05.032　黄素腺嘌呤二核苷酸　flavin adenine dinucleotide，FAD

核黄素（即维生素 B_2）的一种辅酶。通过接受来自供体分子的两个电子和来自溶液的两个质子，参与氧化反应。

05.033　黄素单核苷酸　flavin mononucleotide，FMN

又称"*核黄素-5-磷酸*(riboflavin-5-phosphoric acid)"。黄素蛋白的辅基。对细胞呼吸等生物氧化过程的电子传递起着重要的作用。

05.034　醛固酮合酶　aldosterone synthase

催化醛固酮生物合成中最后一步反应的酶。具有 11β-羟化酶、18-羟化酶和 18-氧化酶的活性，属于细胞色素 P450 酶家族。

05.035　17α-羟化酶　17α-hydroxylase

可催化孕烯醇酮形成 17α-羟孕烯醇酮和 17α-羟孕烯醇酮形成脱氢表雄酮的酶。也可催化孕酮形成 17α-羟孕酮和 17α-羟孕酮形成睾酮。

05.036　21-羟化酶　21-hydroxylase

催化 17-羟孕酮为 11-脱氧皮质醇和孕酮为 11-脱氧皮质酮的蛋白酶。二者分别为皮质醇和醛固酮前体。其活性低下致皮质醇和醛固酮合成受损。

05.037　类固醇 5α-还原酶　steroid 5α-reductase

催化睾酮转变为双氢睾酮的必需酶。分为两型：Ⅰ型是碱性酶，分布于肝脏和非生殖器；Ⅱ型是酸性酶，主要分布于外生殖器、会阴皮肤及前列腺。

05.038　芳香化酶　aromatase

催化类固醇结构中C10位甲基的裂解和A环的芳香化，从而将雄烯二酮、雄烯三酮分别转化为雌酮和雌三醇的酶。是雌激素生物合成的限速酶。

05.039　双氢睾酮后门途径　backdoor pathway to dihydrotestosterone

17-羟孕酮不通过睾酮直接生成双氢睾酮的途径。

05.040　肾素–血管紧张素–醛固酮系统　renin-angiotensin-aldosterone system，RAAS

一类广泛存在于血液和组织中，由肾素、血管紧张素和醛固酮相互关联构成的体液调节系统。是体内重要的血压调控系统，直接参与血管收缩、代谢及交感神经的调节，在调节体内水、电解质和酸碱平衡，维持环境稳态中起到重要作用。

05.041　肾素　renin

由肾小球球旁细胞生成的一种蛋白水解酶。是肾素–血管紧张素–醛固酮系统的重要组分。能催化血浆中的血管紧张素原，使之水解生成血管紧张素Ⅰ。

05.042　血浆肾素活性　plasma renin activity

血浆中肾素催化血管紧张素原转变为血管紧张素Ⅰ的能力。

05.043　血管紧张素原　angiotensinogen

由肝脏生成的一种 $α_2$-球蛋白。是血管紧张素的前体。在肾素的作用下，可转化为低血管活性的血管紧张素Ⅰ，进一步在血管紧张素转换酶作用下，生成血管紧张素Ⅱ。

05.044　血管紧张素　angiotensin
一类具有极强的收缩血管和刺激肾上腺皮质分泌醛固酮等作用的肽类物质。是肾素–血管紧张素–醛固酮系统的重要组分。

05.045　血管紧张素 I　angiotensin I
血管紧张素转化过程中的一种中间产物。是血管紧张素原经肾素作用水解产生的一种十肽。

05.046　血管紧张素 II　angiotensin II
由血管紧张素 I 经血管紧张素转换酶的作用水解生成的八肽生物活性物质。

05.047　血管紧张素转换酶　angiotensin converting enzyme
一种含锌的二羧基肽酶。也是一种糖蛋白，催化血管紧张素 I 转化成血管紧张素 II，与此同时也能降解缓激肽。

05.048　血管紧张素受体　angiotensin receptor
以血管紧张素作为配体的 G 蛋白耦联受体。

05.03　肾上腺皮质功能指标

05.049　皮质醇节律　cortisol rhythm
皮质醇分泌的昼夜节律。皮质醇昼夜节律测定是通过分别于早 8 时、下午 5 时和午夜 12 时取静脉血，测定血浆游离皮质醇的含量或留取 24 小时尿测定游离皮质醇的水平，以了解皮质醇在一天内的变化规律。

05.050　尿游离皮质醇　urine free cortisol
由血液中游离皮质醇经肾小球滤过而来的皮质醇。其浓度与血浆中真正具有生物活性的游离皮质醇成正比，可以反映肾上腺皮质的功能状态。

05.051　尿 17-羟皮质类固醇　urine 17-hydroxycorticosteroid
由肾上腺皮质分泌的一类糖皮质激素。主要包括皮质醇及其四氢代谢产物。可反映肾上腺皮质功能状态。全身消耗性疾病和肝脏疾病可见其水平降低。

05.052　尿 17-酮类固醇　urine 17-ketosteroid
肾上腺皮质类固醇和雄性激素的代谢产物。包括脱氢表雄酮、雄烯二酮、硫酸脱氢表雄酮及 11β-羟雄烯二酮等。可反映肾上腺皮质功能、睾丸功能及外源性皮质激素或雄激素的应用情况。

05.053　血醛固酮　blood aldosterone
血液中醛固酮含量。可以反映体内醛固酮的合成情况。血醛固酮与肾素活性比值可用来筛查原发性醛固酮增多症。

05.054　尿醛固酮　urinary aldosterone
尿液中醛固酮的含量。可以反映体内醛固酮的合成情况。

05.055　促肾上腺皮质激素兴奋试验　adrenocorticotropic hormone stimulation test
利用外源性促肾上腺皮质激素对肾上腺皮质的兴奋作用，观察尿液和血液中肾上腺皮质激素及其代谢产物的变化，以判定肾上腺皮质储备功能的试验。

05.056　促肾上腺皮质激素释放激素兴奋试验　corticotropin releasing hormone stimulation test
用于库欣综合征鉴别诊断的试验。一般用人工合成的促肾上腺皮质激素释放激素，静脉注射前后（0 分钟、30 分钟、60 分钟、90 分钟、120 分钟）抽血测定促肾上腺皮质激素及皮质醇水平。

05.057　甲吡酮试验　metyrapone test

又称“美替拉酮试验”。一种用于评估下丘脑–垂体–肾上腺轴（HPA 轴）内分泌功能的试验。通过检测机体对甲吡酮（11β-羟化酶抑制剂）的反应，判断垂体分泌促肾上腺皮质激素（ACTH）的储备能力。因甲吡酮能阻断 11β-羟化酶，使 11-脱氧皮质醇转化为皮质醇过程受阻，以减弱皮质醇对垂体的负反馈作用，从而使促肾上腺皮质激素分泌增多。

05.058　地塞米松抑制试验　dexamethasone suppression test

通过地塞米松对垂体、下丘脑分泌的促肾上腺皮质激素和促肾上腺皮质激素释放激素的抑制作用，来判断下丘脑–垂体–肾上腺轴功能是否存在异常的试验。包括小剂量和大剂量地塞米松抑制试验：前者为库欣综合征的定性诊断试验，主要用于单纯性肥胖与库欣综合征的鉴别诊断；后者为库欣综合征的定位诊断试验，协助判断患者病变部位的功能。

05.059　21-羟化酶抗体　21-hydroxylase antibody

针对 21-羟化酶的一种自身抗体。是诊断自身免疫性肾上腺皮质功能不全的标志物。

05.060　肾上腺静脉取血术　adrenal venous sampling，AVS

通过介入手段在双侧肾上腺静脉插入导管采集血标本测定醛固酮的一种有创检查方法。用于鉴别诊断肾上腺增生和肿瘤。

05.04　肾上腺疾病

05.04.01　醛固酮增多症

05.061　醛固酮增多症　hyperaldosteronism，aldosteronism

简称“醛固酮症”。因原发于肾上腺皮质的病理改变如增生、腺瘤及腺癌，其自主性分泌醛固酮增多；或因失血性休克、肾动脉狭窄等原因肾小球入球小动脉的血流量减少而刺激肾素–血管紧张素–醛固酮系统，使其活性增强，引起醛固酮分泌增多，导致以高血压、低钾血症为主要表现的一组综合征。

05.062　原发性醛固酮增多症　primary hyperaldosteronism，primary aldosteronism

又称“康恩综合征（Conn syndrome）”。多种原因引起肾上腺球状带醛固酮不适当高分泌所导致的疾病。临床表现为高血压、低钾血症、肌无力或麻痹、失钾性肾病及碱血症等。

05.063　继发性醛固酮增多症　secondary hyperaldosteronism，secondary aldosteronism

因肾上腺以外的疾病引起醛固酮分泌过多的一组疾病。如肝硬化、充血性心力衰竭、肾病综合征、肾性高血压等。

05.064　特发性醛固酮增多症　idiopathic hyperaldosteronism，IHA

双侧肾上腺皮质增生所致醛固酮分泌增多的疾病。

05.065　假性醛固酮增多症　pseudohyperaldosteronism，PHA

又称“利德尔综合征（Liddle syndrome）”。一种全身性遗传性钠转运异常性疾病。由于肾小管上皮细胞膜上钠通道蛋白异常，多为蛋白质的 β、γ 亚单位基因突变，使钠通道常处于激活状态，临床表现中除醛固酮无增多外，其他与原发性醛固酮增多症几乎一致。

05.066　家族性醛固酮增多症　familial hyperaldosteronism，FH

一种常染色体显性遗传病。表现为由于醛固酮分泌增多引起的症状。多为青少年时起病，临床表现为高血压、低钾血症、肌无力或麻痹、失钾性肾病及碱血症等。

05.067　糖皮质激素可抑制性醛固酮增多症　glucocorticoid-remediable aldosteronism，GRA

又称“地塞米松可抑制性醛固酮增多症（dexamethasone-suppressible hyperaldosteronism，DSH）”。一种以高血压、高醛固酮、低肾素为主要临床表现的外显率高的常染色体显性遗传病。与醛固酮合成酶基因突变有关，使醛固酮合成酶在肾上腺皮质束状带异位表达受促肾上腺皮质激素兴奋性调控，对促肾上腺皮质激素刺激敏感，导致醛固醇分泌增多、水钠潴留、血压升高。

05.068　表观盐皮质激素过多综合征　apparent mineralocorticoid excess syndrome，AME

又称“11β-羟类固醇脱氢酶缺乏症 2 型（11β-hydroxysteroid dehydrogenase type 2 deficiency）”。由于Ⅱ型 11β-羟类固醇脱氢酶基因缺陷所致的一种盐皮质激素代谢紊乱综合征。表现为低肾素性高血压。

05.069　肾上腺皮质结节样增生　nodular adrenocortical hyperplasia

肾上腺皮质细胞产生异常增殖反应，形成小结节样改变的疾病。可因涉及球状带、束状带、网状带的不同而分泌不同激素，引起库欣综合征、原发性醛固酮增多症、性征异常或者混合多种激素异常。

05.070　醛固酮瘤　aldosteronoma，aldosterone-producing adenoma，APA

一种发生在肾上腺皮质球状带的能自主分泌醛固酮的肿瘤。主要临床表现为高血压、低钾血症及肾上腺腺瘤等。

05.071　肾上腺皮质醛固酮癌　aldosterone-producing adrenocortical carcinoma，APAC

简称“醛固酮癌（aldosterone-producing carcinoma，APC）”。可分泌醛固酮的肾上腺皮质恶性肿瘤。

05.072　异位分泌醛固酮肿瘤　ectopic aldosterone-producing tumor

发生在肾上腺皮质以外部位，可分泌醛固酮的肿瘤。

05.04.02　库欣综合征

05.073　库欣综合征　Cushing syndrome

又称“皮质醇增多症（hypercortisolism）”。由内源性肾上腺皮质分泌过多皮质醇或外源性糖皮质激素类药物引起的疾病。主要表现为腹型肥胖、满月脸、多血质容貌、紫纹、痤疮及高血压等。由美国神经外科医生哈维·库欣于 1912 年首次报道。

05.074　促肾上腺皮质激素依赖性库欣综合征　adrenocorticotropin-dependent Cushing syndrome

下丘脑–垂体或垂体以外的某些肿瘤组织分泌过量促肾上腺皮质激素释放激素和（或）促肾上腺皮质激素，引起双侧肾上腺皮质增生并分泌过量皮质醇的综合征。

05.075　药源性库欣综合征　iatrogenic Cushing syndrome

患者过量使用外源性糖皮质激素引起类库欣综合征表现的疾病。

05.076　周期性库欣综合征　cyclic Cushing syndrome

库欣综合征的一种特殊类型。皮质醇呈周期性分泌增多。

05.077　亚临床库欣综合征　subclinical Cushing syndrome，SCS

生化检查证明存在下丘脑-垂体-肾上腺轴轻度异常造成的皮质醇增多，而没有特异的、典型的库欣综合征临床表现的综合征。包括满月脸、向心性肥胖和皮肤紫纹等，其中最重要的是缺乏分解代谢增强特征，如中央肌无力、脂肪组织再分配、皮肤脆弱和少见的感染。

05.078　应激性高皮质醇血症　stress hypercortisolemia

急性和亚急性应激导致血皮质醇水平升高引起类库欣综合征表现的疾病。

05.079　库欣病　Cushing disease

垂体促肾上腺皮质激素分泌亢进引起的双侧肾上腺皮质增生和皮质醇分泌过多的疾病。

05.080　原发性色素结节性肾上腺皮质病　primary pigmented nodular adrenocortical disease，PPNAD

库欣病的一种罕见类型。双侧肾上腺外观仅轻度增大。切面多发深褐色或黑色色素沉着结节为其特征，结节间肾上腺皮质大多明显萎缩。可单独存在，也可伴随多发肿瘤综合征。

05.081　促肾上腺皮质激素非依赖性库欣综合征　adrenocorticotropin-independent Cushing syndrome

由肾上腺皮质腺瘤、肾上腺大结节样增生及肾上腺皮质癌等自主分泌过多的皮质醇导致的一种皮质醇增多的综合征。可抑制下丘脑促肾上腺皮质激素释放激素及垂体促肾上腺皮质激素分泌。

05.082　肾上腺皮质腺瘤　adrenocortical adenoma

肾上腺皮质细胞的良性上皮性肿瘤。大多数是单侧的，但通常不能明确定位于球状带、束状带或网状带。

05.083　促肾上腺皮质激素非依赖性双侧肾上腺大结节样增生　adrenocorticotropic hormone-independent bilateral macronodular adrenal hyperplasia，AIMAH

以双侧肾上腺大结节样增生为特征的促肾上腺皮质激素非依赖性库欣综合征的一种特殊类型。病因尚不清楚。

05.084　肾上腺皮质癌　adrenocortical carcinoma，ACC

发生于肾上腺皮质细胞的恶性肿瘤。分为有内分泌功能和无内分泌功能两种类型，约50%为有内分泌功能，可发生于任何年龄。功能性肾上腺皮质腺癌临床表现为库欣综合征、原发性醛固酮增多症或性征异常，其中以库欣综合征表现最为常见。

05.085　异位促肾上腺皮质激素综合征　ectopic adrenocorticotropic hormone syndrome

由于垂体之外的肿瘤分泌过多的促肾上腺皮质激素，刺激双侧肾上腺素皮质增生并产生过量皮质类固醇所引起的临床综合征。

05.086　糖皮质激素受体病　glucocorticoid receptor disease

糖皮质激素受体基因突变导致糖皮质激素不能发挥正常生理作用的一类疾病。

05.087　糖皮质激素受体抵抗　glucocorticoid receptor resistance

因糖皮质激素受体发生突变导致糖皮质激素受体与糖皮质激素亲和力减弱或消失的病理状态。

05.088　糖皮质激素过度敏感综合征　glucocorticoid hypersensitivity syndrome

机体对糖皮质激素过度敏感引起的代谢紊乱综合征。

05.089　家族性糖皮质激素缺乏症　familial glucocorticoid deficiency

由于促肾上腺皮质激素受体及其相关辅助蛋白基因缺陷导致糖皮质激素合成不足的遗传性疾病。以血清皮质醇水平低，血浆促肾上腺皮质激素浓度高为主要标志，表现为儿童期反复低血糖、抽搐及反复严重感染等。

05.04.03　肾上腺皮质功能减退症

05.090　肾上腺皮质功能减退症　hypoadrenocorticism，adrenocortical insufficiency

肾上腺皮质不能产生足量的类固醇激素而引起的疾病。典型表现为皮肤黏膜色素沉着、易疲劳、乏力、体重减轻、厌食、恶心呕吐、腹痛及直立性低血压等。

05.091　原发性肾上腺皮质功能减退症　primary adrenocortical insufficiency

又称"艾迪生病（Addison disease）"。由于感染或自身免疫系统异常等原因，大部分肾上腺皮质被损坏，从而导致的肾上腺糖皮质激素和（或）盐皮质激素分泌减少，进而腺垂体促肾上腺皮质激素分泌增多的一种疾病。表现为全身皮肤色素沉着、黏膜出现棕褐色斑块，衰弱、乏力，恶心及食欲缺乏等，甚至可能出现低血压、低血糖及水电解质紊乱。

05.092　继发性肾上腺皮质功能减退症　secondary adrenal insufficiency

由下丘脑、垂体病变导致的肾上腺皮质功能不全。

05.093　急性肾上腺皮质功能减退症　acute adrenocortical insufficiency

各种原因引起的急性肾上腺皮质激素不足的疾病。

05.094　慢性肾上腺皮质功能减退症　chronic adrenocortical insufficiency

各种原因引起慢性肾上腺皮质激素分泌不足所致的疾病。分为原发性及继发性。原发性是由于自身免疫、结核、真菌等感染或肿瘤、白血病等原因破坏双侧肾上腺的绝大部分所引起的肾上腺皮质激素分泌不足。继发性是由于下丘脑分泌促肾上腺皮质激素释放激素或垂体分泌促肾上腺皮质激素不足所致。

05.095　自身免疫性肾上腺皮质功能减退症　autoimmune adrenocortical insufficiency

由自身免疫性原因导致的肾上腺皮质功能不全的疾病。85%的原发性肾上腺皮质功能减退为自身免疫性，需要通过测定 21-羟化酶抗体来确诊。

05.096　遗传性肾上腺皮质功能减退症　genetic adrenal insufficiency

由遗传因素导致肾上腺皮质激素合成的一

种或多种酶异常引起的肾上腺皮质功能不全。以21-羟化酶、11β-羟化酶和3β-羟类固醇脱氢酶受损多见。

05.097　垂体性肾上腺皮质功能减退症　pituitary adrenocortical hypofunction

由于垂体性疾病引起促肾上腺皮质激素分泌不足导致的疾病。包括全垂体功能减退症、选择性促肾上腺皮质激素缺乏症和急性垂体性肾上腺皮质功能衰竭。

05.098　肾上腺脑白质营养不良　adrenoleukodystrophy

一种X连锁隐性遗传性疾病。由于*ABCD1*基因突变导致极长链脂肪酸不能氧化，在血、脑白质、肾上腺皮质等器官组织内堆积引起细胞死亡。表现为中枢性脱髓鞘和肾上腺皮质功能减退等，临床主要表现为视力障碍、智力减退、锥体束损害及肾上腺皮质功能不全等。

05.099　先天性肾上腺发育不良　congenital adrenal hypoplasia，CAH

由类固醇生长因子-1基因突变引起XY性反转的遗传性疾病。表现为散发型、常染色体隐性遗传型、X连锁巨细胞型及X连锁型中的任一形式。

05.100　下丘脑促肾上腺皮质激素释放激素分泌不足　insufficient corticotropin-releasing hormone secretion in hypothalamus

下丘脑促肾上腺皮质激素释放激素因肿瘤、外伤、结节病或头部放疗等导致分泌不足的状态。

05.101　相对肾上腺皮质功能不全　relative adrenal insufficiency

疾病状态、严重应激时，代偿增多的皮质醇仍不能满足受损机体的需要，肾上腺功能处于相对不全的状态。以血浆游离皮质醇不足为主要特征。

05.102　肾上腺危象　adrenal crisis

机体在不同原因作用下，由于肾上腺皮质激素绝对或相对分泌不足引起的一系列临床症状。表现为严重低血压或低血容量性休克、室上性心动过速、每搏输出量减少、外周阻力降低、不明原因的腹痛或腰痛、呕吐、发热及精神状态改变等。

05.04.04　其他肾上腺疾病

05.103　嗜铬细胞瘤　pheochromocytoma

由起源于肾上腺髓质的嗜铬细胞分泌儿茶酚胺过多所致的神经内分泌肿瘤。若肿瘤发生在肾上腺外副神经节则称“副神经节瘤（paraganglioma）”。

05.104　嗜铬细胞瘤危象　pheochromocytoma crisis

嗜铬细胞在某些诱因（如挤压肿瘤、创伤、手术、药物）作用下短期分泌较多肾上腺素和去甲肾上腺素造成的急性高儿茶酚胺血症。典型临床表现为高血压危象、高血压和低血压交替发作、发作性低血压或休克、急性左心衰竭、心肌梗死及心律失常等。

05.105　肾上腺意外瘤　adrenal incidentaloma

又称“肾上腺偶发瘤”。采用影像学方法进行常规体检或者非肾上腺疾病诊断时，意外发现的肾上腺及肾上腺所在区域的肿瘤。

05.106　肾上腺髓样脂肪瘤　adrenal myelolipoma

肾上腺的良性病变。肿瘤通常为单侧，富含造血和脂肪组织。因其低密度的特征性影像学表现容易诊断。

05.107　肾上腺转移癌　metastatic adrenal carcinoma

其他部位肿瘤转移至肾上腺的疾病。肾上腺是人体肿瘤转移的好发部位之一，肺癌、胃肠道癌、乳腺癌及甲状腺癌等均可发生肾上腺转移。

05.108　肾上腺出血　adrenal hemorrhage

单侧或双侧肾上腺皮质或髓质发生的出血。可以自发出血，也可继发于外伤或全身性疾病。

05.109　肾上腺静脉血栓形成　adrenal vein thrombosis

肾上腺静脉主干和（或）分支内血栓形成，导致肾上腺静脉部分或全部阻塞而引起的一系列病理改变和临床表现。

05.110　肾上腺炎　adrenalitis

一种由感染、出血或产生自身抗体等因素导致的肾上腺炎症。表现为肾上腺素、去甲肾上腺素及皮质醇分泌不足。主要包括自身免疫性肾上腺炎、黄色肉芽肿性肾上腺炎及出血性肾上腺炎。绝大多数是自身免疫性肾上腺炎。

05.111　原发肾上腺淋巴瘤　primary adrenal lymphoma

原发于肾上腺的肾上腺恶性肿瘤。临床表现不典型，多数患者存在局部疼痛、发热及消瘦等症状，在双侧受累患者中肾上腺皮质功能不全表现常见。

05.112　先天性肾上腺淀粉样变　congenital amyloidosis of adrenal gland

由于淀粉样蛋白在肾上腺中堆积，导致皮质醇生成障碍，以血浆促肾上腺皮质激素浓度高为主要标志的疾病。表现为易疲劳、乏力、体重减轻、厌食、恶心呕吐、腹痛及直立性低血压等。

05.113　先天性肾上腺皮质增生症　congenital adrenal hyperplasia，congenital adrenal cortical hyperplasia，CAH

一组常染色体隐性遗传性疾病。由于肾上腺皮质类固醇激素合成过程中某种酶的先天缺陷，引起肾上腺皮质激素合成不足，经负反馈作用促使下丘脑、垂体分泌促肾上腺皮质激素释放激素和促肾上腺皮质激素增加，导致肾上腺皮质增生和代谢紊乱。临床表现为皮质醇水平低下，代偿性肾腺皮质增生、高雄激素血症、女性外生殖器男性化、持续无排卵和不孕、盐皮质激素代谢异常等。

05.114　21-羟化酶缺乏症　21-hydroxylase deficiency

编码 21-羟化酶的 *CYP21* 基因突变，导致糖皮质和（或）盐皮质类固醇减少，雄激素分泌增多的疾病。可引起不同程度的女性胎儿男性化和失盐症状。

05.115　11β-羟化酶缺乏症　11β-hydroxylase deficiency

编码 11β-羟化酶的 *CYP11B1* 基因突变，导致皮质醇合成减少、雄激素合成增加的疾病。可引起不同程度的男性化和生长加速的临床综合征。

05.116　17α-羟化酶缺乏症　17α-hydroxylase deficiency

编码 17α-羟化酶的 *CYP17* 基因突变，导致性激素、皮质醇合成受阻，盐皮质激素增加的疾病。可引起钠离子潴留、钾离子丢失及高血压等。

05.117　3β-羟类固醇脱氢酶缺乏症　3β-hydroxysteroid dehydrogenase

deficiency，3β-HSD

3β-羟类固醇脱氢酶缺陷使脱氢表雄酮大量堆积，部分脱氢表雄酮可通过肾上腺外途径转化为睾酮，导致女性轻度男性化、男性假两性畸形的疾病。

05.118　细胞色素P450氧化还原酶缺乏症　cytochrome P450 oxidoreductase deficiency，PORD

由于细胞色素P450酶基因突变，P450酶活性降低或完全失活引起的一种常染色体隐性遗传的先天性肾上腺皮质增生症。临床表现主要为肾上腺糖皮质激素不足、性发育异常及骨骼畸形。

05.119　胆固醇侧链裂解酶缺乏症　cholesterol side-chain cleavage enzyme deficiency

由于胆固醇侧链裂解酶基因突变导致肾上腺类固醇生成缺陷的疾病。由于胆固醇转化为孕烯醇酮障碍，导致所有类固醇激素合成受损，使大量胆固醇积聚在肾上腺皮质细胞内，患者双侧肾上腺明显增生。

05.120　类固醇激素合成急性调节蛋白缺乏症　steroidogenic acute regulatory protein deficiency，StAR deficiency

由类固醇激素合成急性调节蛋白（StAR）缺陷导致盐皮质激素、糖皮质激素和性激素合成均受阻的一种罕见的常染色体隐性遗传病。多见于核型为46，XY的男性，新生儿期可有皮质功能不足症状、假两性畸形表现及肾上腺功能降低危象。

05.121　类脂[质]性先天性肾上腺皮质增生症　lipoid congenital adrenal hyperplasia，LCAH

由于胆固醇侧链裂解酶或类固醇激素合成急性调节蛋白基因突变导致肾上腺类固醇生成缺陷的疾病。前者缺乏致胆固醇转化为孕烯醇酮障碍，而后者缺乏使胆固醇不能转运进入线粒体，导致类固醇激素如糖皮质激素、盐皮质激素及性激素生成障碍，婴儿早期即可有肾上腺皮质功能不全的表现。

05.122　急性类固醇反应　acute steroidogenic response

类固醇激素治疗后的5～7天内出现的，主要表现为四肢无力、腱反射减弱或消失，严重者累及呼吸肌引起呼吸困难的一类临床综合征。

05.123　醛固酮减少症　hypoaldosteronism

以肾上腺皮质产生的醛固酮不足为特征的先天性或后天性疾病。临床症状包括高钾血症、低钠血症、低血压，可出现代谢性酸中毒。

05.124　原发性醛固酮减少症　primary hypoaldosteronism

由CYP11B基因突变导致醛固酮合成受阻的疾病。主要分为Ⅰ型和Ⅱ型，两者的区别主要在于18-羟皮质酮水平较低。

05.125　假性醛固酮减少症　pseudohypoaldosteronism

又称“奇克–佩里综合征（Cheek-Perry syndrome）”。由于醛固酮靶器官上受体缺乏或其他因素导致其生物学活性降低导致的疾病。类似醛固酮减少症的表现，如高钾血症、低钠血症、低血压等，但醛固酮水平不低。

05.05 肾上腺手术

05.126 腔镜肾上腺切除术 endoscopic adrenalectomy
在内镜下进行肾上腺切除的手术方法。

05.127 开放性肾上腺切除术 open adrenalectomy
经皮切口进行肾上腺切除的手术方法。

06. 性腺疾病

06.01 概 述

06.001 性腺 gonad
又称"生殖腺"。产生生殖细胞和分泌性激素的内分泌腺。男性的性腺为睾丸，女性的性腺为卵巢。

06.002 原始生殖细胞 primordial germ cell
人胚第 3～4 周时，近尿囊根部的卵黄囊内胚层出现的大而圆的细胞。于第 4 周沿背侧肠系膜迁入生殖腺嵴，后分化为精原细胞或卵原细胞。

06.003 生殖细胞 germ cell
具有生殖能力、能延续后代的单倍体细胞。包括从原始生殖细胞到成熟精子和卵子的任意阶段的细胞。

06.004 性腺发育 gonadal development
由原始生殖细胞迁移到生殖腺嵴（性腺原基）之后，进行有丝分裂增殖，同时生殖腺嵴表面上皮长入其下方间充质共同发育形成性腺的过程。

06.005 原始生殖细胞迁移 primordial germ cell migration
原始生殖细胞特化后表现出极性和细胞质突起，沿后肠的背侧肠系膜迁移，直至到达生殖腺嵴的过程。此过程中原始生殖细胞不断增殖并经历表观遗传重编程。

06.006 尿生殖嵴 urogenital ridge
胚胎发育至第 4 周末，生肾索组织增生，在胚体后壁中轴线两侧出现的左右对称的一对纵行隆起。是中肾、性腺及生殖管道发生的原基。

06.007 生殖腺嵴 gonadal ridge
简称"生殖嵴（genital ridge）"。性腺发生的原基。胚胎发育至第 5 周时，尿生殖嵴被其中央的纵沟分为两部分，内侧部分为生殖腺嵴，外侧部分为中肾嵴。

06.008 肾上腺生殖原基 adrenogenital primordium
性腺和肾上腺皮质发育的早期胚胎的共同结构。

06.009 初级髓性索 primary medullary sex cord
简称"初级性索（primary sex cord）"。胚胎发育至第 6 周时，生殖腺嵴表面上皮长入其下方间充质形成的许多不规则上皮细胞索。此时的性腺尚未分化。如果分化为睾丸，初级髓性索即形成生精小管；如果分化为卵巢，初级髓性索则退化。

06.010 双潜能性腺 bipotential gonad
又称"未分化性腺(undifferentiated gonad)"。具有双向分化潜能的早期性腺。在性别决定过程中，根据体细胞是否表达 Y 染色体性别决定区基因，最终决定未分化的性腺发育为卵巢或睾丸。

06.011　性别决定　sex determination

男女性别分化方向决定的过程。由于性染色体上性别决定因子的控制，胚胎出现了男性或女性的性别差异。在人体中，染色体核型XY为男性，XX为女性。

06.012　Y染色体性别决定区　sex-determining region of Y chromosome，SRY

又称"*SRY*基因（*SRY* gene）"。位于Y染色体短臂、主要决定性腺向睾丸发育的基因区域。

06.013　睾丸决定因子　testis-determining factor，TDF

位于Y染色体短臂性别决定区的编码因子。能调控性腺向睾丸分化。原始生殖细胞表达睾丸决定因子，性腺会向睾丸分化；原始生殖细胞无Y染色体，则不表达睾丸决定因子，性腺会分化为卵巢。

06.014　GATA结合蛋白4　GATA binding protein 4，GATA4

可识别基因启动子中的一段保守碱基序列GATA的转录调节蛋白。具有调节转录活性的功能，可调控胚胎发生、心肌分化及功能，是正常睾丸发育所必需。

06.015　性别分化　sexual differentiation

在性别决定的基础上，进行男性和女性性状分化和发育的过程。

06.016　第二性征　secondary sex characteristic

又称"副性征"。生殖器官以外的区别男女两性的特异性外部体征。青春期后发育为成人后，个体表型特征更为明显。男性肌肉结实、喉结突出、声调较低、唇部有须、阴毛呈菱形；女性音调较高，乳房丰满而隆起，阴毛呈倒三角形，骨盆横径的发育大于前后径，胸部、肩部的皮下脂肪更多。

06.017　小青春期　mini-puberty

婴幼儿在出生后早期（男婴至约6月龄，女婴至约2～3岁），由于体内促性腺激素短暂性分泌增高，导致出现类似青春期的第二性征发育现象，属于生理性自限过程。这一阶段反映了下丘脑–垂体–性腺轴功能初步建立，但抑制机制尚未成熟的特征。

06.018　性成熟　sexual maturity

生殖器官形态和功能发育成熟的状态。包括第一性征、第二性征发育成熟。

06.019　青春期延迟　delayed puberty

超过同龄人群青春期发育平均年龄2～2.5个标准差仍无青春期启动表现的疾病。一般将男童14岁时睾丸体积小于4ml、女童13岁时无乳房开始发育作为判断青春期延迟的标准。

06.020　性早熟　precocious puberty

女童在8岁前、男童在9岁前呈现内外生殖器和第二性征发育的一种常见儿科内分泌疾病。

06.021　自身免疫性性腺功能减退症　autoimmune hypogonadism

由于性腺腺体发生自身免疫反应性炎症引起性激素合成减少而导致的性腺功能减退性疾病。

06.022　性激素　sex hormone，gonadal hormone

由性腺（睾丸、卵巢）、肾上腺皮质及胎盘等组织分泌的激素的总称。包括类固醇激素和肽类激素。睾丸主要分泌雄激素（如睾酮），卵巢则产生雌激素、孕酮、松弛素、抑制素和激活素。其主要功能是促进性器官成熟、第二性征发育（如乳房、胡须生长）及维持性功能（如精子生成、月经周期）。肾上腺皮质和胎盘也参与性激素的合成，共同调节生殖与代谢活动。

06.023　性腺肽　gonadal peptide

性腺分泌的多肽。包括抑制素、激活素、卵泡抑素及抗米勒管激素等多种物质。

06.024　抑制素　inhibin

由卵巢颗粒细胞与睾丸支持细胞产生的一种异二聚体糖蛋白激素。属于转化生长因子-β 超家族，由二硫键连接的 α 和 β 亚单位组成，可负反馈调节垂体卵泡刺激素的释放，在女性卵泡发育及男性青春期发育过程中发挥重要作用。有抑制素 A 和抑制素 B 两种形式。

06.025　激活素　activin

由垂体和性腺合成的多肽生长因子。可刺激卵泡刺激素的分泌，参与多种细胞的增殖和分化。包括激活素 A、激活素 AB 及激活素 B。

06.026　激活素 A　activin A

由两个 β_A 亚基通过二硫键连接组成的一种激活素。能调节卵母细胞胞质的成熟。

06.027　激活素 AB　activin AB

由一个 β_A 和一个 β_B 亚基通过二硫键连接组成的一种激活素。

06.028　激活素 B　activin B

由两个 β_B 亚基通过二硫键连接组成的一种激活素。

06.029　卵泡抑素　follistatin

主要由卵泡颗粒细胞合成和分泌的一糖基化的单链多肽。是激活素的结合蛋白。与激活素结合后，通过自分泌和旁分泌作用抑制卵泡刺激素的产生。有 3 种亚型，分别为卵泡抑素 288、卵泡抑素 300 及卵泡抑素 315，分布在不同的组织中，与细胞表面的结合能力各不相同，各自具有独特的生理功能。

06.030　抗米勒管激素　anti-Müllerian hormone，AMH

又称“米勒管抑制素（Müllerian-inhibiting substance，MIS）”。由二硫键连接两个完全相同的 72kDa 糖蛋白形成的二聚体糖蛋白。属于转化生长因子-β 超家族。在人体胚胎发育过程中由未成熟的支持细胞分泌，可以使男性胎儿的米勒管退化，在儿童期缓慢下降，青春期降至低水平，成年期通过旁分泌起抑制间质细胞分化和类固醇激素合成的作用。在女性中，主要由卵巢颗粒细胞分泌，调控卵泡生成，可作为卵巢储备功能的标志物，反映卵巢内窦卵泡数量。

06.031　性腺肽受体　receptor of gonadal peptide

与性腺分泌的多肽结合的受体。通过配体受体结合作用，发挥调控卵泡生成、精子发生等作用。各种不同的性腺肽相互调节。

06.032　WNT 家族成员 4　wingless-type MMTV integration site family member 4，WNT4

WNT 基因家族的成员之一。该基因和拮抗睾丸决定因子的核受体在控制女性发育和抑制睾丸形成中起着协同作用。

06.033　叉头转录因子 2　forkhead transcription factor 2，forkhead box L2，FOXL2

一种含有一个叉头 DNA 结合结构域的转录因子蛋白质。可能在卵巢发育和功能中起作用。

06.034　跨膜丝氨酸–苏氨酸蛋白激酶家族

family of transmembrane serine-threonine protein kinase
特异性催化蛋白质底物上的丝氨酸、苏氨酸残基磷酸化，从而调节该蛋白质功能的一类酶的总称。

06.035　转化生长因子-$β_3$受体　transforming growth factor-$β_3$ receptor，TGF-$β_3$ receptor
一种蛋白聚糖。属于丝氨酸–苏氨酸蛋白激酶受体。为转化生长因子-β的主要受体。转化生长因子-β受体分为1、2、3三型，分布于几乎所有正常细胞和肿瘤细胞。

06.036　糖基化蛋白质　glycosylated protein
带有共价连接糖链的蛋白质。可改变多肽的构象和增加蛋白质的稳定性。

06.037　β-联蛋白　β-catenin
一种完整的E-钙黏蛋白并作为细胞间黏附接头蛋白和转录共调节分子。广泛存在于各种类型的细胞，如内皮细胞、成纤维细胞及成骨细胞，可参与上述细胞的增殖、分化及凋亡，介导细胞间黏附过程和参与基因的表达等。

06.038　顶板反应蛋白　roof plate-specific spondin，R-spondin
富含亮氨酸重复序列的G蛋白耦联受体的配体。正向调控Wnt信号通路。

06.02　男性内分泌及相关疾病

06.02.01　概　　述

06.039　睾丸　testis
位于阴囊内、左右各一的成对男性性腺。由覆于表面的被膜和实质两部分组成。实质主要由生精小管和睾丸间质组成，具有产生精子和分泌男性激素的功能。

06.040　睾丸间质　interstitial tissue of testis
睾丸生精小管之间富含血管、淋巴管、神经及间质细胞的疏松结缔组织。其中的间质细胞能合成分泌雄激素。

06.041　睾丸间质细胞　interstitial cell of testis，Leydig cell
睾丸间质中单个或成群分布、负责合成与分泌雄激素的内分泌细胞。

06.042　生精小管　seminiferous tubule
又称“曲细精管”。睾丸实质被结缔组织分隔为小叶，小叶内高度弯曲的上皮性管道。是精子发生的场所。

06.043　生精上皮　spermatogenic epithelium
生精小管能产生精子的上皮。在青春期后由5～8层生精细胞和支持细胞组成。

06.044　生精细胞　spermatogenic cell
精子发生过程中，处在不同发育阶段的一系列男性生殖细胞的总称。包括精原细胞、初级精母细胞、次级精母细胞、精子细胞，最后发育成精子。

06.045　[睾丸]支持细胞　Sertoli cell
维持精曲小管内精子发生内环境稳定的细胞。能支持与营养生精细胞，分泌多种激素和细胞因子。

06.046　生精上皮周期　cycle of seminiferous epithelium
两次相同生精细胞组合之间的时限。相邻的两批A型精原细胞进入精子发生的间隔与精子发生过程中细胞增殖分化的速率都是恒定的。

06.047　精子发生　spermatogenesis
从原始生殖细胞起，经过精原细胞、精母细胞、精子细胞，最终发育为成熟单倍体精子的过程。

06.048　精子形成　spermiogenesis
精子细胞经过复杂的形态变化，由圆形细胞逐渐演化成蝌蚪状精子的过程。

06.049　精子　sperm，spermatozoon
成熟的男性生殖细胞。呈蝌蚪状，由头、尾两部分构成，为单倍体细胞，可与卵子结合成受精卵。

06.050　精原干细胞　primitive spermatogonium，spermatogonia stem cell，SSC
位于生精上皮基底部的一类具有高度自我更新能力和多向分化潜能的原始精原细胞。

06.051　初级精母细胞　primary spermatocyte
由位于生精小管上皮靠近基膜处的精原细胞有丝分裂产生并能进入减数分裂的细胞。

06.052　次级精母细胞　secondary spermatocyte
初级精母细胞经过第一次减数分裂后产生的含单倍数染色体的精母细胞。体积明显比初级精母细胞小，存在时间较短。

06.053　圆形精子细胞　round spermatid
由次级精母细胞减数分裂形成的精子。靠近生精小管管腔，呈圆形，体积小。

06.054　长形精子细胞　elongated spermatid
由圆形精子细胞经过一系列的形态结构和生化反应变化形成的细胞。细胞核不断伸长，染色质颗粒逐渐融合形成均质致密团块，形成顶体和鞭毛。

06.055　雄激素　androgen
主要由睾丸间质细胞和肾上腺皮质网状带分泌的含 19 个碳原子的类固醇激素。包括睾酮、脱氢表雄酮、雄烯二酮和双氢睾酮，其中睾酮的分泌量最多，生物活性也最强。具有刺激雄性器官发育、精子发生及维持雄性第二性征的作用。

06.056　睾酮　testosterone
主要由男性睾丸间质细胞分泌的一种最主要的雄激素。少量来自肾上腺皮质、卵巢和胎盘。有刺激男性器官发育、维持男性特征等作用。

06.057　睾酮生物合成　biosynthesis of testosterone
以胆固醇为原料合成睾酮的过程。

06.058　睾酮生物合成酶　enzyme of testosterone biosynthesis
促进睾酮激素生物合成的重要酶类。活性主要受垂体黄体生成素调节。

06.059　睾酮转运　transport of testosterone
睾酮在体内的转运过程。睾酮合成后释放入血液中，60%与性激素结合球蛋白结合，38%与白蛋白或其他蛋白结合，2%以游离睾酮形式存在，运送到靶组织发挥作用。

06.060　睾酮代谢　metabolism of testosterone
睾酮在体内代谢的过程。有两种途径：通过 5α 途径转变为有活性的代谢产物（双氢睾酮和雌二醇）继续发挥作用；大部分睾酮通过 5β 途径转变为无生物活性的代谢产物，主要以 17-酮类固醇形式随尿排出体外。

06.061　睾酮效应　effect of testosterone
睾酮发挥生理作用的效应。包括影响胚胎发育、刺激生殖器官生长和第二性征的出现、维持生精作用、影响代谢及促进红细胞生成等。

06.062　脱氢表雄酮　dehydroepiandrosterone，DHEA

曾称"去氢异雄酮"。主要由肾上腺皮质和睾丸分泌的含 19 个碳原子的类固醇雄激素。是睾酮生物合成过程的中间产物，也是人体内血液浓度最高的类固醇激素，多被用于评价疑有肾上腺雄激素分泌过多的情况。

06.063　硫酸脱氢表雄酮　dehydroepiandrosterone sulfate，DHEA-S

主要由肾上腺皮质分泌（少量由性腺生成）的含 19 个碳原子的类固醇激素。是脱氢表雄酮（DHEA）的硫酸酯化形式。作为脱氢表雄酮的储存形式，可缓慢释放并转化为活性雄激素（如睾酮）或雌激素，参与性激素合成及代谢调节。是评估肾上腺雄激素分泌的关键指标，其水平异常（如升高）多见于先天性肾上腺皮质增生症、多囊卵巢综合征或肾上腺肿瘤，是内分泌疾病诊断的重要依据。

06.064　雄烯二酮　androstenedione

在性腺和肾上腺皮质中合成的一种雄激素。是睾酮的前体，生物活性介于脱氢表雄酮和睾酮之间。在体内亦可转化为雌酮。

06.065　双氢睾酮　dihydrotestosterone，DHT

又称"二氢睾酮"。睾酮在靶器官（如前列腺、精囊、附睾、皮肤、毛囊、肝脏和大脑）内经 5α-还原酶作用形成的具有高活性的雄激素产物。是雄激素受体的主要激动剂。

06.066　雄激素受体　androgen receptor

靶细胞内存在的能与雄激素发生特异性结合的蛋白质。为类固醇激素受体。

06.02.02　男性内分泌相关疾病

06.067　睾丸发育不全综合征　testicular dysgenesis syndrome

由睾丸发育不全引起的以隐睾、尿道下裂、低精子质量及睾丸癌等一系列临床表现为主的综合征。

06.068　隐睾　cryptorchidism

又称"睾丸下降不全（undescended testis）"。睾丸未能按照正常发育过程下降至阴囊的疾病。有不育或发生恶变的可能。

06.069　先天性隐睾　congenital cryptorchidism

睾丸下降中断、没有进入阴囊的疾病。

06.070　继发性隐睾　secondary cryptorchidism

外力将睾丸向上向后推移，同时腹肌和睾提肌强烈收缩，可使睾丸移至腹股沟管内，甚至越过内环进入腹腔、腹膜后，如不及时复位而形成的隐睾。多由骑跨伤所致。

06.071　尿道下裂　hypospadias

一种男性尿道开口位置异常的先天缺陷。尿道口可分布在正常尿道口至会阴部的连线上，多数患者伴有阴茎向腹侧屈曲畸形。

06.072　先天性无睾丸症　congenital anorchia

简称"无睾症（anorchia，anorchidism）"，又称"胚胎睾丸退化综合征（embryonic testicular degeneration syndrome）"。胎儿睾丸在胚胎 8～14 周时退化、功能丧失所导致的性分化异常性疾病。病因未明，具有正常男性染色体核型。临床表现因睾丸功能丧失发生的时间而有所不同，退化较早者可出现典型的女性外阴，退化稍晚者性征模糊。

06.073　克兰费尔特综合征　Klinefelter syndrome

由多一条或多条 X 性染色体而导致的一种染色体病。以小睾丸、生精小管发育不良、促性腺激素水平升高、血清睾酮水平低、第二性征发育不完全和男性不育为特征。典型核型为 47，XXY，亦可见其嵌合体或 48，XXXY 等。由哈里·克兰费尔特（Harry Klinefelter）于 1942 年首次描述。

06.074　5α-还原酶缺乏症　5α-reductase deficiency

由于 5α-还原酶缺乏或缺陷导致睾酮部分或全部不能转化为双氢睾酮，致使男性出生后外阴呈女性型，可伴有阴蒂肥大的疾病。成年后男性性征在睾酮的作用下逐渐发育，可以有生育能力，但前列腺小，前列腺特异性抗原水平低或无法检出。

06.075　芳香化酶过多综合征　aromatase excess syndrome

一种罕见的遗传和内分泌综合征。特征是芳香化酶过度表达，进而导致循环雌激素水平过高。男性常表现为青春期前或青春期乳腺发育，骨骼成熟加速导致成年身高降低；女性可能患有性早熟。

06.076　史–莱–奥综合征　Smith-Lemli-Opitz syndrome

由于胆固醇合成酶缺陷导致的多系统畸形综合征。临床表现为小头畸形、宽鼻梁、鼻孔朝上、小颌、并指畸形、智力低下，男性患者有外生殖器异常，如小阴茎、小睾丸、尿道下裂及多囊肾等。最初于 1964 年由美国医生史密斯（Smith）、比利时医生莱姆利（Lemli）和德国医生奥皮茨（Opitz）在三个无血缘关系的男性患者中发现。

06.077　眼脑肾综合征　oculo-cerebrorenal syndrome

又称“洛伊综合征（Lowe syndrome）”。一种 X 染色体隐性遗传病。致病基因是 *OCRL1*，位于 X 染色体 q25—q26。*OCRL1* 基因突变引起的高尔基体功能异常可导致晶状体、肾及神经系统发育缺陷，多以先天性白内障、生长发育迟缓、智力低下及肾小管酸中毒为主要临床表现，还可出现婴儿期青光眼、癫痫及隐睾等。

06.078　多发性黑痣综合征　multiple lentigines syndrome

又称“豹皮综合征（leopard syndrome）”。由基因突变导致的多系统发育畸形和皮肤色素斑形成的综合征。主要特点为多发性黑痣，先天性心血管、眼、生殖器、骨骼、中枢神经等异常，神经性耳聋，全身斑疹近似“豹皮”色素斑。

06.079　病毒性睾丸炎　viral orchitis

由病毒感染引起的一种继发性男性生殖器疾病。多见于腮腺炎病毒、柯萨奇 B 组病毒及淋巴脉络丛脑膜炎病毒等感染。能引起睾丸的软化和萎缩，如累及双侧可致男性不育。

06.080　睾丸肿瘤　testicular tumor，tumor of testis

发生于睾丸生殖细胞和非生殖细胞的良性或恶性新生物。病理类型包括生殖细胞肿瘤（精原细胞瘤、非精原细胞瘤）和非生殖细胞肿瘤（睾丸间质细胞瘤、支持细胞瘤、性腺胚胎细胞瘤等）。

06.081　睾丸生殖细胞肿瘤　testicular germ cell tumor

发生于生精小管上皮的生殖细胞肿瘤。其中精原细胞瘤最为常见，生长速度较缓慢，预后一般较好；非精原细胞瘤如睾丸畸胎瘤、绒毛膜癌及胚胎癌等比较少见，但恶性程度高，较早出现淋巴和血行转移，预后较差。

06.082 生殖细胞原位瘤 germ cell neoplasia *in situ*，GCNIS

睾丸生精小管内生殖细胞的瘤变。是许多睾丸生殖细胞肿瘤的前体病变。常缺乏临床症状，最常见于侵袭性生殖细胞瘤附近的生精小管，约 5%的睾丸癌对侧睾丸也可能存在此病变。

06.083 精原细胞瘤 seminoma

起源于睾丸原始生殖细胞的恶性肿瘤。多表现为睾丸无痛性进行性肿大，发生纵隔转移后多表现出胸痛、咳嗽及呼吸困难等症状。

06.084 睾丸畸胎瘤 testicular teratoma

由一种或多种胚层的不同组织构成的睾丸生殖细胞肿瘤。临床罕见，仅 5%为单纯畸胎瘤，有 50%的病例作为混合性生殖细胞肿瘤的一部分。分为青春期前型与青春期后型两种。绝大多数患者表现为睾丸无痛性肿块，肿块质硬、结节状或不规则。

06.085 睾丸绒毛膜癌 testicular choriocarcinoma

由合胞滋养细胞、细胞滋养细胞和中间滋养层细胞组成的睾丸恶性生殖细胞肿瘤。好发于 25～35 岁年轻男性，血清人绒毛膜促性腺激素水平异常升高，早期即有血行转移。

06.086 睾丸胚胎癌 embryonal carcinoma of testis，testicular embryonal carcinoma

一种起源于睾丸生殖细胞原位瘤的非精原细胞瘤。组织形态多样，单纯型占 2%，通常作为混合性生殖细胞肿瘤的一种成分。

06.087 睾丸卵黄囊瘤 yolk sac tumor of testis，testicular yolk sac tumor

又称“内胚窦瘤（endodermal sinus tumor）”“性腺胚细胞瘤（gonadoblastoma）”。起源于原始生殖细胞并向胚外中胚层和卵黄囊分化，由类似于胚胎卵黄囊、尿囊膜和胚外间充质细胞/结构组成的非精原细胞瘤。临床罕见，分为青春期前型与青春期后型两种。

06.088 睾丸间质细胞瘤 Leydig cell tumor

由正常发育和演化的间质细胞成分构成的睾丸肿瘤。多为良性。多表现为睾丸肿大，产生与肿瘤细胞分泌激素相关的临床症状。

06.089 睾丸支持细胞瘤 Sertoli cell tumor

睾丸支持细胞异常增殖导致的肿瘤。多表现为睾丸增大或出现肿块。

06.090 睾丸颗粒细胞瘤 granulosa cell tumor of testis

由原始性腺中的性索和间质组织细胞异常增殖所导致的肿瘤。包括两种类型，成人型和幼年型。临床上成人型睾丸颗粒细胞瘤为潜在恶性，幼年型睾丸颗粒细胞瘤为良性。

06.091 混合型性索间质肿瘤 mixed sex cord-stromal tumor

由任何性索间质肿瘤混合组成的睾丸肿瘤。如支持细胞瘤、间质细胞瘤及颗粒细胞瘤的不同组合。多为单侧睾丸无痛性进行性肿大，或伴有持续增大的腹股沟部位肿块。

06.092 少精子症 oligozoospermia

射出体外的精液中有精子，但精子总数（或精子浓度）低于正常生育力男性精液检查参考值下限的一种疾病。根据《世界卫生组织人类精液检查与处理实验室手册》（第 5 版）的参考值，禁欲 2～7 天，至少 2 次或以上精液分析结果显示每次射精的精子总数＜39×10^6（或精子浓度＜15×10^6/ml），而精子活动率、精子正常形态率等参数正常，为少精子症。

06.093 弱精子症 asthenozoospermia

射出精液中前向运动精子百分率低于正常生育男性精液检查参考值下限的一种疾病。根据《世界卫生组织人类精液检查与处理实验室手册》（第5版）的参考值，禁欲2～7天，至少2次精液分析结果显示前向运动精子百分率＜32%，而精子总数或浓度、精子正常形态率等参数正常。

06.094 无精子症 azoospermia

连续3次精液离心镜检（1500*g*离心15分钟）未查见到精子的精液异常。常由梗阻或非梗阻性等原因导致。需排除不射精和逆行射精，临床表现为不育。

06.095 梗阻性无精子症 obstructive azoospermia

睾丸生精正常，由于输精管道阻塞，睾丸生成的精子不能排出体外的一种无精子症。

06.096 精子自身免疫 sperm autoimmunity

在血液或精浆及精子表面存在抗精子抗体，引起精子凝集及活力降低，从而影响受孕的特异性免疫反应。

06.097 不育症 infertility

夫妇有规律性生活1年以上，未采取任何避孕措施，由于男方因素造成女方未妊娠的疾病。

06.098 精索静脉曲张 varicocele

精索内静脉回流受阻，使阴囊内的精索蔓状静脉丛发生扩张、迂曲的血管病变。

06.099 男性性腺功能减退症 male hypogonadism

一种与睾丸功能活性降低相关，伴有雄激素生成减少及生精功能受损的疾病。由于睾丸功能衰竭或下丘脑–垂体轴对睾丸的刺激不足而导致。

06.100 男性迟发性性腺功能减退症 late-onset hypogonadism in male，LOH

一种与睾丸功能降低有关的疾病。病因包括雄激素产生减少和（或）精子产生受损，由睾丸功能下降或下丘脑–垂体轴对睾丸刺激不足所致。通常发生在40岁以上的男性。

06.101 高促性腺激素性性腺功能减退症 hypergonadotropic hypogonadism

又称“高促性腺素性功能减退症”“原发性性腺功能减退症（primary hypogonadism）”。由原发性睾丸疾病、雄激素合成缺陷或雄激素抵抗所致性腺功能减退的疾病。

06.102 低促性腺激素性性腺功能减退症 hypogonadotropic hypogonadism

又称“低促性腺素性功能减退症”“继发性性腺功能减退症（secondary hypogonadism）”。由于下丘脑或垂体病变引起促性腺激素分泌减少，进而导致性腺功能减退的疾病。

06.103 特发性低促性腺激素性性腺功能减退症 idiopathic hypogonadotropic hypogonadism

因先天性下丘脑促性腺激素释放激素神经元功能受损，促性腺激素释放激素合成、分泌或作用障碍，导致垂体分泌促性腺激素减少，进而引起性腺功能减退的疾病。主要临床表现为第二性征不发育、配子生成障碍及嗅觉障碍等。

06.104 男性乳房发育 gynecomastia

由于生理性或病理性因素引起雌激素过多或作用增强而导致的一种良性的男性乳腺组织增生性疾病。

06.105　特发性男性乳房发育　idiopathic gynecomastia
无明确病因的男性乳房发育。

06.106　雄激素缺乏症　androgen deficiency
下丘脑–垂体–睾丸轴由于各种原因引起的睾酮水平低下状态。

06.107　睾酮缺乏症　testosterone deficiency
血清总睾酮水平低于正常，并伴有性腺功能减退相关症状或体征的一类临床综合征。

06.108　雄激素抵抗综合征　androgen resistance syndrome
又称“雄激素不敏感综合征（androgen insensitivity syndrome）”。由于雄激素受体和配体结合异常或受体后信号转导异常，导致雄激素作用不能充分发挥所引起的一种临床综合征。

06.109　继发性雄激素抵抗综合征　secondary androgen resistance syndrome
由于药物等因素导致血液中性激素结合球蛋白增加，影响睾酮的作用，造成机体对雄激素不敏感的一种临床综合征。

06.110　良性前列腺增生症　benign prostatic hyperplasia，BPH
前列腺上皮和间质增生导致前列腺肥大，压迫前列腺部尿道或膀胱尿道口，从而引起尿频、夜尿多及排尿困难等一系列症状的疾病。多见于老年男性。

06.111　前列腺癌　carcinoma of prostate
起源于前列腺上皮的恶性肿瘤。病理学分为前列腺腺癌和特殊类型前列腺癌两大类，90%以上为前列腺腺癌，大多数发生在前列腺外周带，少数发生在中央区或移行带。

06.112　去势敏感性前列腺癌　castrate-sensitive prostate cancer，CSPC
前列腺癌细胞在雄激素剥夺治疗后仍对低睾酮水平保持敏感性的疾病阶段，其生长依赖雄激素信号通路激活。

06.113　去势抵抗性前列腺癌　castrate-resistant prostate cancer，CRPC
前列腺癌患者在雄激素剥夺治疗后，尽管血清睾酮维持在去势水平（＜1.7nmol/L 或＜50ng/dL），疾病仍出现进展的晚期阶段。

06.02.03　诊断与治疗

06.114　睾酮测定　measurement of testosterone
对血中睾酮水平进行的测定。测定血浆睾酮在临床上可对某些内分泌疾病，如男性性功能障碍、女性性征异常、性早熟及性幼稚等进行诊断。

06.115　人绒毛膜促性腺激素兴奋试验　human chorionic gonadotropin stimulation test，hCG stimulation test
利用人绒毛膜促性腺激素（hCG）具有黄体生成素活性、能刺激睾丸间质细胞分泌睾酮的原理，给患者注射 hCG，通过在一定时间内抽血测睾酮水平，评估睾丸内分泌储备功能的试验。

06.116　类固醇放射免疫分析　steroid radioimmunoassay
利用标记物与非标记物对抗体的竞争结合作用，将放射性检测高灵敏度与抗原–抗体反应高特异性相结合的对类固醇进行测定的技术。

06.117　游离睾酮指数　free testosterone index

又称“游离雄激素指数（free androgen index）”。游离睾酮指数=总睾酮浓度/性激素结合球蛋白浓度×100%。是评估体内具有生物活性的游离睾酮水平的一种间接指标。

06.118　脉冲式促性腺激素释放激素治疗　pulsatile gonadotropin-releasing hormone therapy，pulsatile GnRH therapy

模拟促性腺激素释放激素（GnRH）脉冲释放，采用微量输液泵，定时定量向体内注入GnRH类似物的治疗方法。

06.119　促性腺激素释放激素类似物　gonadotropin-releasing hormone analogue，GnRH analogue

一类人工合成、具有促性腺激素释放激素（GnRH）类似化学结构与药理活性，且半衰期显著延长的肽类激素。依据其对垂体促性腺激素释放激素受体的作用性质，分为GnRH激动剂与GnRH拮抗剂。

06.120　促性腺激素治疗　gonadotropin therapy

俗称“双促治疗”。采用人绒毛膜促性腺激素（hCG）与人绝经期促性腺激素（hMG）尿促卵泡素或重组促卵泡素替代垂体分泌的促性腺激素（黄体生成素、卵泡刺激素）的治疗方法。主要适用于低促性腺激素性性腺功能减退症患者的促生精治疗，但不能模拟人体生理性的激素释放，长期使用会导致治疗敏感度下降。

06.121　睾酮治疗　testosterone therapy

又称“睾酮疗法”。直接使用外源性睾酮进行替代或补充，以及刺激内源性睾酮生成等方法提高血清睾酮水平的一类治疗方法。

06.122　睾丸固定术　orchidopexy

经腹或经腹股沟切口，充分游离睾丸及精索，将睾丸牵引并固定在阴囊内的手术方法。

06.123　辅助生殖技术　assisted reproductive technology，ART

又称“辅助生育技术”。运用医学技术和方法对精子、卵子、受精卵或胚胎进行人工操作，使不育不孕夫妇达到受孕目的的技术。包括人工授精和体外受精–胚胎移植技术及其各种衍生技术。

06.124　经尿道前列腺切除术　transurethral resection of prostate，TURP

通过尿道置入电切镜，切除肥大的前列腺腺体，以治疗良性前列腺增生症的手术方法。

06.125　经尿道微波治疗　transurethral microwave therapy

利用微波对生物组织热凝固的原理，经尿道膀胱镜将微波放射极置于前列腺尿道进行照射，引起增生的腺组织凝固坏死，使尿道通畅的手术方法。

06.126　经尿道针刺消融术　transurethral needle ablation

应用低频率射频能量在前列腺组织内产热导致前列腺组织坏死的一种治疗良性前列腺增生的单极腔内热消融技术。

06.127　钬激光前列腺剜除术　holmium laser resection of prostate

应用钬激光直射纤维，沿着前列腺外包膜与增生前列腺腺体的间隙，将增生的前列腺组织分块剥离，再以组织粉碎器将增生组织切成碎块吸出体外的手术方法。

06.128　去势治疗　androgen deprivation therapy，ADT

又称“雄激素剥夺治疗”。采用各种手段降低人体雄激素水平，达到抑制前列腺癌发展目的的治疗方法。包括外科或药物去势，和/或应用雄激素受体拮抗剂。适用于对内分泌治疗敏感的前列腺癌患者。

06.129 最大限度雄激素阻断 maximal androgen blockade

同时去除或阻断睾丸来源和肾上腺来源雄激素的治疗方法。常用的方法为药物去势或外科去势加抗雄激素药物。适用于晚期前列腺癌或早期前列腺癌而预期寿命较短的患者。

06.03 女性内分泌及相关疾病

06.03.01 概　　述

06.130 卵巢 ovary

位于女性盆腔内左右各一的呈扁椭圆形的性腺。其组织由外层的皮质和中心的髓质构成，皮质内含有卵泡，髓质无卵泡。主要功能是产生卵子和分泌女性激素。

06.131 卵原细胞 oogonium

迁移入卵巢的原始生殖细胞。仅存于胚胎时期，可通过有丝分裂形成初级卵母细胞。

06.132 卵子发生 oogenesis

卵原细胞经过初级卵母细胞和次级卵母细胞而生成卵子的过程。

06.133 卵母细胞 oocyte

在卵子发生过程中，进入减数分裂的卵原细胞。根据发育阶段的不同，可分为初级卵母细胞和次级卵母细胞。

06.134 卵泡 follicle

卵巢皮质中由一个卵母细胞和包绕在其周围的许多小型细胞所组成的泡状结构。是卵子发生的基本单位。

06.135 卵泡发育 follicular development

卵泡由原始卵泡发育成为初级卵泡、次级卵泡、三级卵泡及成熟卵泡的生理过程。

06.136 颗粒细胞 granulosa cell

又称“卵泡细胞（follicular cell）”。分布在卵母细胞和（或）卵泡腔周围的呈颗粒状的立方形细胞。构成卵泡壁，随卵泡发育逐渐成熟，细胞表面有女性相关激素受体，并可合成类固醇激素。

06.137 卵子 egg，ovum

次级卵母细胞经减数分裂产生的成熟的女性生殖细胞。为单倍体细胞，可与精子结合成受精卵。

06.138 排卵 ovulation

成熟卵泡中的卵子从卵巢表面排至腹腔的过程。

06.139 黄体 corpus luteum

排卵后，残留于卵巢内的卵泡壁逐渐发育成的富含血管的内分泌细胞团。新鲜时呈黄色。人类黄体生存期为 14 天。如卵子受精则继续发育增大，可维持 3 个月。

06.140 卵泡膜黄体细胞 theca lutein cell

黄体中由卵泡膜细胞衍化而来的体积较小、位于黄体周边的内分泌细胞。分泌雄激素及少量孕激素、雌激素。

06.141 颗粒黄体细胞 granulosa lutein cell

黄体中由颗粒层卵泡细胞衍化而来的体积较大、位于黄体中央的内分泌细胞。分泌孕激素，并将卵泡膜黄体细胞分泌的雄激素转化为雌激素。

06.142 雌激素 estrogen

主要由卵巢和胎盘产生的含 18 个碳原子的类固醇激素。肾上腺也可产生。包括雌二醇、雌酮和雌三醇。主要功能是刺激女性生殖系统的生长和发育，促进与维持女性第二性征。绝经后的女性，雌激素以雌酮为主，此时雌酮主要是来源于肾上腺皮质所分泌的雄烯二酮在外周转化而形成。

06.143　雌二醇　estradiol
体内卵巢成熟卵泡分泌的天然雌激素。是雌激素中最主要、生物活性最强的激素，能促进和调节女性性器官发育，并维持女性第二性征，调节月经–排卵周期等。

06.144　雌酮　estrone
由卵巢分泌的一种主要雌激素。是雌二醇的氧化产物，其生物学作用弱于雌二醇而强于雌三醇。具有促进和维持女性生殖器官和第二性征的作用。

06.145　雌三醇　estriol
雌二醇和雌酮的代谢产物。是雌激素中活性最弱的激素。存在于尿中，妊娠期尿中含量更高。

06.146　孕激素　progestogen，progestin
主要由卵巢黄体细胞分泌的一种含 21 个碳原子的类固醇激素。主要为孕酮。维持妊娠期胚胎发育所必需。在肝脏中灭活成孕二醇后与葡萄糖醛酸结合经尿排出体外。

06.147　孕酮　progesterone
又称“黄体酮”。由卵巢黄体和胎盘分泌的主要孕激素。是绝大多数固醇类激素合成的中间体。在月经周期中转化子宫内膜以便受精卵植入，在妊娠期维持胚胎的正常发育。

06.148　卵巢周期　ovarian cycle
从青春期开始到绝经前，卵巢在形态和功能上发生的周期性变化。

06.149　月经　menstruation
伴随卵巢周期性变化而出现的子宫内膜周期性脱落及出血的现象。规律月经的出现是生殖功能成熟的重要标志，属于生育期女性重要的生理现象，正常月经具有周期性及自限性。

06.150　月经周期　menstrual cycle
自青春期开始，子宫体和底部的内膜功能层在卵巢分泌的性激素作用下，每隔 28 天左右发生一次内膜增生、分泌和剥脱出血的过程。两次月经第一天的间隔时间，长短因人而异，一般为 28～30 天。

06.151　生殖衰老分期　stages of reproductive aging workshop，STRAW
根据月经周期变化，结合生殖内分泌和超声指标，对衰老过程进行的分期。分为生育期、绝经过渡期及绝经后期 3 个阶段。

06.152　生育期　productive stage
卵泡发育到一定阶段，人体具备生育能力的时期。此时期内卵巢会周期性地排卵、分泌性激素，生殖器官也会发生周期性的变化。

06.153　绝经过渡期　menopausal transition period
卵巢功能开始衰退至最后一次月经的时期。可始于 40 岁，历时短至 1～2 年，长至 10 余年。此期卵巢功能逐渐衰退，最终因卵巢功能衰竭而绝经。

06.154　围绝经期　perimenopausal period
又称“更年期（climacteric period）”。从首次观察到月经周期的变化到最后一次月经结束后一年的时期。即绝经过渡期至绝经后 1 年。是卵巢功能从旺盛状态逐渐衰退到完全消失的过渡时期。

06.155　绝经后期　postmenopause

自末次月经以后一直到生命终止的时期。

06.03.02 女性内分泌相关疾病

06.156 卵巢未发育 undeveloped ovary

多发生于性染色体畸变女性，可出现单侧或双侧卵巢缺失的现象。表现为低性腺激素。

06.157 卵巢发育不良 ovarian agenesis

由遗传因素、下丘脑–垂体疾病或内分泌因素（如甲状腺功能异常）导致的卵巢发育形态异常或功能不全。

06.158 女性假两性畸形 female pseudohermaphroditism

染色体核型为 46，XX，具有正常发育的卵巢、子宫和输卵管的个体，外生殖器的分化呈男性化倾向，且具有完全或不完全的男性第二性征的两性畸形。先天性肾上腺皮质增生和 21-羟化酶缺陷是其最常见原因。此外，女性胎儿接触过多的雄激素环境可以出现先天性男性化，如母亲患卵巢癌或药物摄入导致雄激素过多也可以引起女性假两性畸形。

06.159 闭经 amenorrhea

从未来过月经或月经周期建立后又停止的一种常见的妇科症状。包括生理性闭经和病理性闭经。前者属于正常现象，包括妊娠期、哺乳期及绝经后等情况；后者包括下丘脑性闭经、垂体性闭经、卵巢性闭经等。根据既往有无月经来潮，分为原发性闭经和继发性闭经两类。

06.160 原发性闭经 primary amenorrhea

年龄超过 14 岁，第二性征未发育，或年龄超过 16 岁，第二性征已发育，月经还未来潮的现象。

06.161 继发性闭经 secondary amenorrhea

正常月经周期建立后，月经停止 6 个月以上，或按自身原有月经周期停止 3 个周期以上的现象。

06.162 下丘脑性闭经 hypothalamic amenorrhea

中枢神经系统及下丘脑各种功能和器质性疾病引起的闭经。以功能性原因为主。特点是下丘脑合成和分泌促性腺激素释放激素缺陷或下降导致垂体促性腺激素分泌功能低下，故属低促性腺激素性闭经，治疗及时尚可逆。

06.163 功能性下丘脑性闭经 functional hypothalamic amenorrhea，FHA

多因心理压力、体重下降、剧烈运动等因素引起无器质性变化的下丘脑功能失调而导致的闭经。患者会出现长期无排卵。

06.164 垂体性闭经 pituitary amenorrhea

腺垂体出现器质性病变或功能失调，影响了促性腺激素分泌，继而影响卵巢功能导致的闭经。

06.165 卵巢性闭经 ovarian amenorrhea

卵巢分泌的性激素水平低下，子宫内膜不发生周期性变化导致的闭经。可因先天卵巢发育不全，或后天多种原因致卵子耗竭而闭经。

06.166 早发性卵巢功能不全 premature ovarian insufficiency，POI

女性在 40 岁以前出现的卵巢功能减退。主要表现为月经异常（闭经、月经稀发或频发）、促性腺激素升高[至少2次血清基础卵泡刺激素（FSH）＞25U/L]、雌激素水平波动性下降。若FSH水平在15～25U/L，属于亚临床期POI。

06.167 卵巢早衰 premature ovarian failure，POF

卵巢内卵泡耗竭或医源性损伤引起的卵巢功能衰竭，导致女性40岁前就出现闭经现象。激素特征为高促性腺激素水平，卵泡刺激素＞40U/L、雌激素水平低下，并伴有不同程度的围绝经期症状，是早发性卵巢功能不全的终末阶段。

06.168 卵泡膜细胞增殖症 hyperthecosis

以卵巢皮质中卵泡膜细胞群增多且皮质下2个或以上小卵泡为特征的一种疾病。女性患者因血睾酮水平升高而出现月经稀发、闭经或异常子宫出血，以及男性化改变。

06.169 多囊卵巢 polycystic ovary

卵巢含有多发性滤泡囊肿或囊性卵泡的状态。临床表现多为多囊卵巢综合征。

06.170 多囊卵巢综合征 polycystic ovary syndrome，PCOS

以雄激素过高的临床或生化表现、稀发排卵或无排卵、卵巢多囊改变为特征的内分泌紊乱综合征。表现为多毛、痤疮、月经异常及不孕等，常伴有胰岛素抵抗和肥胖。

06.171 围绝经期综合征 perimenopausal syndrome

女性围绝经期由于卵巢功能衰退、雌激素水平下降所致的一系列躯体及精神心理症状。主要包括月经改变、血管舒缩症状及精神心理症状等。

06.172 血管舒缩综合征 vasomotor syndrome

主要由于性激素水平下降所致的一种更年期特有的综合征。主要表现为潮热、自汗和手足发冷等血管舒缩功能失调的症状。

06.173 压力性尿失禁 stress incontinence，stress urinary incontinence，SUI

咳嗽、打喷嚏、运动等活动导致腹压增加，继而出现尿液不自主流出的现象。常见于生育后或绝经后阴道前壁支持和盆底组织减弱，也可发生在根治性前列腺切除术后。是老年女性中第二位最常见的尿失禁类型。

06.174 卵巢肿瘤 ovarian tumor

发生于卵巢的肿瘤。其组织起源及组织病理学类型繁多，可以来源于各型上皮细胞、性索–间质细胞、生殖细胞及其他少见的组织细胞，卵巢也是其他器官恶性肿瘤转移的靶器官，因而继发转移性肿瘤在卵巢也不少见。

06.175 黄体瘤 luteoma

一种由黄体细胞异常增生形成的能产生黄体酮的肿瘤。与女性假两性畸形有关。

06.176 卵巢胚胎性癌 ovarian embryonal carcinoma

由类似胚盘的上皮样细胞构成的卵巢原始生殖细胞肿瘤。罕见。好发于幼女及年轻妇女。

06.177 黄体化 luteinization

卵泡成熟但不破裂，卵细胞未排出而受黄体生成素的刺激发生黄素化，形成黄体并产生孕激素，改变排卵周期的现象。是导致女性不孕或排卵异常的疾病之一。

06.178 肾上腺功能早现 premature adrenarche，PMA

又称“肾上腺功能初现提前”。肾上腺皮质

早发育的临床综合征。表现为女性 8 岁前或男性 9 岁前出现阴毛发育，常伴有腋毛发育与生长，但不出现性发育。

06.179　不孕症　infertility

夫妇有规律性生活 1 年以上，未采取任何避孕措施，由于女性自身原因未妊娠的疾病。

06.180　高雄激素血症　hyperandrogenism

由肾上腺、卵巢功能异常或外周雄激素合成异常或外源性摄入过多引起的体内雄激素水平升高的疾病。

06.181　糖皮质激素抑制性高雄激素血症　glucocorticoid-suppressible hyperandrogenism

非明确病因导致的高雄激素血症。应用糖皮质激素后可负反馈抑制促肾上腺皮质激素释放，从而抑制肾上腺雄激素生成，主要适用于肾上腺来源的高雄激素血症。

06.182　糖皮质激素不可抑制性高雄激素血症　glucocorticoid-nonsuppressible hyperandrogenism

非明确病因导致的高雄激素血症。应用糖皮质激素不能抑制肾上腺雄激素生成，主要适用于非肾上腺来源的高雄激素血症。

06.183　高雄激素血症皮肤表现　cutaneous manifestation of hyperandrogenism

雄激素过多导致的皮肤改变。包括多毛、痤疮及脱发等。

06.184　多毛症　hypertrichosis

患者的毛发比同年龄、同性别的人群长得粗、长、多的一类疾病。根据出生时是否出现可以分为先天性或获得性，根据毛发生长部位可以分为全身性或局限性。患者人群较多的一类是女性多毛症，即女性出现男性毛发特征的一种临床表现。

06.185　雌激素依赖性疾病　estrogen-dependent disease

与雌激素及雌激素相关类固醇性激素分泌异常相关的疾病。主要包括子宫异常出血、子宫内膜癌及子宫内膜异位症等。

06.03.03　诊断与治疗

06.186　孕激素试验　progestational challenge

通过服用孕激素来评估内源性雌激素水平的一种方法。常用孕激素药物包括黄体酮、地屈孕酮或醋酸甲羟孕酮。停药后出现撤退性出血为阳性反应，提示子宫内膜已受一定水平雌激素影响。

06.187　性激素替代治疗　sexual hormone replacement therapy

又称“*性激素补充治疗*”。对雌激素缺乏的女性患者补充适量雌激素及孕激素以缓解其症状的治疗方法。

06.188　孕激素替代治疗　progesterone replacement therapy

又称“*孕激素补充疗法*”。使用孕激素制剂治疗疾病的方法。包括用于治疗由于孕激素水平低而引起的先兆流产、月经失调、痛经，或治疗子宫内膜增生、子宫内膜癌前病变等疾病。

06.189　雌激素替代治疗　estrogen replacement therapy

又称“*雌激素补充治疗*”。通过补充外源性雌激素，以缓解因体内雌激素不足而引发相关症状的一种治疗方法。仅适用于子宫切除不需要保护子宫内膜的妇女。

06.190　雌孕激素替代治疗　estrogen and progesterone replacement therapy
又称“雌孕激素补充治疗”。模拟生理周期，在使用雌激素的基础上，每周期加用孕激素的一种性激素替代治疗方法。

06.191　卵巢打孔术　ovarian perforation
通过腹腔镜对卵巢进行打孔以治疗多囊卵巢综合征的手术方法。

06.192　卵巢楔形切除术　ovarian wedge resection
一种将双侧卵巢楔形切除 1/3 以降低雄激素水平的手术方法。适用于经保守治疗无效的多囊卵巢综合征患者。

06.193　诱导排卵　ovulation induction
使用促排卵药物促使卵巢卵子发育成熟并排卵的技术。一般以诱发单卵泡或少数卵泡发育为目的。

06.04　妊娠内分泌及相关疾病

06.194　受精　fertilization
卵子和精子融合为受精卵的过程。

06.195　受精卵　fertilized ovum
精子与卵子相遇后，精子头部进入成熟的卵母细胞，精原核与卵原核融合，核膜消失，染色体相互结合形成的二倍体细胞。可通过分裂产生新细胞，是新个体生长发育的起点。

06.196　妊娠　pregnancy
受精卵从输卵管下行到子宫，在子宫内定植并维持胚胎发育完全直到分娩的全过程。

06.197　胚胎植入　embryo implantation
受精第 6～7 日晚期胚泡透明带消失后逐渐埋入并被子宫内膜覆盖的过程。需经过游离胚泡定位、黏附及侵入 3 个过程。

06.198　胚胎发育　embryogenesis
从受精卵的形成至足月胎儿的发育过程。

06.199　胎儿内分泌　fetal endocrine
胎儿内分泌腺逐渐发育并合成、分泌相关激素的生理现象。

06.200　胎盘激素生成　placental hormone production
胎盘分泌激素的过程。人类胎盘分泌的激素可分为两大类：一类为肽类或蛋白质类激素，包括人绒毛膜促性腺激素、人胎盘催乳素及人绒毛膜促甲状腺激素等；另一类为类固醇激素，包括雌激素和孕激素。

06.201　胎盘激素　placental hormone
胎盘合成和分泌的激素。妊娠期胎盘可合成大量类固醇激素，如雌激素（雌二醇、雌酮、雌三醇）、孕激素（孕酮、孕二醇）等，此外胎盘还可合成大量肽类或蛋白质类激素，如人绒毛膜促性腺激素、人胎盘催乳素等。

06.202　人绒毛膜促性腺激素　human chorionic gonadotropin，hCG
胎盘合体滋养层细胞合成和分泌的一种糖蛋白激素。可促进妊娠黄体的形成，维持妊娠。

06.203　人胎盘催乳素　human placental lactogen，hPL
又称“人绒毛膜生长催乳素（human chorionic somatomammotropin，hCS）”。胎盘合体滋养层细胞合成和分泌的一种单链肽类激素。

可促进乳腺发育和泌乳，促进胰岛素生成，增强蛋白质的合成，抑制母体对胎儿的排斥。

06.204　人绒毛膜促甲状腺激素　human chorionic thyrotropin，hCT

胎盘合体滋养层细胞分泌的一种糖蛋白激素。由 α 和 β 两个亚基组成，其 α 亚基与促甲状腺激素、促黄体素、促卵泡激素等的 α 亚基相同。对胎儿和母体的甲状腺有刺激作用。

06.205　胎盘促肾上腺皮质激素释放激素　placental corticotropin-releasing hormone

主要由胎盘合体滋养层细胞合成、释放的促肾上腺皮质激素释放激素。分子结构、免疫反应及生物活性均与下丘脑促肾上腺皮质激素释放激素相同，但不呈现脉冲式分泌。

06.206　胎盘雌激素　placental estrogen

由胎盘合体滋养层细胞合成和分泌的激素。妊娠第 4 个月开始分泌，后持续增多，其分子结构和生物学功能与卵巢分泌的雌激素相同，可维持妊娠正常进行。

06.207　胎盘孕激素　placental progesterone

由胎盘合体滋养层细胞合成和分泌的激素。妊娠第 4 个月开始分泌，后持续增多，其分子结构和生物学作用与卵巢孕激素相同，可维持妊娠的正常进行。

06.208　胎盘激素转运　placental hormone transport

激素通过胎盘转运的过程。多数激素不能透过胎盘。可通过胎盘的激素主要有儿茶酚胺、褪黑素、类固醇类激素、维生素 D 及甲状腺激素等。

06.209　胎儿下丘脑–垂体–靶腺轴　hypothalamic-pituitary-target gland axis of fetus

胎儿下丘脑、垂体及其所支配的靶腺所构成的内分泌系统。包括下丘脑–垂体–甲状腺轴、下丘脑–垂体–肾上腺轴和下丘脑–垂体–性腺轴。

06.210　胎儿神经垂体　neurohypophysis of fetus

又称“胎儿垂体后叶（fetal posterior pituitary）”。胎儿脑垂体的一部分。包括正中隆起、漏斗柄和神经部三部分。

06.211　胎儿生长激素　fetal growth hormone

由胎儿垂体产生并分泌的一种肽类物质。

06.212　胎儿皮质醇　fetal cortisol

胎盘分泌的孕酮进入胎体后，胎儿肾上腺在孕酮的 11β、17α、18、21 位碳原子上进行各种羟化反应，而产生的各种皮质类固醇。如去氧皮质醇、皮质酮、皮质醇，在早产和足月分娩中起重要作用。

06.213　胎儿甲状腺　fetal thyroid

胎儿 6 周时开始发育的甲状腺器官。位于颈前部，由两侧叶和峡部组成，主要功能是合成甲状腺激素。

06.214　胎儿肾上腺　fetal adrenal gland

由未成熟皮质细胞和数组交感神经元组成的组织。可产生脱氢表雄酮和皮质醇。

06.215　胎儿性腺　fetal gonad

胎儿生成生殖细胞和分泌性腺激素的器官。包括男性胎儿的睾丸和女性胎儿的卵巢。

06.216　分娩　delivery

妊娠满 28 周以后，有独立存活能力的胎儿及其附属物（胎盘、胎膜、脐带及羊水等）自子宫内排出的过程。

06.217　哺乳　lactation

用乳腺分泌的乳汁哺育婴儿的过程。乳汁中含有丰富的营养，还有一些抵御疾病的特殊抗体，对婴儿的生长发育极其有利。

06.218　妊娠剧吐　hyperemesis gravidarum
由于体内人绒毛膜促性腺激素（hCG）增多、胃肠功能紊乱、胃酸分泌减少和胃排空时间延长等原因导致妊娠早期孕妇出现的严重而持续的恶心、呕吐。可引起脱水，甚至危及母体的生命安全。

06.219　妊娠期库欣综合征　Cushing syndrome in pregnancy
妊娠期间由于垂体腺瘤、肾上腺肿瘤或神经内分泌肿瘤引起皮质醇增多导致的疾病。表现为满月脸、腹部及四肢内侧紫纹、痤疮、体重增加、血糖升高，可出现 24 小时尿 17-羟皮质类固醇及游离皮质醇水平升高。

06.220　妊娠期原发性醛固酮增多症　primary hyperaldosteronism in pregnancy
妊娠期间由于肾上腺皮质病变使醛固酮分泌增多导致的疾病。表现为潴钠排钾，血容量增加，肾素–血管紧张素系统活性受抑制，继而出现高血压、低钾血症、肌无力及夜尿增多等。

06.221　妊娠期嗜铬细胞瘤　pheochromocytoma in pregnancy
妊娠期发生的由神经嵴起源的嗜铬细胞产生的神经内分泌肿瘤。该肿瘤合成、储存、持续或间断地释放大量的儿茶酚胺，引起持续性或阵发性高血压和多器官功能及代谢紊乱。

06.222　妊娠滋养细胞疾病　gestational trophoblastic disease
一组来源于胎盘滋养细胞异常增生、特异性分泌人绒毛膜促性腺激素所致的疾病。根据组织学将其分为葡萄胎、侵蚀性葡萄胎、绒毛膜癌、胎盘部位滋养细胞肿瘤和上皮样滋养细胞肿瘤。

07.　内分泌多腺体疾病

07.01　多发性内分泌腺瘤病

07.001　多发性内分泌腺瘤病　multiple endocrine neoplasia，MEN
又称“多发性内分泌肿瘤”。涉及两个或以上内分泌腺体肿瘤或增生而产生的一组遗传性内分泌腺肿瘤综合征的总称。表现为相应腺体功能异常。

07.002　多发性内分泌腺瘤病 1 型　multiple endocrine neoplasia type 1，MEN-1
又称“沃纳综合征（Werner syndrome）”。一种表现为甲状旁腺、胰岛细胞及垂体肿瘤等的常染色体显性遗传性疾病。

07.003　多发性内分泌腺瘤病 2A 型　multiple endocrine neoplasia type 2A，MEN-2A
一种表现为甲状腺髓样癌、嗜铬细胞瘤，可能伴有甲状旁腺功能亢进症的常染色体显性遗传性疾病。

07.004　多发性内分泌腺瘤病 3 型　multiple endocrine neoplasia type 3，MEN-3
又称“多发性内分泌腺瘤病 2B 型（multiple endocrine neoplasia type 2B，MEN-2B）”。一种表现为甲状腺髓样癌、嗜铬细胞瘤及一些躯体异常，但甲状旁腺功能亢进症少见的常染色体显性遗传性疾病。

07.005　多发性内分泌腺瘤病 4 型　multiple endocrine neoplasia type 4，MEN-4

由胚系 *CDKNIB* 突变导致表型类型多发性内分泌腺瘤病1 型的一种常染色体显性遗传性疾病。临床以甲状腺髓样癌、嗜铬细胞瘤及一些躯体异常表现为主，但甲状旁腺功能亢进症少见的。

07.006　胃泌素瘤　gastrinoma

一种胃肠胰神经内分泌肿瘤。以伴有难治性、反复发作或不典型部位的消化性溃疡、高胃泌素及胃酸分泌为特征。

07.007　甲状腺 C 细胞增生　thyroid C cell hyperplasia

一种甲状腺内 C 细胞增生团块。

07.008　多发性黏膜神经瘤　multiple mucosal neuroma，MMN

一种口唇、口腔黏膜、结膜、巩膜等多发性神经瘤。常伴发其他疾病，少数可能有皮肤神经瘤。通常见于颜面部，呈柔软、皮肤色或淡红色丘疹和结节。可伴发甲状腺髓样癌、双侧嗜铬细胞瘤及弥漫性胃肠道节细胞神经瘤病。

07.02　自身免疫性多内分泌腺病

07.009　自身免疫性多内分泌腺病　autoimmune polyendocrine disease

同一个体发生两个或以上的内分泌腺体自身免疫性疾病。腺体病变以功能减退为主，也有功能亢进与功能减退合并存在。有时还可合并其他系统的自身免疫性疾病如恶性贫血和重症肌无力等。

07.010　自身免疫性多内分泌腺病综合征　autoimmune polyendocrine adenosis syndrome

两个或以上内分泌腺因慢性淋巴细胞浸润出现的自身免疫性疾病。包括 2 个亚型，均可累及非内分泌器官。

07.011　自身免疫性多内分泌腺病综合征 1 型　autoimmune polyendocrine adenosis syndrome type 1

自身免疫调节因子（AIRE）突变引起的内分泌腺病综合征。临床表现为皮肤黏膜念珠菌病、甲状旁腺功能减退症、原发性肾上腺皮质功能减退症、甲状腺功能减退症、性腺功能减退症、恶性贫血、1 型糖尿病、顽固性便秘、无脾、腹泻及肝炎等。

07.012　自身免疫性多内分泌腺病综合征 2 型　autoimmune polyendocrine adenosis syndrome type 2

人类白细胞抗原（HLA）变异引起的内分泌腺病综合征。临床表现为自身免疫性甲状腺功能减退症、1 型糖尿病、原发性肾上腺皮质功能减退症、白癜风、恶性贫血、脱发、IgA 缺乏、毒性弥漫性甲状腺肿或原发性性腺功能减退症、重症肌无力及乳糜泻等。

07.013　免疫检查点抑制剂诱导的自身免疫性多内分泌腺病综合征　autoimmune polyendocrine adenosis syndrome induced by immune checkpoint inhibitor

由免疫检查点抑制剂引起的同一个体发生两个或以上的内分泌腺体自身免疫性疾病。腺体病变以功能减退为主，有时还可合并其他系统的自身免疫性疾病。

07.014　多腺体自身免疫缺陷　autoimmune polyglandular deficiency

由于免疫系统发育不全或遭受损害导致的两个或以上内分泌腺同时发生免疫功能缺

陷的疾病。

07.015　多腺体自身免疫性萎缩　polyglandular autoimmune atrophy

由于自身免疫反应产生炎症，引起两个或以上内分泌腺体退化萎缩的病变。

07.03　神经内分泌肿瘤

07.016　神经内分泌肿瘤　neuroendocrine neoplasm，NEN

一组起源于肽能神经元和神经内分泌细胞的异质性肿瘤。分为非功能性和功能性两大类：非功能性神经内分泌肿瘤主要表现为非特异性症状或肿瘤局部占位症状；功能性神经内分泌肿瘤主要表现为肿瘤分泌有生物学活性的激素引起的相关临床症状，如皮肤潮红、出汗、哮喘、腹泻、低血糖、难治性消化性溃疡及糖尿病等。根据良恶性程度分为神经内分泌瘤和神经内分泌癌。

07.017　神经内分泌瘤　neuroendocrine tumor，NET

起源于神经内分泌细胞的良性肿瘤。细胞分化程度较高，预后良好，可以发生在体内任何部位，最常见的是胃、肠、胰腺等消化系统神经内分泌肿瘤，约占所有神经内分泌肿瘤的2/3。

07.018　神经内分泌癌　neuroendocrine carcinoma，NEC

一种起源于神经内分泌细胞的具有内分泌功能的恶性肿瘤。表现为压迫症状、神经内分泌症状及转移引起的症状。

07.019　混合性神经内分泌–非神经内分泌肿瘤　mixed neuroendocrine-nonneuroendocrine neoplasm

同时含有神经内分泌和非神经内分泌成分的混合性上皮性肿瘤。

07.020　胃肠胰神经内分泌肿瘤　gastrointestinal pancreatic neuroendocrine neoplasm

主要发生在消化道或胰腺的神经内分泌肿瘤。可表现为皮肤潮红、腹泻、消化不良、低血糖及咖啡牛奶斑等。

07.021　胃肠神经内分泌肿瘤　gastrointestinal neuroendocrine neoplasm

主要发生在胃肠道的神经内分泌肿瘤。临床表现根据原发肿瘤部位而异，主要表现为腹痛、腹胀、大便习惯改变、消化道出血、腹部包块及呕吐等非特异性症状，功能性神经内分泌肿瘤患者以类癌综合征表现为主。

07.022　胃神经内分泌肿瘤　gastric neuroendocrine neoplasm，GNEN

发生在胃部、起源于胚胎神经内分泌细胞的一种神经内分泌肿瘤。肿瘤的病因不明，多数无明显症状，病情发展到一定阶段才会感到不适。最常见的表现是消化不良、腹痛、腹泻、腹部包块、胃肠道出血、贫血、体重下降或幽门梗阻等。

07.023　十二指肠神经内分泌肿瘤　duodenal neuroendocrine tumor

发生在十二指肠、起源于神经内分泌细胞的一种神经内分泌肿瘤。在大多数情况下，十二指肠神经内分泌肿瘤体积较小，常在内镜检查中偶然发现。低分化的肿瘤恶性程度较高。

07.024　空回肠神经内分泌肿瘤　hollow ileum neuroendocrine neoplasm

起源于小肠黏膜或黏膜下层神经内分泌细胞的一类恶性或潜在恶性肿瘤。临床表现无特异性，可表现为腹部隐痛、腹胀及恶心等，可有肠梗阻或肠粘连表现。

07.025　结直肠神经内分泌肿瘤　colorectal neuroendocrine neoplasm

发生于结直肠部位的神经内分泌肿瘤。可分为功能性和非功能性两大类。功能性结直肠神经内分泌肿瘤主要表现为肿瘤分泌的激素类物质所引起的各种临床症状，如皮肤潮红、腹泻、哮喘、低血糖或糖尿病等。非功能性结直肠神经内分泌肿瘤主要表现为非特异性消化道症状。

07.026　阑尾神经内分泌肿瘤　appendiceal neuroendocrine neoplasm

发生于阑尾的神经内分泌肿瘤。通常无特异性症状，多数在阑尾手术后进行病理检查时偶然发现。

07.027　胰腺神经内分泌肿瘤　pancreatic neuroendocrine neoplasm

源于胰腺神经内分泌细胞的一类异质性肿瘤。主要发生于胰腺和小肠上部，表现为可持续分泌超生理水平的肽类激素，引起相应的临床表现。

07.028　小脑视网膜血管瘤病　cerebroretinal angiomatosis，retinocerebellar angiomatosis

简称“脑视网膜血管瘤病”，又称“视网膜-小脑血管瘤病”“多发性血管网状细胞瘤综合征（multiple angioreticuloma syndrome）”。一种罕见的血管异常生长的常染色体显性遗传性疾病。基因定位于染色体 3p25.3。在视网膜、脑干、小脑、脊髓及肾脏可见血管网状细胞瘤，常伴血管瘤、肾细胞癌、嗜铬细胞瘤及胰腺囊肿等。单独发生在眼内的视网膜毛细血管瘤称“冯·希佩尔病（von Hippel disease）”，若同时有其他部位的血管瘤及相关的异常则称“冯·希佩尔-林道综合征（von Hippel-Lindau syndrome）”。

07.029　神经纤维瘤病　neurofibromatosis

由神经纤维瘤蛋白基因突变导致的一种常染色体显性的良性周围神经纤维病。分为 1 型和 2 型。1 型致病基因位于 17q11.2，典型特征为皮肤牛奶咖啡斑和周围神经多发性神经纤维瘤；2 型致病基因位于 22q8.2，常表现为双侧听神经鞘瘤、椎管内多发性神经鞘瘤或单侧听神经鞘瘤伴单发或多发性脑膜瘤。

07.04　类　　癌

07.030　类癌　carcinoid

起源于胃肠道和其他器官的内分泌细胞的低度恶性肿瘤。细胞多呈局限性、浸润性缓慢生长，但较少发生转移。类癌多从黏膜层的下部发生，可发生于食管到直肠的任何部位，发生部位依次为阑尾远端、阑尾其他部位、小肠、直肠、胃和十二指肠，食管罕见。约 10%的类癌见于支气管、胸腺、甲状腺、卵巢、宫颈和睾丸。

07.031　前肠区类癌　foregut carcinoid

起源于胃、十二指肠 1/2 段及胰腺的类癌。表现为腹泻、腹痛及面色潮红，也会伴有喘鸣和毛细血管扩张。

07.032　中肠区类癌　midgut carcinoid

起源于十二指肠 3/4 段、空回肠、阑尾及升结肠的类癌。表现为腹泻、腹痛及面色潮红，也会伴有喘鸣和毛细血管扩张。

07.033　后肠区类癌　hindgut carcinoid

起源于左半结肠和直肠的类癌。表现为腹泻、腹痛及面色潮红，也会伴有喘鸣和毛细血管扩张。

07.034　类癌综合征　carcinoid syndrome

由于类癌分泌的5-羟色胺（血清素）和其他血管活性肽进入血液循环中引起的综合征。临床表现为皮肤潮红、腹泻、腹痛、喘息、心悸及低血压。

07.035　类癌危象　carcinoid crisis

由于类癌组织急性分泌过多神经内分泌激素导致的严重并发症，继而引起严重低血压、心律失常、心衰等可能危及生命的情况。

08.　胰腺与糖尿病及低血糖症

08.01　概　述

08.001　胰腺　pancreas

位于上腹区腹膜后的一个具有外分泌和内分泌双重功能的分泌器官。外分泌的功能单位是胰腺泡，腺泡细胞分泌的消化酶或酶原通过胰管系统进入十二指肠。内分泌功能单位是散在的胰岛细胞群，不同类型的细胞群分别合成和分泌胰高血糖素（α细胞）、胰岛素（β细胞）和生长抑素（δ细胞）等。调节糖代谢。

08.002　胰腺发育　development of pancreas

胚胎早期，背侧和腹侧胰腺原基融合形成胰腺的过程。

08.003　胰腺形态发育　pancreatic morphogenesis

胚胎发育第4周，胚芽的前肠外翻形成靠近肝憩室的背侧壁和腹侧壁两个原基，进而发育形成胰腺泡；至胚胎发育第6～7周，腹胰随着胃及十二指肠的转位逐渐与背胰融合形成完整胰腺的过程。

08.004　胰岛芽　pancreatic islet bud

在胚胎发育的第10～11周，由来自内胚层的胰腺小管上皮细胞增殖并向毛细血管方向生长形成的细胞群。是形成胰岛的原基。

08.005　胰岛　pancreatic islet

又称“朗格汉斯岛（Langerhans islet）”。散在分布于胰腺内的大小和形态不等的球形细胞团。主要由α、β、δ、PP等内分泌细胞组成，分别分泌胰高血糖素、胰岛素、生长抑素、胰多肽等激素。

08.006　胰腺内分泌祖细胞　pancreatic endocrine progenitor

胰腺内分泌细胞的前体细胞。能够分化成胰岛素、胰高血糖素和其他激素分泌细胞，从而调节血糖水平和其他生理过程。

08.007　胰腺内分泌细胞　pancreatic endocrine cell

胰腺内能表达和分泌某种特定激素的细胞。主要包括分泌胰岛素的β细胞、分泌胰高血糖素的α细胞、分泌生长抑素的δ细胞、分泌胰多肽的PP细胞和分泌饥饿素的ε细胞。

08.008　胰腺内分泌细胞分化　pancreatic endocrine cell differentiation

胰腺内分泌祖细胞分化为不同类型胰腺细胞的过程。主要包括胰岛α细胞、β细胞、δ细胞及PP细胞。

08.009　胰岛细胞　pancreatic islet cell，islet cell

位于胰腺胰岛内的内分泌细胞。其分泌功能

受血糖、胃肠道激素和神经调节，分泌的激素能通过毛细血管壁渗入血液，有调节糖代谢的作用。主要包括胰岛 α 细胞、β 细胞、δ 细胞及 PP 细胞。

08.010　胰岛 α 细胞　pancreatic islet α cell
又称“胰岛 A 细胞（pancreatic islet A cell）”“胰高血糖素细胞（glucagon cell）”。胰岛中主要分泌胰高血糖素的细胞。约占胰岛细胞总数的 20%，具有促进肝细胞、肌细胞内糖原分解为葡萄糖，抑制糖原合成，从而升高血糖的作用。

08.011　胰岛 β 细胞　pancreatic islet β cell
又称“胰岛 B 细胞（pancreatic islet B cell）”“胰岛素细胞（insulin cell）”。胰岛中主要分泌胰岛素的细胞。约占胰岛细胞总数的 70%，具有促进肝细胞、脂肪细胞及肌细胞等利用血液中的葡萄糖、合成糖原或转化为脂肪储存，从而降低血糖的作用。

08.012　胰岛 δ 细胞　pancreatic islet δ cell
又称“胰岛 D 细胞（pancreatic islet D cell）”“生长抑素细胞（somatostatin cell）”。胰岛中主要分泌生长抑素的细胞。约占胰岛细胞总数的 5%，以旁分泌方式或经缝隙连接直接作用于邻近的 α 细胞、β 细胞或 PP 细胞，抑制上述细胞的分泌活动。

08.013　胰岛 PP 细胞　pancreatic islet PP cell
又称“胰岛 F 细胞（pancreatic islet F cell）”“胰多肽细胞（pancreatic polypeptide cell）”。胰岛中主要分泌胰多肽的细胞。约占胰岛细胞总数的 5%，具有抑制胃肠运动、胰液分泌及收缩胆囊的作用。

08.014　胰岛 ε 细胞　pancreatic islet ε cell
胰岛中数量很少的一类细胞。主要分泌饥饿素，可能对其他类型胰岛细胞具有调节作用。确切生理学和病理生理学意义尚待深入研究。

08.02　胰岛激素及其合成、分泌和作用机制

08.015　胰岛激素　pancreatic islet hormone
胰腺中胰岛分泌的各种激素的统称。主要包括胰岛素、胰高血糖素、生长抑素、胰多肽等。

08.016　胰岛素　insulin
胰岛 β 细胞分泌的含有 51 个氨基酸残基的小分子蛋白质激素。由 A 和 B 两条多肽链经两个二硫键相连而成。具有促进组织细胞对葡萄糖的摄取和利用、促进糖原合成、抑制糖异生、抑制脂肪组织动员、促进蛋白质合成代谢及促进生长等作用。是体内降低血糖的激素。

08.017　胰岛素生物合成　insulin biosynthesis
胰岛素基因 mRNA 转录、前胰岛素原多肽翻译及处理，而后经蛋白水解作用去除胰岛素原中的肽类转变为成熟胰岛素的过程。该过程在胰岛 β 细胞内进行。

08.018　前胰岛素原　preproinsulin
胰岛素原的前体。为一条含 110 个氨基酸残基、分子量为 11.5kDa 的多肽单链，由胰岛素原和位于其 N 端含 24 个氨基酸残基的信号肽组成。其产生后进入粗面内质网，裂解成胰岛素原。

08.019　胰岛素原　proinsulin
胰岛素的前体。为一条含 86 个氨基酸残基、分子量为 9.0kDa 的多肽单链，含有胰岛素的 A 链、B 链及连接二者的 C 肽。生理状态下，只有微量分泌入血，生物活性只有胰岛

素的 3%～5%，半衰期为 18～25 分钟。

08.020　C 肽　connecting peptide，C peptide
胰岛素原经酶切裂解形成的肽类物质。与胰岛素同步分泌，其浓度可间接反映胰岛素分泌功能。

08.021　胰岛素分泌　insulin secretion
胰岛 β 细胞合成胰岛素后，先储存在细胞的分泌颗粒内，在无刺激因素下以基础分泌形式释放，在适当刺激下分泌量增加。葡萄糖是兴奋 β 细胞合成及分泌胰岛素的最重要物质，氨基酸、脂肪酸、神经递质及激素等也具有刺激胰岛素分泌的作用。

08.022　胰岛素分泌神经调节　neuroregulation of insulin secretion
交感神经和副交感神经对胰岛素分泌的调节作用。交感神经兴奋可抑制胰岛素分泌，发挥升高血糖的作用；副交感神经可直接刺激或通过促进胃肠激素的释放间接刺激胰岛素分泌，发挥降低血糖的作用。

08.023　ATP 依赖性钾通道　ATP-dependent potassium channel，KATP
由胰岛 β 细胞内 ATP 浓度调控的一种内向整流钾通道。由磺脲受体 1 和内向整流钾离子 6.2 通道两部分组成，二者以 4∶4 比例组成异八聚体。该通道依赖性胰岛素分泌为胰岛素分泌的启动通路，是第一时相胰岛素分泌的基础。

08.024　胰岛素分泌模式　insulin secretion model
维持非进食状态及进食后血糖正常所需胰岛素的分泌模式。分为基础和刺激后分泌两种模式。维持非进食状态下血糖正常而分泌胰岛素的模式称为基础分泌模式；降低餐后血糖升高、维持餐后血糖正常而分泌胰岛素的模式称为刺激后分泌模式。

08.025　脉冲式胰岛素分泌　pulsatile insulin secretion
胰岛素呈脉冲分泌。有两种形式。①慢速脉冲式分泌：波动振幅大，周期长，为 50～120 分钟，每日平均 10～15 次。②快速脉冲式分泌：波动振幅小，周期短，为 5～10 分钟。

08.026　第一时相胰岛素分泌　first-phase insulin secretion
胰岛 β 细胞受到葡萄糖刺激后 1 分钟开始，胰岛素水平快速上升，3～5 分钟达到峰值，大约持续 10 分钟后胰岛素水平急速下降的过程。

08.027　第二时相胰岛素分泌　second-phase insulin secretion
胰岛 β 细胞受到葡萄糖刺激后 10～20 分钟开始，胰岛素水平逐渐上升，持续约 1 小时，以使升高的血糖恢复正常的过程。

08.028　早时相胰岛素分泌　early phase insulin secretion
进餐约 30 分钟后出现胰岛素分泌高峰的过程。

08.029　晚时相胰岛素分泌　late phase insulin secretion
胰岛素在早相分泌峰衰减后仍平缓分泌，直至血糖恢复正常时胰岛素分泌也恢复至基础水平的过程。

08.030　胰岛素作用机制　mechanism of insulin action
胰岛素发挥作用的原理。胰岛素与受体结合后经一系列信号转导促进肝细胞、肌细胞、脂肪细胞及其他组织细胞中葡萄糖摄取、利用及糖原合成，并促进脂肪和蛋白质合成。

08.031　胰岛素受体　insulin receptor
一类具有胰岛素结合位点的跨膜糖蛋白。是由两个 α 亚基和 β 亚基组成的四聚体。能够在细胞核内结合靶基因的启动子区，调控基因表达，介导脂肪的合成和储存、蛋白质合成、免疫及转录等生理功能。

08.032 胰岛素受体底物 insulin receptor substrate，IRS

参与胰岛素及其他细胞因子信号转导的磷酸化蛋白质。是能被激活的胰岛素受体酪氨酸激酶作用的底物。具有十几个酪氨酸残基，可被磷酸化，进而结合并激活下游效应物。

08.033 胰岛素信号转导 insulin signal transduction

胰岛素与胰岛素受体的两个α亚基在细胞质膜的外侧结合，进而通过胰岛素受体的两个β亚基将信号转导至细胞内的过程。

08.034 胰岛淀粉样多肽 islet amyloid polypeptide，IAPP

一种由胰岛β细胞产生，并与胰岛素协同分泌的激素。具有调节和抑制胰岛素分泌，以维持血糖稳定的作用。

08.035 胰高血糖素 glucagon

胰岛α细胞分泌的由29个氨基酸残基组成的直链肽类激素。与胰岛素作用相拮抗，发挥升高血糖的作用。

08.036 胰高血糖素瘤 glucagonoma

又称“高血糖皮肤病综合征（hyperglycemic skin disease syndrome）”。一种胰岛α细胞瘤。分泌过量的胰高血糖素。主要表现为皮肤游走性、坏死溶解性红斑、糖尿病、贫血、舌炎、口角炎及阴道炎等，多为恶性，常早期转移。

08.037 胰多肽 pancreatic polypeptide

胰岛PP细胞分泌的由36个氨基酸残基组成的直链肽类激素。在胃肠运动、胃酸分泌、胰岛素和胰高血糖素分泌及食欲调节中发挥作用。

08.038 胰多肽瘤 pancreatic polypeptide tumor，pancreatic polypeptidoma

主要发生在胰腺内分泌细胞中、含有胰多肽的消化道内分泌肿瘤之一。主要表现为体重减轻、腹泻及皮肤红斑等。临床罕见。

08.039 血管活性肠肽 vasoactive intestinal peptide，VIP

由肠道和中枢神经元分泌的具有胃肠激素和神经肽双重生物功能的一种神经递质。有舒张血管、松弛支气管和胃肠道平滑肌、降低血压、调节脑血流量、降低肺动脉压、调节中枢体温和睡眠等多种生物学效应。

08.040 血管活性肠肽瘤 vasoactive intestinal peptide tumor

主要发生于胰腺的胰岛D1细胞的良性或恶性肿瘤。由于D1细胞分泌大量血管活性肠肽，引起严重水泻、低钾血症、胃酸缺乏或胃酸过少。

08.041 胃泌素 gastrin

主要由胃窦和上段小肠黏膜G细胞分泌的肽类激素。主要生理作用是促进胃酸、胃蛋白酶原分泌，促进消化道黏膜生长，以及加强胃肠运动和胆囊收缩等。

08.042 肠促胰素 incretin

进餐诱导分泌的一系列胃肠激素。主要作用是促进胰酶分泌、胆囊收缩、胆汁分泌及胰岛素分泌，也有调节胃肠运动等作用。

08.043 胰高血糖素样肽-1 glucagon-like peptide-1，GLP-1

由肠道L细胞分泌的一种肠促胰素。具有刺激葡萄糖介导的胰岛β细胞的胰岛素合成和分泌、抑制胰高血糖素分泌、延缓胃排空、抑制食欲和摄食、促进β细胞增殖、减少β细胞凋亡及改善血管内皮功能等生物学功能。

08.044　胰高血糖素样肽-2　glucagon-like peptide-2，GLP-2

由肠道L细胞分泌的一种肠促胰素。具有促进肠黏膜生长、消化吸收，增强肠屏障功能，抑制胃蠕动及胃酸分泌等生物学功能。可用于治疗短肠综合征和克罗恩病等。

08.045　二肽基肽酶-4　dipeptidyl peptidase-4，DPP-4

一种细胞表面的丝氨酸蛋白酶。在肠中高表达，部分以可溶形式存在于血液循环中，可以通过剪切寡肽氨基酸第二位的丙氨酸或脯氨酸降解体内蛋白质（如胰高血糖素样肽-1和生长激素释放激素等）来发挥调节作用。

08.046　葡萄糖依赖性促胰岛素多肽　glucose-dependent insulinotropic polypeptide

又称“抑胃肽（gastric inhibitory peptide，GIP）”。由肠道K细胞分泌的一种肠促胰素。具有抑制胃液、胃蛋白酶分泌，抑制胃排空，促进胰岛素和胰高血糖素分泌等多种生物学功能。

08.03　胰岛素与糖代谢

08.047　糖类　carbohydrate

又称“碳水化合物”。多羟基醛或多羟基酮及其缩聚物和某些衍生物的的统称。人体主要含糖原和葡萄糖，前者是糖的储存形式，后者是糖的主要运输和利用形式。是人体所需的三大产能营养物（糖、蛋白质、脂质）之一。

08.048　糖原　glycogen

由许多葡萄糖组成的带分支的大分子多糖。是机体内糖的储存形式。

08.049　葡萄糖　glucose

一种己醛糖。是糖的主要运输和利用形式，也是人体最重要的糖类能源。

08.050　血糖　blood glucose

血液中游离的葡萄糖。是血液中糖的主要形式和机体能量的主要来源。空腹血糖的正常范围是3.9～6.1mmol/L，餐后2小时小于7.8mmol/L。

08.051　葡萄糖稳态　glucose homeostasis

又称“血糖稳态”。生理情况下人体空腹血糖稳定在一定水平（3.9～5.6mmol/L）的状态。胰岛素和胰高血糖素等多种激素在维持血糖稳态中起重要的调控作用。

08.052　糖代谢　glycometabolism，saccharometabolism

体内的糖类（葡萄糖、糖原等）经过一系列化学反应进行合成、分解和转化的过程。其代谢途径主要有糖的有氧氧化和无氧酵解、糖原合成和分解、糖异生等。胰岛素能促进糖原合成、抑制肝糖原分解，促进葡萄糖摄取、增强葡萄糖利用，抑制糖异生等。

08.053　有氧氧化　aerobic oxidation

糖在有氧条件下彻底分解为二氧化碳和水，同时释放大量能量，供腺苷二磷酸再合成ATP的过程。

08.054　无氧糖酵解　anaerobic glycolysis

机体在缺氧应激情况下迅速分解糖，补充ATP的主要代谢途径。葡萄糖降解成丙酮酸并伴随着ATP的生成，然后在氧缺乏的情况下丙酮酸被还原为乳酸。

08.055　糖原合成　glycogen synthesis

在糖原合成酶的催化下，活化形式的葡萄糖与未降解完全的糖原分子合成糖原的过程。

08.056　糖原分解　glycogenolysis

糖原在体内分解成葡萄糖的过程。糖原在磷酸化酶催化下，分解为1-磷酸葡萄糖，又在磷酸葡萄糖变位酶催化下生成6-磷酸葡萄糖，继而在肝脏中催化下生成葡萄糖，以维持血糖浓度恒定。在肌肉组织因6-磷酸葡萄糖酶活性极低，6-磷酸葡萄糖不能生成葡萄糖，直接进入糖酵解或糖的有氧氧化途径。

08.057　糖异生　gluconeogenesis

将体内非糖类物质如氨基酸、丙酮酸及甘油等转变为葡萄糖或糖原的代谢过程。以维持机体葡萄糖稳态。

08.058　葡萄糖转运体　glucose transporter

又称"葡萄糖转运蛋白"。一类调控细胞外葡萄糖经易化扩散进入细胞内的跨膜蛋白家族。含12个跨膜结构。参与体内糖代谢、炎症反应和免疫应答等过程。

08.059　葡萄糖激酶　glucokinase

体内参与葡萄糖代谢、催化葡萄糖酵解的关键酶。可敏锐感知体内葡萄糖浓度变化并启动血糖调节系统以维持血糖稳态，是人体重要的葡萄糖传感器。

08.060　糖代谢紊乱　glucose metabolic disorder

因先天性或获得性因素造成的血液及其他组织器官中糖及其代谢产物质和量异常的现象。以血糖浓度过高或过低为主要临床表现。常见类型有糖尿病、低血糖症等。

08.061　糖原贮积症　glycogen storage disease

一类由于先天性酶缺陷所导致的糖原代谢障碍性疾病。因体内缺乏某种关键酶，使得糖原不能正常合成、分解或转运，导致糖原在肝脏、肌肉、心脏等组织器官中异常蓄积，从而引起这些器官的结构和功能损害，出现低血糖、肝大、生长发育迟缓、肌肉无力等一系列症状。

08.062　黏多糖贮积症　mucopolysaccharidosis

一类由溶酶体酶缺乏所致黏多糖在体内各器官异常沉积的代谢性遗传病。由于人体细胞内的溶酶体中缺乏降解黏多糖的某些酶，使得黏多糖不能被完全降解而在体内大量蓄积，进而导致多系统损害。患者常表现出骨骼畸形、面容粗糙、肝脾肿大、智力发育迟缓、角膜混浊等症状。

08.04　糖　尿　病

08.04.01　概　　述

08.063　糖尿病　diabetes mellitus

受遗传和环境因素共同作用，一组主要由于胰岛素分泌和（或）作用缺陷引起的、以慢性高血糖和糖、脂肪和蛋白质等代谢紊乱为主要表现的慢性代谢性疾病。临床上出现烦渴、多尿、多饮、多食、疲乏、消瘦等表现。

08.064　空腹血糖　fasting plasma glucose，FPG，fasting blood glucose

在隔夜空腹（至少8～10小时）后，次晨抽取人体静脉血或者末梢血测定的葡萄糖浓度。是诊断糖代谢紊乱最常用和最重要的指标。

08.065　餐后 2 小时血糖　2-hour postprandial plasma glucose，2h PPG

进餐后 2 小时抽取人体静脉血或者末梢血测定的葡萄糖浓度。

08.066　随机血糖　random blood glucose

任意时间点抽取人体静脉血或者末梢血测定所得到的葡萄糖浓度。

08.067　糖化血红蛋白　glycated hemoglobin，glycosylated hemoglobin

人体血液中红细胞内的血红蛋白与血糖结合的产物。其检测通常可反映患者近 8～12 周的血糖控制情况。

08.068　口服葡萄糖耐量试验　oral glucose tolerance test，OGTT

口服 75g 无水葡萄糖后间隔一定时间测定血糖水平的试验。禁食一夜后次日清晨测定空腹和口服 75g 无水葡萄糖后 30 分钟、1 小时、2 小时及 3 小时的血糖水平，是诊断糖尿病前期和糖尿病的主要方法之一。

08.069　馒头餐试验　steamed bread test

进食 100g 标准面粉制作的馒头后间隔一定时间测定血糖水平的试验。隔夜空腹 8～10 小时后，食用 100g 标准面粉制作的馒头，10 分钟内吃完，进食馒头第一口开始计时，于进食馒头前和后 30 分钟、1 小时、2 小时及 3 小时时静脉抽血送检，分别测定上述 5 个时间点的血糖值。

08.070　胰岛素释放试验　insulin release test

测定基础和葡萄糖刺激后胰岛素释放功能的试验。隔夜空腹 8～10 小时后次日清晨测定空腹和口服 75g 无水葡萄糖后 30 分钟、1 小时、2 小时及 3 小时的血清或血浆胰岛素水平。

08.071　C 肽释放试验　C peptide release test

反映基础和葡萄糖刺激后胰岛素释放功能的试验。隔夜空腹 8～10 小时后次日清晨测定空腹和口服 75g 无水葡萄糖后 30 分钟、1 小时、2 小时及 3 小时的血浆或血清 C 肽水平。C 肽测定不受血清中胰岛素抗体和外源性胰岛素干扰。

08.072　胰岛抗体　pancreatic islet antibody

一类针对胰岛细胞及其成分产生的自身抗体。检测血液中的胰岛抗体，对于糖尿病的分型、诊断以及预测疾病的发生风险等都具有重要的意义。

08.073　胰岛素抗体　insulin antibody

针对胰岛素分子产生的抗体。其产生主要有两种情况：一种出现于接受外源性胰岛素治疗的患者，主要和胰岛素制剂的纯度有关；另一种出现于从未接受胰岛素治疗的患者。

08.074　胰岛细胞抗体　pancreatic islet cell antibody，ICA

胰岛细胞损伤时产生的一类多克隆混合型抗体。也是在胰岛相关自身抗体检测中唯一无明确抗原的抗体。其存在是胰岛 B 细胞遭到破坏的证据，是 1 型糖尿病的免疫标记物，可用于诊断 1 型糖尿病和预测 1 型糖尿病的发生，也可作为胰岛腺移植术后的监测指标。

08.075　谷氨酸脱羧酶抗体　glutamic acid decarboxylase antibody，GAD-Ab

针对谷氨酸脱羧酶产生的抗体。该抗体阳性可作为 1 型糖尿病的免疫标志物，也可作为胰岛腺移植术后的监测指标。

08.076　蛋白酪氨酸磷酸酶抗体　protein tyrosine phosphatase antibody，IA-2A

一类能识别并结合蛋白酪氨酸磷酸酶的免疫球蛋白。检测蛋白酪氨酸磷酸酶抗体的水平，有助于某些疾病的诊断、病情评估和预后判断。

08.077　锌转运体 8 抗体　zinc transporter 8 antibody，ZnT8A

胰岛 β 细胞特有的跨膜蛋白。位于胰岛素分泌颗粒中，参考膜内外锌离子浓度的调节。故为 1 型糖尿病重要的自身抗原。

08.078　胰岛素抵抗　insulin resistance

胰岛素作用的靶器官或组织对一定量胰岛素的生物学效应低于正常的状态。包括对内源性葡萄糖产生的抑制效应、对外周组织葡萄糖摄取和糖原合成的刺激性效应及对脂肪组织脂肪分解的抑制效应。是糖尿病发病的主要环节之一。

08.079　糖尿病前期　prediabetes

血糖水平正常和糖尿病之间的状态。包括空腹血糖受损和糖耐量减低。

08.080　空腹血糖受损　impaired fasting glucose

糖尿病前期，由正常糖代谢向糖尿病转化的过渡阶段。以空腹血糖达 6.1～7.0mmol/L 为主要标志。

08.081　糖耐量减低　impaired glucose tolerance，IGT

又称“糖耐量受损”。糖耐量超过正常范围，但低于糖尿病的诊断标准，即空腹血糖正常，糖负荷（糖耐量试验）后 2 小时血糖≥7.8mmol/L，但＜11.0mmol/L 的状态。

08.082　糖调节受损　impaired glucose regulation，IGR

空腹血糖受损和糖耐量减低的统称。糖耐量减低和空腹血糖受损可以同时出现，但两者并非同义，而是代表不同的糖调节异常。具有任意一种糖调节受损的个体都具有进展为糖尿病的高度风险。

08.083　代谢综合征　metabolic syndrome

人体的蛋白质、脂肪、糖类（碳水化合物）等物质发生代谢紊乱，表现为肥胖、高血糖（糖尿病或糖调节受损）、血脂异常[高甘油三酯血症和（或）低高密度脂蛋白胆固醇血症]及高血压等出现于同一个体，严重影响机体健康的临床综合征。

08.04.02　糖尿病分型

08.084　糖尿病分型　classification of diabetes mellitus

根据发病机制和临床特点的不同对糖尿病进行的分类。包括 1 型糖尿病、2 型糖尿病、特殊类型糖尿病及妊娠糖尿病。

08.085　1 型糖尿病　type 1 diabetes mellitus，T1DM

主要由自身免疫介导的胰岛 β 细胞破坏导致胰岛素绝对缺乏引起的、常常需要使用胰岛素来维持血糖水平的一种糖尿病。但是缓慢起病的开始不需要胰岛素治疗。

08.086　自身免疫性糖尿病　autoimmune diabetes mellitus

又称“免疫介导性 1 型糖尿病（immune-mediated type 1 diabetes mellitus）”“1A 型糖尿病（1A diabetes mellitus）”。存在自身免疫发病机制，体内可以检测出胰岛素抗体或针对胰岛 β 细胞的自身免疫抗体如抗谷氨酸脱羧酶抗体、酪氨酸磷酸酶抗体及锌转运体 8 抗体的一种 1 型糖尿病。

08.087　特发性 1 型糖尿病　idiopathic type 1 diabetes mellitus

又称“1B型糖尿病（1B diabetes mellitus）”。病因未明且与自身免疫无关，有明显家族史，发病早，初发时可有酮症，呈1型糖尿病临床表现的糖尿病类型。需用小剂量胰岛素治疗。

08.088　成人隐匿性自身免疫性糖尿病　latent autoimmune diabetes mellitus in adult，LADA

又称“成人晚发自身免疫性糖尿病”。自身免疫性糖尿病的一个亚型。胰岛β细胞自身抗体多为阳性。成年以后发病，口服葡萄糖耐量试验C肽呈低平曲线，发病初期口服降糖药治疗有效，诊断6个月内不依赖胰岛素治疗，通常较快速地进展到需要胰岛素治疗的阶段。

08.089　青少年隐匿性自身免疫性糖尿病　latent autoimmune diabetes mellitus in youth，LADY

自身免疫性糖尿病的一个亚型。发病年龄小于18岁，抗谷氨酸脱羧酶抗体阳性，诊断后至少6个月不依赖胰岛素治疗，临床表现与2型糖尿病相近。

08.090　暴发性1型糖尿病　fulminant type 1 diabetes mellitus

与遗传因素、感染或妊娠有关且病情危重的一类糖尿病。可无自身免疫反应证据，起病急骤，胰岛β细胞短时间内大量破坏导致明显高血糖和酮症酸中毒等严重代谢紊乱表现。

08.091　2型糖尿病　type 2 diabetes mellitus，T2DM

胰岛素分泌相对不足和（或）胰岛素抵抗引起的一类糖尿病。发病机制存在异质性，为多基因和多环境因素共同参与并相互作用的结果。多见于成年人，其他年龄也可发病，发病初期可无明显临床症状。

08.092　特殊类型糖尿病　specific type of diabetes mellitus

由某些遗传性病变、药物或其他疾病导致的糖尿病。

08.093　单基因糖尿病　monogenic diabetes mellitus

由调节胰岛β细胞功能、分化、增殖和存活的关键基因或调节胰岛素作用的关键单个基因突变所引起的糖尿病。

08.094　青少年发病的成人型糖尿病　maturity onset diabetes mellitus of the young，MODY

曾称“年轻的非胰岛素依赖型糖尿病（young non-insulin-dependent diabetes mellitus）”。单基因遗传突变影响胰岛β细胞功能导致的糖尿病。迄今发现的致病基因有14种，以*HNF1A*-MODY和*GCK*-MODY常见，其次为*HNF4A*-MODY。典型表现包括发病年龄小、非肥胖体形、胰岛自身抗体阴性、非胰岛素依赖等，有常染色体显性遗传家族史。

08.095　线粒体糖尿病　mitochondrial diabetes mellitus

由于基因突变导致的线粒体代谢酶缺陷，造成ATP生成受阻，能量来源不足而引起的一类糖尿病。临床特点为母系遗传，起病年龄较小，可有或无酮症倾向，无肥胖，起病初期常不需要胰岛素治疗。

08.096　胰岛素自身免疫综合征　insulin autoimmune syndrome，IAS

又称“平田综合征（Hirata syndrome）”。由体内产生抗胰岛素自身抗体异常结合胰岛素，导致胰岛素释放失控，血糖调节失衡引发的罕见疾病。主要表现为反复发作的自发性低血糖的综合征。

08.097　胰岛素作用缺陷　insulin action defect

胰岛素无法发挥正常作用导致的一类疾病。可表现为A型胰岛素抵抗、多诺霍综合征、黑棘皮–多毛–胰岛素抵抗综合征及脂肪萎缩性糖尿病等。

08.098　A型胰岛素抵抗　type A insulin resistance

胰岛素受体或受体后缺陷所引起的胰岛素作用受阻的状态。主要表现包括高血糖、胰岛素水平升高及胰岛素抵抗指数增加等。可能导致胰岛素抵抗相应的并发症，如2型糖尿病和心血管疾病等。

08.099　多诺霍综合征　Donohue syndrome

又称“矮妖精貌综合征（leprechaunism）”。因胰岛素相关基因发生突变引起胰岛素受体功能受损，以空腹低血糖，极度胰岛素抵抗和高胰岛素血症为临床特征的一类胰岛素受体功能缺陷相关疾病。

08.100　黑棘皮–多毛–胰岛素抵抗综合征　Rabson-Mendenhall syndrome

因胰岛素受体基因突变导致胰岛素抵抗、高胰岛素血症、黑棘皮病、多毛症、齿龈增生、皮下脂肪减少一系列特征表现的一种罕见的遗传性疾病。

08.101　脂肪萎缩性糖尿病　lipoatrophic diabetes

以全身性脂肪组织萎缩乃致消失而引起全身性脂肪营养不良并伴有显著的高脂血症，而不伴有甲状腺功能亢进的基础代谢升高，少有酮症倾向的胰岛素抵抗性糖尿病等为特征的一种非常少见的疾病。

08.102　胰腺外分泌疾病　pancreatic exocrine dysfunction

由胰腺炎、创伤/胰腺切除术后、胰腺肿瘤、胰腺囊性纤维化、血色病、纤维钙化性胰腺病及其他因素引起胰酶分泌不足或胰酶分泌不同步的疾病。

08.103　高胰岛素血症　hyperinsulinism

各种原因导致血液中胰岛素水平过高的状态。包括先天性高胰岛素性低血糖、肿瘤或药物引起的胰岛素分泌过多、胰岛素抵抗导致机体代偿分泌过量胰岛素等。

08.104　胰岛细胞瘤　tumor of pancreatic islet cell，pancreatic islet cell tumor

发生于胰岛细胞的肿瘤。源于胰腺多能神经内分泌干细胞的一种发生于胰岛细胞的胰腺神经内分泌瘤。

08.105　药物或化学品致糖尿病　drug or chemical induced diabetes mellitus

喷他脒、烟酸、糖皮质激素、抗甲状腺药物、二氮嗪、β-肾上腺素能受体激动剂、噻嗪类利尿剂、苯妥英钠、γ-干扰素及其他药物或化学物质引起的糖尿病。

08.106　感染致糖尿病　infection-induced diabetes mellitus

由先天性风疹、巨细胞病毒感染及其他感染所致的糖尿病。

08.107　不常见免疫介导性糖尿病　uncommon immune-mediated diabetes mellitus

罕见的由免疫介导的糖尿病。主要包括僵人综合征和由胰岛素或胰岛素受体自身抗体介导的糖尿病。

08.108　B型胰岛素抵抗　type B insulin resistance

又称“胰岛素受体抗体介导胰岛素受体抗体病（insulin receptor antibody-mediated insulin receptor antibody disease）”。伴有严重的高胰岛素血症和胰岛素抵抗的糖尿病。主要表现为胰岛素抗药、空腹低血糖，可伴有其他自身免疫性疾病，多为女性发病。

08.109 遗传综合征相关性糖尿病 diabetes mellitus associated with genetic syndrome

由多个基因或染色体异常所致的遗传综合征引起的糖尿病。多与遗传缺陷所致性发育异常或肥胖所致胰岛素抵抗有关。

08.110 妊娠糖尿病 gestational diabetes mellitus，GDM

在妊娠期首次发现或发生的糖代谢紊乱。进行 75g 葡萄糖耐量试验，空腹血糖 5.1～6.9mmol/L，口服葡萄糖耐量试验 1 小时血糖≥10.0mmol/L，口服葡萄糖耐量试验 2 小时血糖 8.5～11.0mmol/L，符合上述任何一项标准即可诊断。

08.111 新生儿糖尿病 neonatal diabetes mellitus

新生儿阶段出现的一种罕见的糖尿病类型。特征是胰岛功能受损导致出生后 6 个月内持续存在高血糖，通常由调控胰岛 β 细胞功能的单基因突变引起。分为两种类型：永久性新生儿糖尿病和暂时性新生儿糖尿病，后者可在发病数周、数月或数年后自行缓解，但该类人群在成年期糖尿病发病风险高。

08.04.03 糖尿病并发症

08.112 糖尿病并发症 diabetic complication

糖尿病患者血糖升高导致的急性和（或）慢性器官损害。

08.113 糖尿病急性并发症 acute complication of diabetes mellitus

由于胰岛素严重不足及升糖激素不适当升高导致血糖过高而引起的急性并发症。包括糖尿病酮症酸中毒、高渗性高血糖状态及乳酸性酸中毒等。

08.114 糖尿病酮症酸中毒 diabetic ketoacidosis，DKA

以高血糖、酮症及酸中毒为主要表现，由胰岛素不足和拮抗胰岛素的激素过多共同作用所致的严重代谢紊乱综合征。

08.115 高渗性高血糖状态 hyperosmolar hyperglycemic state，HHS

又称“糖尿病高渗状态”。以严重高血糖、高血浆渗透压及脱水为特点，无明显酮症，可伴有不同程度意识障碍或昏迷的急性代谢紊乱综合征。

08.116 糖尿病乳酸性酸中毒 diabetic lactic acidosis

糖尿病患者由于各种原因导致体内乳酸产生过多和（或）清除减少，使乳酸在体内大量蓄积而引发的代谢性酸中毒。

08.117 糖尿病慢性并发症 chronic complication of diabetes mellitus

糖尿病患者因长期高血糖导致的各种慢性器官损害。主要包括大血管并发症、微血管并发症及神经并发症。

08.118 糖尿病眼病 diabetic eye disease

主要由糖尿病导致的一系列进行性眼部病变。

08.119 糖尿病视网膜病变 diabetic retinopathy，DR

主要由长期高血糖导致的视网膜微血管损害。是一种影响视力甚至致盲的慢性进行性疾病。包括非增殖性糖尿病视网膜病变和增殖性糖尿病视网膜病变。

08.120 非增殖性糖尿病视网膜病变 non-proliferative diabetic retinopathy，NPDR

又称“非增生型糖尿病视网膜病变”。糖尿

病视网膜早期病变。视网膜微血管病变形成微血管瘤，血管通透性增加引起视网膜水肿、增厚和（或）渗出，进而导致视力下降。

08.121　增殖性糖尿病视网膜病变　proliferative diabetic retinopathy，PDR

又称“增生型糖尿病视网膜病变”。糖尿病视网膜晚期病变。视网膜有新生血管的形成，新生血管沿着视网膜内表面生长并进入玻璃体，形成纤维增殖，严重者可引起视网膜脱离而失明。

08.122　糖尿病性黄斑病变　diabetic maculopathy

糖尿病引起的黄斑病变。导致黄斑水肿和（或）缺血性病变，表现为视力下降、视物模糊及视物变形等。

08.123　糖尿病性黄斑水肿　diabetic macular edema

糖尿病引起黄斑区毛细血管损害、血–视网膜屏障破坏，液体渗漏及积聚，引起黄斑厚度增加及结构破坏的一种视觉障碍。是引起糖尿病患者视力下降的重要原因。

08.124　糖尿病缺血性黄斑病变　diabetic ischemic macular disease

糖尿病导致眼后极部毛细血管血流减少而引起的黄斑区缺血及严重的视力下降。

08.125　糖尿病性白内障　diabetic cataract，DC

糖尿病引起的晶状体透明度降低，进而形成混浊的疾病。可出现不同程度的视力下降、屈光度改变、对比敏感度下降、单眼复视或多视甚至失明等。与无糖尿病的老年性白内障患者临床表现相同，白内障成熟较快。

08.126　真性糖尿病性白内障　true diabetic cataract

糖尿病患者因高血糖导致晶状体内渗透压增加，吸收水分，纤维肿胀变性进而致使晶状体混浊。多发生在青少年糖尿病患者，发病率较低。表现为典型的雪花样晶状体混浊，常双眼发生，进展迅速。患者有明显视力减退，常伴有屈光改变。

08.127　糖尿病性视神经病变　diabetic optic neuropathy，DON

糖尿病患者出现的一组严重威胁视力的视神经病变。可单独出现，也可与糖尿病性视网膜病变并存。

08.128　非动脉炎性前部缺血性视神经病变　nonarteritic anterior ischemic optic neuropathy，NAION

由于供应视盘筛板前区及筛板区的睫状后短动脉的小分支发生缺血，致使视盘发生局部梗死所引起的病变。患者常突然出现睡眠后无痛性、单眼水平半侧视野缺失，可伴发或不伴发视力下降。糖尿病是其发生的危险因素之一。

08.129　糖尿病性视盘病变　diabetic papillopathy，DP

又称“糖尿病性视乳头病变”。糖尿病患者视盘及视盘周围血管渗流和（或）视神经轴突水肿导致视盘肿胀的病变。伴视盘毛细血管扩张，患者常无明显症状或仅表现为轻度视物模糊。是糖尿病较少见的眼部并发症。

08.130　糖尿病性视盘新生血管　diabetic neovascularization of the optic disc，DNVD

糖尿病患者视网膜严重缺血，导致视盘出现新生血管的病变。常与增殖性糖尿病视网膜病变的严重程度平行，容易引发玻璃体积血及牵引性视网膜脱离。

08.131　糖尿病性视神经萎缩　diabetic optic atrophy，DOA

糖尿病引起视网膜神经节细胞及其轴突发

生病变，致使视神经全部变细的一种形态学改变。一般发生于视网膜至外侧膝状体之间的神经节细胞。表现为视神经纤维变性和消失、传导功能障碍、视野缺损、视力减退或丧失。

08.132　新生血管性青光眼　neovascular glaucoma

糖尿病患者由于眼底广泛性视网膜缺血，导致虹膜和小梁表面出现新生的纤维血管膜，阻碍房水排出而引起的青光眼。表现为眼压高、眼痛、虹膜红变、视野缺损及视力下降或丧失。

08.133　糖尿病性眼[外]肌麻痹　diabetic ophthalmoplegia

糖尿病患者因高血糖引起支配眼外肌的相关神经发生损害导致的眼外肌麻痹性损伤。多为展神经麻痹，表现为突然发生的内斜视及水平复视等，也可见动眼神经麻痹，出现上睑下垂、瞳孔散大、眼球运动障碍及复视。

08.134　糖尿病性眼表病变　diabetic ocular surface lesion

糖尿病患者伴发的眼球表面的病变。包括角膜及泪液的异常，常伴发结膜充血、眼部干涩、流泪及异物感等不适。

08.135　糖尿病性角膜病变　diabetic keratopathy

长期血糖升高，导致角膜神经损伤，引发角膜敏感性降低、角膜营养和代谢障碍的病变。出现角膜知觉减退、角膜上皮损伤或剥脱、再生迟缓，严重者造成角膜上皮持续性缺损和角膜溃疡，甚至造成角膜穿孔。

08.136　糖尿病性泪膜病变　diabetic tear film disease

糖尿病患者可出现泪液质与量变化的病变。导致泪液分泌减少、脂质层质量下降及泪膜稳定性下降，出现程度不同的干眼症。

08.137　糖尿病慢性肾病　diabetes chronic nephropathy

又称“糖尿病肾病（diabetic kidney disease，DKD）”。糖尿病的微血管并发症之一。主要病理改变为肾脏系膜弥漫性或结节性扩张、肾小球和肾小管基底膜弥漫性增厚等。临床上以白蛋白尿和（或）肾小球滤过率下降持续超过 3 个月为主要特征。在明确诊断前需要排除其他疾病造成的慢性肾病。

08.138　糖尿病性肾小管间质病变　diabetic tubulointerstitial lesion

糖尿病微血管并发症之一。主要病理改变为肾小管上皮细胞肥大及肾小管基底膜增厚。早期发生的这些结构改变是启动和促进小管间质组织纤维化的关键因素。病变严重程度与肾小管蛋白尿排泄量和肾功能进行性下降密切相关，并直接影响预后。少数患者仅表现为肾小管病变。

08.139　糖尿病肾血管病变　diabetic renal angiopathy

糖尿病肾病血管病变的总称。包括肾脏大血管病变如肾动脉、肾小动脉硬化及肾脏微血管病变。

08.140　糖尿病神经病变　diabetic neuropathy

糖尿病常见的慢性并发症之一。可能与血管病变、代谢因素、自身免疫机制、高血压及生长因子不足等有关，表现为中枢神经系统并发症、周围神经病变及自主神经病变等。

08.141　糖尿病中枢神经病变　diabetic central nervous dysfunction

糖尿病代谢紊乱和血管病变引起的中枢神经系统损害。表现为伴随严重糖尿病酮症酸中毒、高渗高血糖综合征或低血糖症出现的神志改变，或缺血性脑卒中、出血性脑卒中、脊髓病变、肌萎缩及认知功能障碍。

08.142　糖尿病周围神经病变　diabetic peripheral neuropathy，DPN

糖尿病引起的周围神经功能障碍及结构发生的病变。

08.143　远端对称性多发性神经病变　distal symmetrical peripheral neuropathy，DSPN

糖尿病周围神经病变中最常见的一种。以手足远端感觉运动神经受累多见。表现以感觉障碍为主，而运动障碍相对较轻。通常为对称性，常从肢体远端开始，逐步向近端发展，下肢较上肢多见。

08.144　糖尿病自主神经病变　diabetic autonomic neuropathy，DAN

又称“*糖尿病植物神经病变*”。糖尿病引起的支配内脏、心血管和腺体的自主神经发生的病变。多影响胃肠、心血管及泌尿生殖系统，可表现为汗腺排泄异常和瞳孔改变等。

08.145　糖尿病单神经病变　diabetic mononeuropathy

糖尿病患者在长期高血糖状态下，单一的外周神经发生损伤。可能累及任何神经，常见的包括足部周围神经、桡神经、尺神经及动眼神经病变等。通常表现为感觉缺失、麻木及刺痛等神经症状。

08.146　糖尿病神经根病变　diabetic nerve root lesion

糖尿病患者长期高血糖状态导致的神经根损害。可出现疼痛、肌无力及感觉异常等症状，包括颈椎神经根、腰椎神经根等。

08.147　糖尿病神经丛神经病变　diabetic nerve plexus neuropathy

糖尿病患者神经丛受损引起的神经病变。常见于腹部和盆腔的神经丛，如迷走神经丛、腹腔神经丛和骶丛，进而引起胃肠道功能紊乱、尿失禁及性功能障碍等症状。

08.148　糖尿病胸神经根病变　diabetic thoracic nerve root lesion

糖尿病患者长期高血糖状态导致胸神经根受损。可引起胸廓和躯干肌肉的疼痛、麻木或感觉丧失。常见症状包括胸部或背部疼痛、皮肤过敏、肌无力及运动功能受限。

08.149　糖尿病性脊髓病变　diabetic myelopathy

糖尿病代谢紊乱、微血管病变、血液成分改变等引起的脊髓损害。表现为支配区域内感觉或运动功能障碍或丧失、共济失调及肌萎缩。

08.150　糖尿病性后索侧索硬化综合征　diabetic posterior and lateral sclerosis syndrome

糖尿病代谢紊乱、微血管病变、血液成分改变引起的后索和侧索硬化。多见于糖尿病病程较长者，表现为上肢远端肌萎缩和感觉障碍，可对称分布，进展缓慢。

08.151　糖尿病性脊髓性共济失调　diabetic spinal ataxia

糖尿病引起的脊髓后根及后索损害。表现为膝腱反射消失，深感觉包括位置觉及振动觉丧失，步态不稳，合并膀胱张力降低，有时出现双下肢闪电样疼痛。

08.152　糖尿病性肌萎缩　diabetic muscular atrophy

糖尿病引起的肌肉营养不良。表现为进行性肌肉萎缩，且肢体近端较远端严重，呈非对称性或一侧性以盆带肌、股四头肌为主的肌肉疼痛、无力及萎缩，少数可合并肩胛带上臂肌萎缩。

08.153　糖尿病性脑病　diabetic encephalopathy

糖尿病引起的大脑神经生理结构改变和认知功能障碍。表现为记忆力下降、反应迟钝，严重者出现缺血性或出血性脑血管病及认知功能障碍等。

08.154　糖尿病缺血性脑血管病　diabetic ischemic cerebrovascular disease

由糖尿病引起的颅内大血管和微血管病变。轻者可无症状，或症状短暂出现后消失，或表现为头晕、突发意识障碍及局灶性神经功能缺损等症状。也可出现失语、神志改变及肢体瘫痪等定位体征，伴脑萎缩时可表现为智力下降、记忆力差及反应迟钝等。

08.155　糖尿病出血性脑血管病　diabetic hemorrhagic cerebrovascular disease

糖尿病合并高血压、小动脉硬化、微动脉瘤或微血管瘤引起的脑血管出血性疾病。包括脑出血和蛛网膜下腔出血。表现为头晕、头痛、恶心呕吐、突发意识障碍及局灶性神经功能缺损等症状。

08.156　糖尿病周围血管病变　diabetic peripheral angiopathy

糖尿病常见并发症。是糖尿病患者外周血管出现的以动脉粥样硬化为共同病理特征的病变。发病机制主要是长期高血糖等因素对血管内壁造成损伤。患者以下肢动脉硬化闭塞性病变为典型特征。主要表现为疼痛、麻木及冷感等动脉闭塞、缺血症状。

08.157　糖尿病动脉粥样硬化　diabetic atherosclerosis

糖尿病大血管病变的一种类型。表现为巨噬细胞泡沫化、内皮细胞损伤及平滑肌细胞损伤，使得血管壁增厚、管腔变窄，最终导致血管封闭或伴随内皮消失而引起血栓。

08.158　糖尿病下肢动脉病变　diabetic lower extremity artery disease

糖尿病患者下肢动脉出现的以粥样硬化为主要病理改变的疾病。

08.159　糖尿病下肢动脉硬化闭塞症　diabetic arteriosclerosis obliterans of lower extremity

糖尿病常见的并发症。主要由于下肢动脉粥样硬化斑块形成，引起下肢动脉狭窄、闭塞，进而导致肢体慢性缺血的疾病。早期可有发凉、麻木症状，随病程延长可出现间歇性跛行，严重时会出现坏疽、溃疡，导致患者截肢率升高。

08.160　糖尿病动脉中膜钙化　diabetic arterial media calcification

一种不同于动脉粥样硬化的糖尿病大血管病变。主要表现为动脉壁内层磷酸钙弥散性、进行性沉积。最常见于下肢和上肢动脉，也可见于其他主要动脉。

08.161　糖尿病足　diabetic foot

糖尿病患者不同程度的周围血管病变与下肢远端神经异常相关的足部溃疡、感染和（或）深层组织破坏的疾病。是糖尿病非外伤性截肢的最主要原因。轻者表现为足部畸形、皮肤干燥和发凉、胼胝（高危足）；重者可出现足部溃疡、坏疽。

08.162　神经型糖尿病足　neurodiabetic foot

以下肢神经病变为主要表现的糖尿病足病。主要临床表现为皮肤烧灼感或针扎样痛、肢体部分区域麻木及肌肉萎缩等。

08.163　缺血型糖尿病足　ischemic diabetic foot

以动脉粥样硬化为主要病理改变、下肢缺血为主要症状的糖尿病足病。常表现为下肢发凉、麻木及皮肤营养状况差，下肢远端动脉搏动减弱或消失。

08.164　混合型糖尿病足　mixed type diabetic foot

同时具有周围神经病变和周围血管病变的糖尿病足病。除了具有神经性病变症状外，还伴有下肢发凉、间歇性跛行、静息痛，足背动脉搏动减弱或消失及足部皮温减低等表现。

08.165　糖尿病皮肤损害　diabetic skin lesion

糖尿病引起的特异性皮肤损害。包括各种感染、微血管病变和神经病变等造成的继发损害，主要表现为皮肤疱疹、颈部毛囊炎、皮肤瘙痒、足部坏疽及黄色瘤等。

08.166　糖尿病手关节病　diabetic cheiroarthropathy

又称"糖尿病手综合征（diabetic hand syndrome）"。糖尿病少见的一种并发症。主要表现为手骨间肌、大小鱼际肌对称性萎缩，远端和（或）近端指关节畸形、屈曲收缩、活动受限，累及掌指关节时可产生掌筋膜挛缩症。

08.167　类脂质渐进性坏死　necrobiosis lipoidica

简称"脂质渐近性坏死"。以胫前硬皮病样斑块为特征的皮肤病变。糖尿病患者易出现。好发于胫前，主要表现为胫前边界清楚的卵圆形斑块，表面呈蜡样光泽，边缘微隆起、呈红色，中央可见毛细血管扩张、萎缩及溃疡，可有鳞屑和结痂。

08.168　糖尿病胫前色素斑　diabetic anterior tibial pigmentation

主要表现为局限于糖尿病患者胫前的萎缩性色素沉着斑的皮肤疾病。

08.169　糖尿病性大疱　diabeitc bullae

以糖尿病伴灼伤样水疱为特征的一种皮肤病变。主要与微血管病变、神经营养障碍及局部代谢紊乱等有关，病理基础为皮肤表面基底细胞液化、变性坏死及表皮细胞溶解性坏死，好发于四肢末端，以足部最常见。

08.170　黑棘皮病　acanthosis nigricans

以皮肤颜色加深及乳头状或天鹅绒样增厚为特征的一种少见的皮肤病。好发于腋窝和颈部等皮肤皱褶处，发病机制尚不明确，可能与遗传、肥胖、糖尿病、肿瘤及药物等多种因素有关。

08.171　糖尿病性皮肤增厚　diabetic thick skin

出现于糖尿病患者的以皮肤增厚、颜色加深为特征的皮肤疾病。多出现在患者第 5 指的指尖关节，可逐渐发展到整个指关节。肘、膝、踝等关节皮肤也会出现此病理改变。

08.172　糖尿病关节活动受限综合征　diabetic syndrome of limited joint mobility

糖尿病患者不能充分弯曲或伸展手指的综合征。以关节活动受限为特征，其中以手部小关节病变最为明显。随着病情进展，手指可能会发生痉挛。

08.173　糖尿病性硬肿病　diabetic scleredema

一种累及结缔组织的慢性糖尿病并发症。好发于背部上方、肩部和颈部，主要表现为受累皮肤呈对称性、弥漫性及进行性增厚硬化，病理可见真皮内增粗的胶原纤维和大量黏蛋白沉积。

08.04.04　糖尿病治疗

08.174　医学营养治疗　medical nutrition therapy

又称"医学营养疗法"。用适当方式给予合理营养干预的治疗方法。针对糖尿病患者采取的营养治疗是糖尿病的基础治疗措施。包括进行个体化营养评估、诊断，以及营养治疗方案的制定、实施和监测。

08.175　持续葡萄糖监测　continuous glucose monitoring

通过葡萄糖感应器监测皮下组织间液葡萄糖浓度的技术。可以提供连续、较全面的多天葡萄糖水平数据。包括回顾式动态葡萄糖监测和实时动态葡萄糖监测。

08.176　自我血糖监测　self-monitoring of blood glucose

糖尿病患者用便携式血糖仪和动态血糖监测设备监测自身血糖变化情况。医生和患者可据此对患者的降糖治疗方案进行调整。

08.177　口服降糖药治疗　oral hypoglycemic medication therapy

通过口服降糖药物使血糖控制达标的治疗方法。适用于经饮食和运动治疗后血糖仍不能满意控制的糖尿病患者。

08.178　持续皮下胰岛素输注　continuous subcutaneous insulin infusion

利用胰岛素泵和配套导管持续皮下输注短效胰岛素或速效胰岛素类似物以控制糖尿病患者血糖的方法。优势是模拟生理性胰岛素分泌模式，使血糖控制在最佳状态，并能减少胰岛素用量。

08.179　1 型糖尿病蜜月期　honeymoon period of type 1 diabetes mellitus

1 型糖尿病患者，尤其是少儿患者，在发病早期接受胰岛素充分治疗数周或数月内进入典型的临床缓解期的现象。在此期间患者临床症状消失，外源性胰岛素需求量减少，甚至完全停用胰岛素后，血糖水平也能维持在正常或接近正常范围内，病情可稳定达数周或数月甚至一年之久。

08.180　黎明现象　dawn phenomenon

葡萄糖患者夜间血糖控制良好，也无低血糖发生，而清晨空腹血糖明显升高，或胰岛素需要量显著增加的现象。其在 1 型糖尿病和 2 型糖尿病（包括未使用胰岛素治疗）患者中的发生率和严重程度相似。发生的原因是因为外源性胰岛素用量不足或内源性胰岛素分泌不足，不能抵消清晨胰岛素拮抗激素（生长激素、糖皮质激素、儿茶酚胺等）分泌增多所致的升糖作用，所以全夜血糖虽较稳定,但凌晨 4 至 8 时空腹血糖却显著增高。

08.181　胰腺移植　pancreas transplantation

将带血管的胰腺移植给糖尿病患者以纠正高血糖的治疗方法。可移植全胰腺或节段胰腺，移植部位常选择下腹部髂窝处或原胰腺附近。适用于需持续使用胰岛素的糖尿病患者，可与肾移植同时进行。术后需长期应用免疫抑制剂。

08.182　胰肾联合移植　simultaneous pancreas and kidney transplantation，SPK

将带血管的胰腺移植给糖尿病患者以纠正高血糖，胰腺移植与肾移植同时进行的治疗方法。适用于需持续使用胰岛素且存在终末期肾病的糖尿病患者，可改善移植肾脏的存活，并有助于恢复血糖水平。术后需长期应用免疫抑制剂。

08.183　肾移植后胰腺移植　pancreatic transplantation after kidney transplantation，PAK

将带血管的胰腺移植给糖尿病患者以纠正高血糖，胰腺移植在肾移植后进行的治疗方法。适用于需持续使用胰岛素且存在终末期肾病的糖尿病患者，可改善移植肾脏的存活，并有助于恢复血糖水平。术后需长期应用免疫抑制剂。

08.184　胰岛移植　pancreatic islet transplantation

将胰岛组织移植至门静脉、腹膜腔或肌肉内治疗糖尿病的方法。适用于需持续使用胰岛素治疗的糖尿病患者。部分患者术后一定时间内可停用胰岛素或减少胰岛素用量。胰岛移植术后需长期应用免疫抑制剂。

08.185　胰岛移植物再血管化　revascularization of pancreatic islet graft

胰岛移植后新生血管网形成的过程。胰岛移植后一般 7～14 天形成整个血管网，是影响胰岛移植长期效果的重要因素。血管生成不足、密度低、血流量及氧分压低等可影响移植胰岛功能和存活。

08.186　胰岛移植物 β 细胞周转　β cell turnover in pancreatic islet graft

胰岛移植后 β 细胞自我复制与死亡之间的净变化。可能与移植胰岛的再生潜力、免疫抑制等因素有关。

08.05　低 血 糖 症

08.187　低血糖症　hypoglycemia

各种原因引起的血糖浓度过低的状态。非糖尿病患者血糖水平低于 2.8mmol/L 或糖尿病患者血糖浓度低于 3.9mmol/L，多伴有相应症状与体征，主要表现为饥饿感及神经精神症状等。

08.188　反应性低血糖症　reactive hypoglycemia

餐后（多在进食 4 小时内）出现的以发作性心悸、出汗及乏力等为主要症状的低血糖综合征。多发于女性。

08.189　自身免疫性低血糖症　autoimmune hypoglycemia

在遗传免疫缺陷基础上，由于某种诱因导致胰岛素分子变构，触发自身免疫反应，产生胰岛素自身抗体导致的低血糖症。

08.190　自发性低血糖症　spontaneous hypoglycemia

非胰岛素注射或胰岛素促泌剂治疗原因引起的血糖浓度过低的低血糖症。常见原因为胰岛素自身免疫综合征。

08.191　特发性低血糖症　idiopathic hypoglycemia

发病机制不明，可能与胰岛素敏感性增加、胰高血糖素反应减弱及自主神经功能紊乱等有关的低血糖综合征。

08.192　滋养性低血糖症　alimentary hypoglycemia

胃大部切除和胃空肠吻合术、幽门成形术、胃迷走神经切除术等患者进食后，食物迅速进入小肠，一方面使餐后血糖升高，另一方面引起胰高血糖素样肽-1 分泌增多，两者共同刺激胰岛素分泌增加进而导致的低血糖综合征。

08.193　药物相关性低血糖症　drug-induced hypoglycemia

使用药物后出现的低血糖症。主要由于降糖药使用不当导致，可出现低血糖综合征。

08.194　新生儿持续性高胰岛素低血糖症　persistent hyperinsulinemic hypoglycemia of infancy

以胰岛素过量分泌或不受血糖调控和反复发作的严重低血糖为主要特征的一种遗传异质性内分泌疾病。是新生儿期和婴儿早期严重及持续性低血糖的常见原因。

08.195　肝源性低血糖症　hepatogenous hypoglycemia

由于肝实质被广泛破坏致肝功能严重受损，肝脏储存糖原和糖异生功能低下，以及胰岛素在肝内灭活减弱而引起的低血糖症。可见于肝硬化、晚期肝癌、广泛性肝坏死、重症病毒性肝炎及重度脂肪肝。

08.196　惠普尔三联征　Whipple triad

由多种原因引起的血糖浓度低于正常的一种临床综合征。出现与低血浆葡萄糖浓度相符合的交感神经兴奋和脑功能障碍的临床症状。发作时静脉血糖浓度＜3.0mmol/L；补充糖后低血糖症状迅速缓解。

08.197　低血糖脑病　hypoglycemic encephalopathy

血糖过低引起的大脑神经细胞能量代谢紊乱而出现的一种代谢性脑病。轻者表现为出汗、面色苍白、心悸、嗜睡，重者出现精神及智力障碍、昏迷、瘫痪、不自主运动等，甚至可导致死亡或有严重脑功能障碍后遗症，需及时纠正低血糖。

08.198　低血糖性神经病变　hypoglycemic neuropathy

严重的低血糖导致的神经轴突受损。造成感觉运动神经的病理性损害，其支配的肌肉出现萎缩。

09.　脂质代谢性疾病

09.01　肥　　胖

09.01.01　概　　述

09.001　脂肪组织　adipose tissue

简称“脂肪”。主要由大量脂肪细胞群集构成的一种结缔组织。可被疏松结缔组织分隔成许多脂肪小叶，具有储存和释放能量的功能。根据脂肪细胞结构和功能的不同分为白色脂肪组织和棕色脂肪组织两类。

09.002　白色脂肪组织　white adipose tissue

又称“黄色脂肪组织（yellow adipose tissue）”。由单泡脂肪细胞构成的、新鲜时呈白色（如猪）或淡黄色（如人类和某些哺乳动物）的脂肪组织。主要分布在皮下、网膜和肠系膜等处，是一般所说的脂肪组织。是脂肪储存、保持体温和参与代谢的主要形式。

09.003　棕色脂肪组织　brown adipose tissue, brown fat tissue

又称“褐色脂肪组织”。由多泡脂肪细胞构成的、新鲜时呈棕色的脂肪组织。新生儿及冬眠动物较多，成人极少。对于维持体温和能量平衡起重要作用。

09.004　脂肪细胞　adipocyte

胞质内含脂滴，能合成和储存脂肪、参与脂质代谢的一种大型细胞。能够分泌多种生物活性物质（如瘦素、抵抗素等），在调节能量代谢、炎症反应和胰岛素敏感性等方面发挥着重要作用。按其形态一般分为单泡脂肪细胞和多泡脂肪细胞。

09.005　脂滴　lipid droplet

主要以甘油三酯为核心、由单层磷脂形成的一种膜结构。参与机体能量储存、脂质代谢调控、膜转运、信号转导以及应激等生理过程。

09.006　脂肪细胞因子　adipocytokine

脂肪组织分泌的细胞因子。具有调节血糖、脂质合成等作用。

09.007　瘦素　leptin

脂肪细胞分泌的一种肽类激素。是脂肪组织向大脑传递能量储存信号的信使，通过对下丘脑摄食中枢的调节作用，减少摄食，加强能量消耗，减少能量储存。此外，还参与炎症、血管形成、造血和免疫生殖等一系列生理过程。

09.008　脂联素　adiponectin

脂肪细胞分泌的一种内源性生物活性多肽或蛋白质激素。具有增加胰岛素敏感性，抑制肿瘤坏死因子的生成与释放，抑制血管平滑肌的增殖和迁移及减少单核细胞黏附等作用。

09.009　抵抗素　resistin

一种由白色脂肪组织细胞分泌的肽类激素。有拮抗胰岛素及抑制脂肪生成的作用。

09.010　脂肪酸酰胺　fatty acid amide

一类具有生物活性的调节分子。包括脂肪酸乙醇胺（如花生四烯酸乙醇胺和棕榈酰乙醇胺等）和脂肪酸伯酰胺（如油酸酰胺和芥子酸酰胺等）。

09.011　β-内啡肽　β-endorphin

一种内源性阿片肽。作用于μ-阿片受体，对摄食行为有促进作用。

09.012　脑啡肽　encephalin

一种含5个氨基酸残基的内啡肽。存在于中枢神经系统，神经元分布较广泛，除能镇痛外，还具有维持人体正常体温和加速肠道蠕动等作用。

09.013　强啡肽　dynorphin

一种存在于脑、十二指肠及垂体，具有很强的阿片样活性的多肽。具有13个氨基酸残基，其N端的5个氨基酸残基序列与脑啡肽相同。具有显著的镇痛作用，同时对心脏具有保护作用。

09.014　食欲抑制因子　appetite suppression factor

由下丘脑和胃肠道细胞等分泌的抑制食欲的激素和因子的总称。

09.015　促食欲素　orexin

又称“下丘脑泌素（hypocretin）”。下丘脑分泌的主要在中枢神经系统发挥作用的神经肽。与G蛋白耦联受体结合，在调节摄食、能量代谢、睡眠周期和血压方面发挥作用。

09.016　神经介素U　neuromedin U

又称“神经调节肽U”。一种结构上高度保守的由25个氨基酸残基构成的神经肽。广泛分布于下丘脑、垂体、胃肠道及泌尿生殖系统。具有多种生理作用，包括刺激平滑肌收缩、抑制摄食、调节能量平衡、抑制胃酸分泌及小肠的离子转运等。

09.017　可卡因安非他明调节转录肽　cocaine and amphetamine regulated transcript peptide，CART

又称“可卡因苯丙胺调节转录肽”。在神经中枢和神经组织表达的一种神经肽。是一种内源性食欲抑制因子，可在下丘脑多个核团中表达，可抑制正常和饥饿所致的摄食，并完全阻断下丘脑室旁核所致的摄食。

09.018　尿皮质素　urocortin，UCN

又称“尾促皮质肽”。促肾上腺皮质激素释放激素家族中的一种含40个氨基酸残基的多肽。在中枢和外周表达广泛，在进食反射、应激、炎症中发挥重要作用。

09.019　脑肠肽　brain-gut peptide

胃肠道和神经系统双重分布、具有调节胃肠道功能的肽类物质。

09.020　垂体腺苷酸环化酶激活肽　pituitary adenylate cyclase activating peptide，PACAP

分布于神经系统和胃肠道组织的一种神经肽。具有促进垂体激素分泌、调节生殖和免疫、促进胃肠道消化吸收等多种生物学效应。

09.021　神经肽 Y　neuropeptide Y，NPY

主要由下丘脑弓状核和腹内侧核分泌的由36个氨基酸残基组成的肽类激素。分布于中枢和外周神经系统。在中枢，有抗焦虑和抗癫痫功能，并且具有调节生殖功能、抑制肌肉兴奋、抑制交感神经兴奋及促进食欲的作用。在外周，与糖皮质激素及儿茶酚胺共同增强应激反应。

09.022　刺鼠相关肽　agouti-related peptide，AgRP

产生于弓形核神经元、具有食欲刺激作用的一种多肽。机制可能是作用于下丘脑黑皮素4受体，竞争性拮抗 α-促黑素细胞激素，后者可产生饱腹感。

09.023　黑色素浓集激素　melanin-concentrating hormone，MCH

又称“黑色素聚集激素”。一种含有 19 个氨基酸残基、与体重调节有关的神经肽。主要存在于下丘脑外侧区。其水平升高可以增加食物摄入。

09.024　神经降压素　neurotensin，NT

又称“神经降压肽”。一种广泛存在于中枢神经系统及外周神经系统的脑肠肽。能够通过内分泌和旁分泌作用于多种器官，具有抑制小肠蠕动和降低食管下括约肌张力，抑制胃酸和胃蛋白酶分泌和胃排空，促进胰高血糖素、胰岛素及胰多肽释放等作用，还具有扩张血管、增加血流及降低血压等作用。

09.025　胆囊收缩素　cholecystokinin，CCK

又称“缩胆囊素”“促胰酶素（pancreozymin）”。由十二指肠和上段空肠黏膜内的 I 细胞内分泌细胞合成和分泌的肽类激素。能使胰腺和胆囊分别释放出消化酶和胆汁，促进脂肪和蛋白质的消化，还能起到抑制饥饿的作用。

09.026　YY 肽　peptide YY，PYY

又称“酪酪肽（peptide tyrosine-tyrosine）”。由肠道 L 细胞分泌的一种增加饱腹感的激素。研究表明，其分泌主要是由于消化道中食物的存在，特别是脂肪和蛋白质的刺激。在进食后 2 小时达到最高水平，然后逐渐下降。

09.027　胃泌酸调节素　oxyntomodulin，OXM

由肠道 L 细胞分泌的一种肽类激素。是天然的胰高血糖素样肽-1（GLP-1）和胰高血糖素受体双激动剂，能够透过血脑屏障到达下丘脑弓状核，与其特异性受体结合后抑制摄食。激活胰高血糖素样肽-1 受体具有降糖作用。

09.028　油酰乙醇胺　oleoylethanolamide

摄食过程中肠道产生的一种生物活性脂类。属于饱食因子，肠道细胞通过 CD36 感知膳食脂肪中的油酸，并通过 *N*-酰基磷脂酰乙醇胺–水解磷脂酶 D 依赖或独立途径将其转换为油酰乙醇胺。

09.029　过氧化物酶体增殖物激活受体　peroxisome-proliferator-activated receptor，PPAR

在肝脏和脂肪组织中高表达的配体活化的转录因子。属于核激素受体超家族成员，主要在肝细胞通过激活细胞核中靶基因的转录来促进脂肪细胞分化、调节脂肪酸转运及增加脂肪酸氧化。

09.030　食欲调节　appetite regulation

人体通过从中枢到消化器官之间的神经、内分泌及营养等多个环节，调节食欲和进食行为的心理生理过程。正常情况下，食欲受到食欲中枢的调节。食欲中枢位于下丘脑，与大脑皮质有广泛的联系。下丘脑的摄食中枢、胃肠道及脂肪等分泌的各类激素等均参与食欲的调节。

09.031　脂肪代谢　lipometabolism

体内脂肪在各种相关酶的帮助下，进行消化吸收、合成及分解，加工成机体所需要的物质的生理过程。

09.032　脂肪重新分布　redistribution of fat

脂肪在体内的分解、利用及储存发生障碍，使脂肪出现转移的过程。包括两种方式：一种是脂肪从身体的某个部位丢失，多见于四肢和臀部；另一种是脂肪堆积在身体的某些部位，如面部、胸部、腹部、背部及颈部。

09.033　能量摄入　energy intake

摄入的食物中含有能量以维持生命活动需要的生理活动。能量摄入长期处于过少状态，会出现基础代谢降低、体力活动减少及体重下降等；能量摄入过剩则会在体内主要以脂肪形式储存起来，会出现体重增加，甚至肥胖。

09.034　能量代谢　energy metabolism

人体内物质代谢过程中所伴随的能量释放、转移、储存和利用的过程。是维持生命活动的能量来源。其代谢水平通常用能量代谢率作为评价指标。

09.035　能量代谢率　energy metabolic rate, EMR

从事某工种的劳动者在工作日内各类活动（包括休息）的能量消耗的平均值。以单位时间内（每分钟）每平方米体表面积的能量消耗值表示。

09.036　能量消耗　energy expenditure

人体维持生命活动时消耗体内能量的过程。即能量代谢的过程。包括基础代谢、体力活动、食物热效应及非运动活动产热四个方面。

09.037　基础代谢　basal metabolism

又称“基础能量消耗（basal energy expenditure，BEE）”。人体在安静和恒温条件下（一般 18～25℃），禁食 12 小时后，静卧、放松而又清醒时的能量代谢。即维持人体最基本的生命活动所必需的能量消耗，是人体能量消耗的主要部分。其代谢水平用基础代谢率表示。

09.038　基础代谢率　basal metabolic rate, BMR

人体在基础状态下单位时间内的能量消耗量。用每小时单位表面积最低耗热量减去标准耗热量，其差值与标准耗热量的百分比表示。

09.039　静息代谢　resting metabolism

又称“静息能量消耗（resting energy expenditure，REE）”。机体处于不活动或活动前状态时的能量代谢。即人体静息状态下所消耗的能量。用于保持身体姿势和维持基础代谢。其代谢水平用静息代谢率表示。

09.040　静息代谢率　resting metabolic rate, RMR

维持人体正常功能和体内稳态，再加上交感神经系统活动所消耗的能量。表征人体在静态下维持生命所消耗能量的情况。

09.041　体力活动能量消耗　energy expenditure for physical activity，EEPA

又称“活动代谢消耗（active metabolic expenditure，AME）”“运动性生热效应（thermic effect of exercise，TEE）”。人体肌肉活动所需要的能量消耗。主要取决于体力活动的强度和持续时间。

09.042　食物热效应　thermic effect of food

又称“食物特殊动力作用（specific dynamic action of food，SDA）”。人体在摄食过程中，对食物进行消化、吸收及代谢转化过程额外消耗的能量。

09.043　非运动活动产热　nonexercise activity thermogenesis，NEAT

除了有组织、有目的的运动之外的所有活动消耗的热量。

09.044　能量平衡　energy balance

能量代谢过程中，人体能量摄入与消耗相当的状态。是人体能量代谢的最佳状态。

09.045　能量代谢调节　regulation of energy metabolism

为应对自身能量需求和环境条件的变化而进行的能量摄入和能量消耗之间平衡的适应性调节。包括能量的摄入和消耗，两者处于动态平衡状态，可维持机体正常功能和体重。

09.046　能量代谢紊乱　energy metabolism disorder，dysregulation of energy metabolism

又称“能量代谢异常”。机体对物质的消化、吸收、排泄出现病理性、不协调的供需不平衡的状态。可以表现为一种物质或多种物质代谢紊乱，包括脂质代谢紊乱、糖代谢紊乱、蛋白质代谢紊乱等。将导致肥胖或消瘦，并进而引起一系列代谢异常、器官功能障碍和组织损害。

09.047　营养过剩　over nutrition，overnutrition

营养素（特别是能量）摄入量超过正常生长发育和代谢需求，而在体内蓄积的病理状态。

09.048　体重指数　body mass index，BMI

又称“体质量指数”。体重（kg）除以身高（m）平方得出的数值。是国际上常用的衡量人体营养和健康状态的一种量化标准。

09.049　体重过低　low weight

用于衡量人体胖瘦程度和健康的体重指数（BMI）$<18.5kg/m^2$ 的身体状态。

09.01.02　肥胖及相关疾病

09.050　肥胖[症]　obesity

一种由遗传、环境等多种因素及相互作用引起的以脂肪异常累积为主要特征的内分泌代谢性疾病。

09.051　单纯性肥胖　simple obesity

人体摄入的热量超过其消耗的热量，导致脂肪成分在体内积累过多形成的肥胖。

09.052　原发性肥胖　primary obesity

机体脂肪组织的量过多和（或）脂肪组织与其他软组织的比例过高的现象。表现为机体脂肪增多，脂肪组织增生。

09.053　继发性肥胖　secondary obesity

由某些疾病或药物导致的肥胖。表现为机体脂肪增多、脂肪组织增生。常由内分泌代谢病、遗传疾病或应用激素类药物等引起，由这些原发性疾病所引起的肥胖在原发性疾病改善后，肥胖情况可得到一定程度的逆转。

09.054　下丘脑性肥胖　hypothalamic obesity
因下丘脑腹内侧核饱食中枢受损或受到抑制而引起嗜食中枢相对兴奋而多食，从而引起的脂肪堆积、肥胖。多伴有性腺发育不全等症状。

09.055　腹型肥胖　abdominal obesity
又称“向心性肥胖（central obesity）”“中心性肥胖”。以躯干和腹部肥胖为主要特征的一种肥胖类型。表现为腰围增加，腰臀比是判定的重要指标。

09.056　周围性肥胖　proliferating obesity
脂肪细胞数目增加、脂肪主要堆积在身体外周的一种肥胖类型。从儿童时期开始，青春发育期进一步加重肥胖。

09.057　儿童肥胖　childhood obesity
儿童体内脂肪组织积聚过多，体重超过同性别、同年龄健康儿童或同身高健康儿童平均体重的 2 个标准差，或超过同年龄、同性别儿童平均体重 20%的现象。

09.058　老年性肥胖　geriatric obesity，senile obesity
发生在老年人（通常指≥65 岁人群）的肥胖状态。表现为体内脂肪堆积过多，体重超过标准体重 20%，体脂超过 30%。

09.059　绝经后肥胖　menopausal obesity
发病机制未明，主要由于绝经后体内雌激素缺乏引起脂肪代谢紊乱所致的肥胖。

09.060　肥胖相关疾病　obesity-related disease，obesity-related comorbidity
与肥胖关系密切的疾病。如糖尿病、高血压、高脂血症、高尿酸血症、肥胖性肾病、睡眠呼吸暂停综合征、胆结石、骨关节炎、肥胖相关心肌病等。

09.061　肥胖相关遗传综合征　genetic syndrome associated with obesity
与遗传有关的以肥胖为主要表现的一系列综合征。

09.062　伴发育迟缓肥胖相关遗传综合征　obesity associated genetic syndrome with developmental delay
与遗传有关的主要表现为肥胖并伴发育迟缓的一系列综合征。

09.063　不伴发育迟缓肥胖相关遗传综合征　obesity associated genetic syndrome without developmental delay
与遗传有关的主要表现为肥胖且不伴发育迟缓的一系列综合征。

09.064　巴尔得-别德尔综合征　Bardet-Biedl syndrome
由于染色体 15q11—q13 中一个或多个父系表达的印记转录物缺失引起的一种遗传异质性疾病。以胎儿活动减少，肌张力低下，智力迟钝，身材矮小，卵泡刺激素、黄体生成素分泌不足及肥胖为主要表现。

09.065　科恩综合征　Cohen syndrome
主要以四肢细长并伴有肥胖、颌小、人中短和高拱状腭，以及不同程度的智力缺陷及持续性肌张力低下等为特征的一种常染色体隐性遗传性疾病。

09.066　脑源性神经营养因子-酪氨酸激酶受体 B 缺乏症　brain-derived neurotrophic factor and tyrosine kinase receptor B deficiency
由于染色体 11p12 缺失或点突变导致脑源性神经营养因子或其蛋白酪氨酸激酶受体B 缺乏的一种遗传性疾病。主要表现为肥胖、记忆力受损、多动症及中重度学习障碍。

09.067　阿尔斯特伦综合征　Alstrom syndrome

由 *ALMS1* 基因突变导致的遗传病。临床表现复杂多样，随病程进展病症将加重，包括视网膜锥-杆细胞营养不良性萎缩、肥胖、胰岛素抵抗、进行性感觉神经性听力缺失、2 型糖尿病、黑棘皮病、扩张型心肌病、肝肾功能障碍、肺部疾病及进行性多器官纤维化导致器官衰竭等。

09.068　先天性瘦素缺乏症　congenital leptin deficiency

由于编码瘦素基因的纯合子发生移码、无义及错义突变导致血清瘦素水平降低的一种遗传性疾病。主要表现为肥胖、嗜食、躯干和四肢脂肪沉积、高胰岛素血症及 2 型糖尿病。

09.069　瘦素受体缺乏症　leptin receptor deficiency

因瘦素受体基因突变引起的一种遗传性疾病。主要表现为进食过多、严重早发性肥胖、性腺功能减退及频繁感染。

09.070　阿黑皮素原缺乏症　proopiomelanocortin deficiency，POMC deficiency

阿黑皮素原基因（*POMC*）纯合子或复合杂合子突变导致 POMC 缺乏进而导致促肾上腺皮质激素缺乏的一种遗传性疾病。主要表现为进食过多、早发性肥胖、皮肤苍白及头发发红，新生儿可以出现肾上腺危象。

09.071　激素原转化酶 1 缺乏症　prohormone convertase I deficiency

因激素原转化酶基因突变导致激素原转化酶 1 缺乏所致的一种常染色体隐性遗传性疾病。主要表现为严重的小肠吸收功能障碍、严重肥胖、餐后低血糖及其他内分泌疾病，如性腺功能减退和生长激素缺乏等。

09.072　黑皮质素 4 受体缺乏症　melanocortin 4 receptor deficiency

因黑皮质素 4 受体基因突变导致黑皮质素 4 受体缺乏所致的一种遗传性疾病。主要表现为过度进食和空腹胰岛素水平升高。

09.01.03　手 术 治 疗

09.073　胃旁路术　gastric bypass

全称“鲁氏 Y 形胃旁路术（Roux-en-Y gastric bypass，RYGB）”。治疗肥胖症的一种外科手术方式。是将胃分为较小的上部和较大的下部，然后截断小肠，连接胃的上部和远端空肠，改变食物经过消化道的途径，减缓胃排空速度，缩短小肠，减少吸收，从而达到减重目的。

09.074　腹腔镜鲁氏 Y 形胃旁路术　laparoscopic Roux-en-Y gastric bypass，LRYGB

简称“腹腔镜胃旁路术（laparoscopic gastric bypass）”。利用腹腔镜将患者的胃分成较小的上部和较大的下部，然后较小的胃接上截取的小肠，改变食物经过消化道的途径，从而达到减重目的的一种手术方式。

09.075　袖状胃切除术　sleeve gastrectomy

将胃的大弯垂直切下，胃底部全部切掉，使残胃变成“袖状”，使胃体积减小，最后仅能容纳 60～80ml 的一种手术方式。主要用于减重。

09.076　腹腔镜袖状胃切除术　laparoscopic sleeve gastrectomy

利用腹腔镜将胃的大弯垂直切下，胃底部全部切掉，使残胃变成“袖状”，使胃体积减小，最后仅能容纳 60～80ml 的一种手术方式。主要用于减重。

09.077　可调节胃绑带术　adjustable gastric banding，AGB

在近端胃周围环绕一个经皮肤进入的可调节的硅胶带，在胃的上方隔出一个类似胃间隔的“小胃囊”，食物在小胃囊中堆积，相关刺激传入大脑，产生饱胀感，以此控制食量，达到最佳减重效果的一种手术方式。

09.078　腹腔镜可调节胃绑带术　laparoscopic adjustable gastric banding，LAGB

通过腹腔镜在近端胃周围环绕一个经皮肤进入的可调节的硅胶带，在胃的上方隔出一个类似胃间隔的“小胃囊”，食物在小胃囊中堆积，相关刺激传入大脑，产生饱胀感，以此控制食量，达到减重效果的一种手术方式。

09.079　胆胰转流术　biliopancreatic diversion，BPD

又称“胆胰分流术”。切除部分胃组织，连接残余胃与截取的一段小肠，保留 50～100cm 的小肠，胆胰支则与距离回盲瓣 50cm 处的回肠吻合，进而转流胆胰液至回肠，减少胆胰液与食物混合的时间，减弱消化吸收过程，达到减重目的的一种手术方式。

09.080　不伴十二指肠转位胆胰转流术　biliopancreatic diversion without duodenal switch

切除大部分胃体、胃窦、幽门及部分十二指肠，连接残余胃与截取的一段小肠，保留 50～100cm 的小肠，通过限制食物摄入和减少物质吸收达到减重目的的一种手术方式。

09.081　胆胰转流十二指肠转位术　biliopancreatic diversion with duodenal switch，BPD-DS

又称“胆胰分流与十二指肠切换术”。采用袖状胃切除术的方式切除部分胃组织，保留胃幽门及十二指肠，连接残余胃与截取的一段小肠，保留 50～100cm 的小肠，通过限制食物摄入和减少物质吸收达到减重目的的手术。

09.02　消　　瘦

09.082　消瘦　emaciation，marasmus

由各种原因造成体重低于标准体重 10%的一种状态。

09.083　进食障碍　eating disorder

又称“进食性疾病”。以进食态度及进食行为异常为主要表现，伴有显著体重改变和/或生理功能紊乱的一种心理生理障碍。主要包括神经性厌食症、神经性贪食症和暴食症。

09.084　神经性厌食[症]　anorexia nervosa

简称“厌食症（anorexia）”。通过节食、催吐等手段，有意造成并维持体重明显低于正常标准的一种进食障碍。主要特征是尽管体重已明显减轻，但对体重增加和发胖仍持强烈恐惧感。通常造成不同程度的营养不良、继发性内分泌和代谢改变，以及躯体功能失调，如闭经。

09.085　神经性贪食[症]　bulimia nervosa

简称“贪食症（bulimia，lycorexia）”。反复发作、不可控制的冲动性暴食，又有极度想控制体重的先占观念，导致暴食后立即呕吐、禁食或使用泻药等行为的一种进食障碍。反复呕吐常导致电解质紊乱和躯体并发症。之前数月至数年间，有的患者曾发作过神经性厌食。

09.086　暴食症　binge eating disorder，BED

全称“暴饮暴食症”，简称“暴食（binge eating）”，又称“暴饮暴食障碍”。阵发性、无法控制的短时间内快速大量进食的一种进食障碍。过量进食后通常觉得后悔、抑郁、自责，伴随而来的是无节制的控制体重的行为。常见于神经性贪食症患者。与神经性贪食症不同的是暴饮暴食发作后不会出现代偿性行为。

09.087　自行导吐　self-induced vomiting
又称“自行引吐”。由自身引起或诱发的故意呕吐行为。通常与补偿行为有关。可见于神经性贪食症、神经性厌食症、暴食症、未指定的进食障碍或其他特定的进食障碍等。

09.088　禁食　fasting
在规定时间内不能进食的行为。

09.089　过度补偿　overcompensation
神经性贪食患者尝试通过清除食物（如通过自己诱吐、服用泻药或利尿剂）或其他的行为（如严格控制进食或禁食、过度锻炼），来补偿过度饮食而形成的一种行为。

09.090　偏食　partiality for a particular kind of food，dietary bias
只喜欢摄入某一种或某几种食物的不良饮食习惯。

09.091　异食症　pica
又称“异食癖”。进食一些非营养性或不能食用的物质如泥土、纸片及污物等的异常行为。

09.092　夜食综合征　night eating syndrome
以持续的夜间进食异常及所伴随的心理行为问题为特征的一种精神病理状态。

09.093　营养不良　malnutrition，dystrophy
由于食物摄入、消化、吸收及利用障碍，或机体消耗增加，营养不能满足机体需要以致消耗自身组织，不能维持正常代谢，出现体重减轻、生长发育停滞及躯体功能减退的状态。

09.094　脂肪营养不良　lipodystrophy
又称“脂肪萎缩（lipoatrophy）”。先天性或获得性病因导致的脂肪代谢障碍或失调，可导致全身性、部分性或区域性的脂肪丢失。表现为不同的脂肪营养不良相关的代谢紊乱或疾病，如显著的胰岛素抵抗、糖尿病、高甘油三酯血症及非酒精性脂肪性肝病等。

09.095　恶病质　cachexia
又称“恶液质（dyscrasia）”。机体自身组织被极度消耗的一种复杂代谢临床综合征。以食欲减退、体重下降、全身衰竭及代谢异常为特征，可发生于多种疾病。病理生理学特征是摄入食物减少、营养素代谢异常和肌肉萎缩。可能给疾病的临床结局带来不利影响。

09.03　脂质代谢异常及相关疾病

09.03.01　概　　述

09.096　脂质代谢　lipid metabolism
简称“脂代谢”。体内脂质（如脂肪、磷脂等）消化、吸收、合成、分解、转运等过程的总称。

09.097　脂质　lipid
又称“脂类”。由脂肪酸与醇（甘油、神经酰胺、胆固醇等）作用脱水缩合生成的酯及其衍生物的统称。是不溶于水而溶于脂溶性溶剂的有机物质，也是人体所需的三大产能营养物（蛋白质、糖、脂质）之一。人体血浆中的主要类别为甘油三酯、胆固醇和磷脂。

09.098　血脂　blood lipid
血浆所含的脂质统称。主要包括甘油三酯、胆固醇、磷脂等。

09.099　甘油三酯　triglyceride
又称“三酰甘油（triacylglycerol）”“中性脂肪（neutral fat）”。一种由 3 分子长链脂肪酸和 1 分子甘油形成的脂肪分子。是人体内含量最多的脂类。肝脏、脂肪等组织可合成，并储存在脂肪组织中。大部分组织均可以利用其分解产物供给能量。

09.100　胆固醇　cholesterol
一种环戊烷多氢菲的衍生物。是动物组织细胞所不可缺少的重要物质，可参与细胞膜形成，还是合成胆汁酸、维生素 D 及类固醇激素的原料。分为高密度脂蛋白胆固醇和低密度脂蛋白胆固醇两种。

09.101　高密度脂蛋白胆固醇　high-density lipoprotein cholesterol，HDL-C
高密度脂蛋白所携的胆固醇。主要是逆向转运胆固醇酯，将其运入肝脏，再清除出血液。高密度脂蛋白可将肝脏以外的胆固醇经卵磷脂胆固醇酰基转移酶（LCAT）催化而成胆固醇酯，运往肝脏清除；也可再将胆固醇酯转移到极低密度脂蛋白和低密度脂蛋白上，经相应的途径代谢、清除。有效防止心脏病和其他血管疾病，故被称为“好胆固醇”。高密度脂蛋白含有人血浆胆固醇总量的 20%～30%。

09.102　低密度脂蛋白胆固醇　low-density lipoprotein cholesterol，LDL-C
低密度脂蛋白中的胆固醇。是运输胆固醇到肝外组织的重要运载体。血液中其值偏高常会引起冠心病等心脑血管疾病，故被称为“坏胆固醇”。

09.103　游离胆固醇　free cholesterol
又称“非酯化胆固醇（unesterified cholesterol）”。血浆中以游离形式存在的胆固醇。

09.104　胆固醇酯　cholesterol ester
血浆及细胞内的游离胆固醇被酯化而形成的化合物。

09.105　胆固醇酯转运蛋白　cholesterol ester transfer protein，CETP
脂质代谢中的重要转运蛋白之一。是分子量为 74kDa 的单链高疏水糖蛋白。与卵磷脂胆固醇酰基转移酶共同在介导胆固醇的逆向转运过程中起重要作用。是脂蛋白间的脂质载体，能促进甘油三酯（中性脂肪）与磷脂在血浆脂蛋白之间的交换。

09.106　磷脂　phospholiplid，PL
含磷酸的脂质。主要有甘油磷脂和鞘磷脂两大类，前者由甘油构成，后者由鞘氨醇构成。是生物膜的重要组分，对脂质的吸收及运输起重要作用。

09.107　脂肪酸　fatty acid
具有长碳氢链和 1 个羧基末端的的羧酸化合物。主要是含有 4～24 个碳原子的直链酸。按其碳链的饱和程度可分为饱和脂肪酸和不饱和脂肪酸。是机体能量的主要来源，在组织中通过酯化作用转变为复合脂质，或以非酯化脂肪酸与白蛋白结合后在血液中转运。

09.108　载脂蛋白　apolipoprotein，Apo
一类能与血浆脂质（甘油三酯、胆固醇和磷脂）结合的蛋白质。是构成血浆脂蛋白的主要成分，能够结合和运输血脂到机体各组织进行代谢及利用，还可作为细胞表面受体的配体和酶的辅助因子。

09.109　载脂蛋白 AⅠ　apolipoprotein AⅠ

一种由 *APOA1* 基因编码、含 243 个氨基酸的可溶性载脂蛋白。血浆浓度为 0.35～0.5g/L，主要为高密度脂蛋白的结构成分，还具有抑制卵磷脂胆固醇酰基转移酶活性的作用。

09.110　载脂蛋白 AⅡ　apolipoprotein AⅡ

一种分子量为 28.3kDa 的单一多肽链的载脂蛋白。血浆浓度为 1.0～1.5g/L。生理功能为构成乳糜微粒和高密度脂蛋白，参与胆固醇酯化和胆固醇逆向转运。

09.111　载脂蛋白 AⅣ　apolipoprotein AⅣ

一种分子量为 46.0kDa 的载脂蛋白。空腹血浆浓度为 13.1～15.7mg/L。生理功能为激活卵磷脂胆固醇酰基转移酶，参与胆固醇逆向转运，介导高密度脂蛋白与细胞结合，辅助激活脂蛋白酯酶，调节食欲。

09.112　载脂蛋白 B　apolipoprotein B，ApoB

一类在分子量、免疫性和代谢上具有多态性的载脂蛋白。依其分子量及所占百分比可分为 B100、B48、B74、B26 及 B50，生理血浆浓度为 0.8～1.0g/L。可参与极低密度脂蛋白的合成、装配及分泌等多种生理过程。

09.113　载脂蛋白 CⅡ　apolipoprotein CⅡ

一种分子量为 9.1kDa、由含 77 个氨基酸残基的单链多肽构成的载脂蛋白。健康人空腹血浆浓度为 0.03～0.05g/L。可激活脂蛋白脂肪酶，水解甘油三酯，为细胞提供游离脂肪酸。

09.114　载脂蛋白 CⅢ　apolipoprotein CⅢ

一种分子量为 8.7kDa、由 79 个氨基酸残基组成的载脂蛋白。健康人空腹血浆浓度为 0.12～0.14g/L，主要分布于血浆高密度脂蛋白、极低密度脂蛋白及乳糜微粒。可抑制脂蛋白酯酶活性，抑制高密度脂蛋白的分解代谢率。

09.115　载脂蛋白 E　apolipoprotein E，ApoE

一种分子量为 34kDa、由 299 个氨基酸残基结合磷脂构成的糖蛋白。为载脂蛋白的一种，健康人空腹血浆浓度为 0.03～0.05g/L。是乳糜微粒、极低密度脂蛋白、中密度脂蛋白及部分高密度脂蛋白的结构蛋白，可作为配体与低密度脂蛋白受体和载脂蛋白E受体结合，介导乳糜微粒的胞吞，调节甘油三酯的分解代谢过程，参与血浆和组织脂质稳态的控制。

09.116　脂蛋白　lipoprotein

一种与脂质复合的水溶性蛋白质。是由富含胆固醇酯、甘油三酯的疏水性内核和由蛋白质、磷脂、游离胆固醇等组成的亲水外壳构成的球状微粒。对细胞外脂质的包装、储存、运输及代谢起重要作用。人体脂蛋白大体可分为 4 类：乳糜微粒、极低密度脂蛋白、低密度脂蛋白和高密度脂蛋白。

09.117　乳糜微粒　chylomicron

血浆中颗粒最大（大小为 80～500 nm）、密度最低（小于 0.95g/ml）、含甘油三酯近 90%的一类脂蛋白。是运输外源性甘油三酯及胆固醇的主要形式，在十二指肠和空肠的黏膜细胞内合成。

09.118　极低密度脂蛋白　very low-density lipoprotein

血浆中颗粒大小为 30～80nm、密度为 0.95～1.006g/ml、含甘油三酯约 50%的一类脂蛋白。由肝脏合成。主要功能为转运甘油三酯至外周组织，是运输内源性甘油三酯及胆固醇的主要形式。

09.119　中密度脂蛋白　intermediate-density lipoprotein

极低密度脂蛋白向低密度脂蛋白转化过程中的中间产物。密度为 1.006～1.019g/ml。在体内分解代谢迅速，正常情况下血浆浓度很低。

09.120　低密度脂蛋白　low-density lipoprotein

血浆中颗粒大小为 20～27nm、密度为 1.019～1.063g/ml、胆固醇含量最多的一类脂蛋白。由中密度脂蛋白在肝脏内转化而来，是胆固醇的主要载体，经受体介导摄取而被外周组织利用。

09.121　高密度脂蛋白　high-density lipoprotein

血浆中颗粒最小（大小为 7.5～10nm）、密度为 1.063～1.210g/ml 的一类脂蛋白。参与胆固醇逆转运，即将周围细胞胆固醇转运至肝脏转化和清除。

09.122　脂蛋白（a）　lipoprotein（a），LP（a）

一种富含胆固醇的特殊大分子脂蛋白。表面由胆固醇及磷脂包裹，嵌有亲水性载脂蛋白，所含载脂蛋白部分除一分子 ApoB100 外，还含有另一分子载脂蛋白 Apo（a）。可以进入并沉积于血管壁，有促进动脉粥样硬化的作用，是动脉粥样硬化的独立危险因素。

09.123　β 脂蛋白　beta lipoprotein

将血脂从肝脏运输到身体各组织器官进行利用或储存的一种由肝脏合成的脂质运输蛋白。高 β-脂蛋白水平与心血管疾病风险增加有关

09.124　脂蛋白脂[肪]酶　lipoprotein lipase，LPL

催化乳糜微粒及极低密度脂蛋白中的甘油二酯、甘油三酯中的 1 或 3 位酯键水解的酶。产生甘油、脂肪酸及溶血磷脂。调控脂质代谢。

09.125　脂蛋白代谢　lipoprotein metabolism

脂蛋白在体内被消化、吸收、转运及分解的过程。可分为外源性代谢途径和内源性代谢途径。

09.03.02　血脂异常疾病

09.126　血脂异常　dyslipidemia

又称“血脂紊乱”“脂质代谢异常（lipid metabolism disorder）”“脂代谢紊乱”。先天性或获得性因素造成的血液及其他组织器官中脂质及其代谢产物质和量的异常。可表现为高脂蛋白血症、脂质贮积病及其造成的临床综合征、肥胖症、酮症酸中毒、脂肪肝等。

09.127　脂毒性　lipotoxicity，fat-induced toxicity

非脂肪组织长期暴露于过量游离脂肪酸及其有毒代谢中间产物（如二酰基甘油、神经酰胺、酰基辅酶 A）时，因无力安全储存而发生的脂质异位沉积，从而引起细胞功能障碍、胰岛素抵抗、器官损害乃至细胞凋亡或坏死的病理过程。

09.128　高脂血症　hyperlipidemia

脂质代谢或运转异常使人体血液中的血脂含量超出正常范围的疾病。表现为血中胆固醇和（或）甘油三酯过高或高密度脂蛋白过低。

09.129　原发性高脂血症　primary hyperlipidemia

由于单基因缺陷或多基因缺陷，导致参与脂蛋白转运和代谢的受体、酶或载脂蛋白异常，或由于环境因素（饮食、营养、药物）和通过未知的机制而致脂质和脂蛋白代谢异常等引起的血浆中胆固醇和（或）甘油三酯水平升高。

09.130　继发性高脂血症　secondary hyperlipidemia

由导致血清脂质和脂蛋白代谢改变的潜在

系统性疾病、代谢状态改变、不健康饮食及某些药物引起的血脂异常。

09.131 家族性高脂血症 familial hyperlipidemia

由遗传基因异常所致的高脂血症。具有家族聚集性的特点。

09.132 家族性混合型高脂血症 familial mixed hyperlipidemia

一种临床表现为血浆甘油三酯和胆固醇水平中度升高、血浆高密度脂蛋白水平降低的常染色体显性遗传性疾病。最突出的特征是在同一家族中有各种不同类型的高脂蛋白血症患者，并有 60 岁以下发生心肌梗死者。

09.133 病因不明的原发性高脂血症 primary hyperlipidemia of unknown etiology

由未知原因引起的血浆中胆固醇和（或）甘油三酯水平升高的高脂血症。需排除脂质和脂蛋白代谢先天性基因缺陷及继发性高脂血症。

09.134 家族性高胆固醇血症 familial hypercholesterolemia

由于细胞膜表面的低密度脂蛋白受体缺如或异常，导致以血浆甘油三酯正常、低密度脂蛋白与胆固醇水平升高、腱黄色瘤及早发冠状动脉粥样硬化为特征的常染色体显性遗传性疾病。

09.135 家族性高甘油三酯血症 amilial hypertriglyceridemia

一种有家族发病倾向的脂质代谢紊乱性疾病。特点为血浆甘油三酯水平异常升高，胆固醇水平升高不明显。可能是由于脂蛋白脂酶缺乏，乳糜微粒和极低密度脂蛋白中的甘油三酯不能水解，导致血中甘油三酯水平升高。

09.136 异常β脂蛋白血症 dysbetalipoproteinemia

又称“血β脂蛋白异常”。正常人脂蛋白代谢的一种变异。表明相关的富含甘油三酯残粒的增加和低密度脂蛋白的减少。

09.137 家族性异常β脂蛋白血症 familial dysbetalipoproteinemia

又称“Ⅲ型高脂蛋白血症（type Ⅲ hyperlipoproteinemia）”。由于载脂蛋白 E（ApoE）变异，导致其不能与肝脏脂蛋白受体正常结合，引起患者体内含 ApoE 的脂蛋白残粒聚集，表现为血浆胆固醇和甘油三酯水平同时升高的疾病。

09.138 无β脂蛋白血症 abetalipoproteinemia

血中含载脂蛋白 β 的脂蛋白（即乳糜微粒）、极低密度蛋白，以及低密度脂蛋白缺失的症状。

09.139 家族性脂蛋白脂酶缺乏症 familial lipoprotein lipase deficiency

一组因脂蛋白脂酶基因突变引起脂解受损、血浆乳糜微粒聚集而导致的血脂异常症。是常染色体隐性遗传性疾病。常于儿童期起病，可引起急性胰腺炎反复发作。

09.140 家族性载脂蛋白 B 缺乏症 familial apolipoprotein B deficiency

由于 *ApoB* 突变导致 ApoB 与受体结合障碍，继而影响血浆中低密度脂蛋白分解代谢的常染色体显性遗传性疾病。表现为血浆甘油三酯水平正常，总胆固醇和低密度脂蛋白胆固醇水平中等或重度升高。

09.141 家族性载脂蛋白 CⅡ缺乏症 familial apolipoprotein CⅡ deficiency

一种由载脂蛋白 CⅡ基因突变引起、导致脂解受损及血浆乳糜微粒聚集的常染色体隐性遗传性疾病。常于儿童期起病，可引起急性胰腺炎反复发作。

09.142　动脉粥样硬化　atherosclerosis

由富含脂质的炎性斑块沉积于动脉壁，造成动脉壁增厚、管腔狭窄的一类动脉硬化性血管病。一般先从内膜下开始，发生脂质和复合糖类积聚、出血及血栓形成，纤维组织增生及钙质沉着，伴有动脉中层的逐渐蜕变和钙化；病变常累及大中动脉。

10.　蛋白质与氨基酸及非产能物质代谢性疾病

10.001　蛋白质代谢异常　abnormal metabolism of protein

由氨基酸形成蛋白质及蛋白质被分解成氨基酸的过程中出现的异常。

10.002　蛋白质-能量营养不良　protein-energy malnutrition，PEM

又称“混合型营养不良（mixed marasmus and visceral malnutrition，marasmic kwashiorkor）”。因蛋白质、糖类、脂肪等营养素缺乏或摄入不足、丢失过多、利用障碍等因素造成的一种慢性营养缺乏性疾病。临床上分为以缺乏能量为主的干瘦型、以蛋白质缺乏为主的水肿型和能量与蛋白质同时缺乏的混合型。

10.003　系统性淀粉样蛋白变性　systematic amyloidosis

免疫球蛋白轻链、前白蛋白或载脂蛋白等淀粉样蛋白在组织和器官中发生细胞外沉积，导致多系统多脏器细胞和器官功能受损的一种临床现象。

10.004　氨基酸代谢障碍　amino acid metabolic disorder

又称“氨基酸代谢异常（abnormal metabolism of amino acid）”。一组因特定氨基酸代谢通路中酶、转运蛋白或辅因子缺陷，导致氨基酸或其代谢产物在体内异常蓄积或缺乏的遗传性代谢疾病。多为常染色体隐性遗传，可引发多系统损害，尤其累及神经系统、肝脏及肾脏。

10.005　高同型半胱氨酸血症　hyperhomocysteinemia

多种因素引起的血总同型半胱氨酸在体内蓄积而高于正常范围的状态。可导致细胞、组织、器官损伤，是许多慢性疾病发生的危险因素。

10.006　嘌呤　purine

由咪唑环与嘧啶环稠合而成的一种含氮芳香杂环化合物。是核酸的组成成分。组成DNA 和 RNA 的嘌呤有腺嘌呤和鸟嘌呤两种。自然界存在的重要嘌呤碱还有黄嘌呤、次黄嘌呤等。

10.007　嘌呤代谢异常　abnormal metabolism of purine，disturbance metabolism of purine

又称“嘌呤代谢紊乱”。嘌呤核苷酸的分解或合成过程发生障碍而引起的代谢性疾病。

10.008　高尿酸血症　hyperuricemia

体内尿酸生成过多和（或）排泄过少引起的血中尿酸升高的病症。为嘌呤代谢异常所致的慢性代谢紊乱性疾病。

10.009　痛风　gout

血尿酸水平过高导致尿酸结晶沉积的关节炎性疾病。以高尿酸血症为生化基础，以反复发作性急性关节炎甚至关节畸形为主要临床表现。

10.010 肿瘤溶解综合征 tumor lysis syndrome

肿瘤细胞短期内大量溶解，释放细胞内代谢产物，引起以高尿酸血症、高血钾、高血磷、低血钙和急性肾衰竭为主要表现的一组临床综合征。

10.011 水溶性维生素 water-soluble vitamin

可溶于水而不溶于非极性有机溶剂、需通过饮食或补充剂定期摄入的一类维生素。包括维生素 B 族和维生素 C。

10.012 脂溶性维生素 fat-soluble vitamin

不溶于水、但可溶于脂肪和有机溶剂（如乙醇、乙醚）的一类维生素。

10.013 维生素代谢异常 abnormal metabolism of vitamin

维生素在体内含量过高或过低导致的代谢紊乱及疾病。维生素主要通过形成结合蛋白、酶及激素等发挥作用。

10.014 维生素缺乏症 hypovitaminosis，avitaminosis，vitamin deficiency

因维生素摄入不足或吸收障碍引起的一系列相关性疾病。

10.015 维生素 A 缺乏症 vitamin A deficiency

因视黄醇及其活性代谢物（视黄醛、视黄酸）不足，导致视觉、上皮组织及免疫功能异常的一种营养缺乏病。

10.016 维生素 B_1 缺乏症 vitamin B_1 deficiency

又称“脚气病（beriberi）”。因维生素 B_1（即硫胺素）缺乏，导致葡萄糖和丙酮酸代谢异常及乙酰胆碱分解增加，从而引起组织和器官发生功能性紊乱的全身性疾病。临床主要累及消化、神经和循环系统。

10.017 维生素 B_2 缺乏症 vitamin B_2 deficiency

又称“核黄素缺乏症（riboflavin deficiency）”。由于维生素 B_2（核黄素）摄入不足、吸收障碍或代谢异常，导致黄素辅酶合成减少，进而影响氧化还原反应和能量代谢的一种营养缺乏病。其典型表现为口角炎、舌炎和眼部症状。

10.018 维生素 B_6 缺乏症 vitamin B_6 deficiency

由于体内维生素 B_6（吡哆醇）长期摄入不足、吸收障碍、代谢异常或需求增加，导致其生理功能受损而引起的一组临床综合征。其主要表现为皮肤黏膜病变、神经系统异常、贫血及代谢异常等。

10.019 维生素 B_{12} 缺乏症 vitamin B_{12} deficiency

由于钴胺素吸收、转运或代谢障碍，导致 DNA 合成异常、髓鞘形成障碍及甲基化反应受损的一种代谢性疾病。其核心病理表现为巨幼红细胞性贫血和神经系统退行性变。

10.020 维生素 C 缺乏症 vitamin C deficiency

又称“坏血病（scurvy）”。由于维生素 C（抗坏血酸）长期摄入不足或吸收障碍，导致胶原合成障碍、结缔组织完整性破坏及氧化还原失衡的一种营养缺乏病。该病以毛细血管脆性增加、出血倾向和伤口愈合延迟为特征性表现。

10.021 维生素 E 缺乏症 vitamin E deficiency

因 α-生育酚摄入不足、吸收障碍或代谢异常，导致神经系统和红细胞膜氧化损伤的一种临床综合征。

10.022 维生素 K 缺乏症 vitamin K deficiency

因维生素 K 摄入不足、吸收障碍、合成减少或利用受阻，导致维生素 K 依赖性凝血因子（Ⅱ、Ⅶ、Ⅸ、Ⅹ）和抗凝蛋白（蛋白 C、S）合成不足，继而引起凝血功能障碍的一种获得性出血性疾病。

10.023 烟酸缺乏症 nicotinic acid deficiency，niacin deficiency

又称“糙皮症（pellagra）”。由于烟酸、烟酰胺、色氨酸的摄入、吸收减少或代谢障碍导致的以皮肤黏膜、消化系统和神经系统症状为主的疾病。

10.024 微量元素代谢异常 abnormal metabolism of trace element

微量元素含量过高或过低导致的代谢紊乱及疾病发生的现象。

10.025 铜代谢障碍 copper metabolic disorder

因铜的吸收、转运、储存或排泄异常，导致体内铜稳态失衡的病理状态。其代谢紊乱可引发肝脏、神经系统、血液系统及结缔组织等多系统损害。

10.026 铁代谢障碍 iron metabolic disorder

因铁的吸收、转运、储存或排泄异常，导致体内铁稳态失衡的病理状态。其代谢紊乱可表现为铁缺乏症（如缺铁性贫血）或铁过载症（如遗传性血色病、继发性铁沉积病），累及血液、肝脏、心脏、内分泌等多系统。

10.027 血色病 hemochromatosis

因遗传、继发或其他少见原因引起的体内铁过载，铁沉积于肝脏、心脏及胰腺等组织内造成组织损伤并伴有纤维化形成的疾病。出现肝硬化、肝脾大、心力衰竭、糖尿病、皮肤色素沉着、腹痛及关节痛等。

10.028 卟啉病 porphyria

血红素生物合成途径中酶活性缺乏，导致卟啉或其前体浓度异常升高，并在组织中贮积，造成细胞损伤的一类代谢性疾病。

10.029 水电解质紊乱 water-electrolyte imbalance，disturbance of water and electrolyte balance

又称“水电解质失调”。任何原因引起的机体体液内水与电解质的量、组成或分布异常的病理状态。主要包括钾、钠、氯、钙、磷及镁等的浓度偏离正常值范围，从而破坏机体内环境稳定的状态。

10.030 低钠血症 hyponatremia

血钠浓度低于 135mmol/L 的病理状态。表现为恶心呕吐、烦躁及疲乏等。

10.031 高钠血症 hypernatremia

血钠浓度高于 145mmol/L 的病理状态。表现为淡漠、嗜睡、进行性肌张力增加、颤抖、运动失调、惊厥及癫痫发作，甚至昏迷死亡。

10.032 低钾血症 hypokalemia

血钾浓度低于 3.5mmol/L 的病理状态。表现为乏力、肌肉麻痹等，严重者可出现呼吸困难或窒息、肠麻痹和心律失常，甚至发生室颤、猝死。

10.033 低尿钾排泄性低钾血症 hypokalemia with low urine potassium excretion

由于胃肠疾病、过度出汗和细胞外液钾离子进入细胞内等低尿钾排泄性疾病引起的低钾血症。通常病情危急，儿茶酚胺或胰岛素分泌增加，激活钠钾 ATP 酶，引起细胞外液钾转移至细胞内，导致血清钾降低。

10.034　高尿钾排泄性低钾血症　hypokalemia with high urine potassium excretion

由于肾脏钾排泄过多导致的血钾降低。常见于应用利尿剂及醛固酮增多症、肾小管酸中毒、巴特综合征、范可尼综合征等疾病。

10.035　家族性低钾血症性周期性瘫痪　familial hypokalemia periodic paralysis

由于编码二氢吡啶受体的基因发生突变引起血液中钾离子浓度异常低下的常染色体显性遗传性疾病。多见于男性，表现为不同程度的肌无力或瘫痪。

10.036　高钾血症　hyperkalemia

血钾浓度高于 5.5mmol/L 的病理状态。表现为心动过缓、心脏扩大及心音减弱等心血管系统症状；四肢麻木、极度疲乏及肌肉酸痛，甚至发生窒息、烦躁不安或神志不清等神经肌肉系统症状；恶心、呕吐及腹痛等消化系统症状。

10.037　假性高钾血症　pseudohyperkalemia

血钾离子浓度比血浆中高，即血清钾与血浆钾之间的差异大于 0.4mmol/L 的病理状态。实验室检查提示高钾血症，但患者体内血钾正常，无高血钾的症状、体征及心电图异常。

10.038　低钙血症　hypocalcemia

血清白蛋白浓度正常时，血总钙浓度低于 2.2mmol/L 或血清离子钙低于 1.08mmol/L 的病理状态。

10.039　高钙血症　hypercalcemia

血清总钙浓度高于 2.65mmol/L 或血清离子钙高于 1.28mmol/L 的病理状态。

10.040　甲状旁腺激素依赖性高钙血症　parathyroid hormone dependent hypercalcemia

由于甲状旁腺合成和分泌过多甲状旁腺激素导致的高钙血症。主要见于原发性甲状旁腺功能亢进症，也可见于三发性甲状旁腺功能亢进症、家族性低尿钙性高钙血症及锂相关性高钙血症等。

10.041　甲状旁腺激素非依赖性高钙血症　parathyroid hormone independent hypercalcemia

不依赖于甲状旁腺合成和分泌过多甲状旁腺激素，而由于某些特定疾病所导致的高钙血症。常见于恶性肿瘤、维生素 D 中毒、肉芽肿性疾病及结节病等。

10.042　维生素 D 中毒性高钙血症　vitamin D toxicity induced hypercalcemia

过量摄入维生素 D，使体内维生素 D 反馈作用失调，肠吸收钙和磷增加导致的高钙血症。

10.043　妊娠期高钙血症　hypercalcemia during pregnancy

妊娠期由于原发性甲状旁腺功能亢进症，少数由于分泌甲状旁腺激素相关蛋白的肿瘤或妊娠期胎盘或产后乳腺的非肿瘤性病变所导致的高钙血症。

10.044　乳碱综合征　milk-alkali syndrome

因长期进食大量牛奶或钙剂，并服用大量可吸收的碱剂引起的高钙血症、碱中毒及不同程度肾功能损害的一组临床综合征。

10.045　低磷血症　hypophosphatemia

血磷浓度低于 0.8mmol/L 的病理状态。

10.046　慢性低磷血症　chronic hypophosphatemia

慢性血磷降低的临床状态。可引起生长发育异常和佝偻病或骨软化症。

10.047　急性低磷血症　acute hypophosphatemia

多发生于慢性酒精中毒或经肠营养支持患者的急性血磷降低的临床状态。可导致严重的骨骼肌溶解。

10.048　磷缺乏相关性代谢性脑病　phosphate deficiency-related metabolic encephalopathy

严重磷缺乏和低磷血症导致的神经中枢功能障碍的一种疾病。表现为焦虑、肌无力加重，甚至呼吸功能不全而死亡。

10.049　高磷血症　hyperphosphatemia

成人血磷浓度高于 1.6mmol/L，儿童血磷浓度高于 1.9mmol/L 的病理状态。

10.050　急性高磷血症　acute hyperphosphatemia

急性肾损害所导致的急性血磷升高的病理状态。

10.051　急性磷酸盐性肾病　acute phosphate nephropathy，APHN

磷酸盐被肠道迅速吸收引起的急性肾损害、暂时性高磷血症、低钙血症、高钠血症、低钾血症及阴离子间隙性酸中毒。

10.052　慢性高磷血症　chronic hyperphosphatemia

慢性肾脏病和少见的遗传性高磷血症导致的慢性血磷升高的病理状态。

10.053　低镁血症　hypomagnesemia

血镁浓度低于 0.75mmol/L 的病理状态。

10.054　家族性低钾低镁血症　familial hypokalemic hypomagnesemia

又称“吉特尔曼综合征（Gitelman syndrome）”。由于编码噻嗪敏感性钠氯同向转运体基因 *SLC12A3* 突变导致的以低钾性代谢性碱中毒、低镁血症及低尿钙症为特征的常染色体隐性遗传性疾病。

10.055　高镁血症　hypermagnesemia

血镁浓度高于 1.25mmol/L 的病理状态。

10.056　酸碱平衡紊乱　acid-base disturbance，acid-base imbalance

又称“酸碱平衡失常”“酸碱平衡失调”。血浆中酸碱物质量的变化或分布异常的病理状态。通常指血浆的变化。即血 pH 偏离 7.35～7.45 的正常范围。

10.057　混合型酸碱平衡紊乱　mixed acid-base disturbance，mixed acid-base imbalance

又称“混合型酸碱平衡失常”。同时发生两种或两种以上的代谢性或呼吸性酸碱平衡紊乱的一种病理生理状态。常见于各种危重症、药物中毒及严重电解质紊乱等。根据不同组合的酸碱平衡紊乱，其临床表现各异。可以分为相加性酸碱平衡紊乱、相抵性酸碱平衡紊乱及三重酸碱平衡紊乱。

10.058　代谢性酸中毒　metabolic acidosis

由酸性代谢产物生成增加或排泌障碍，碱丢失过多引起的一种病理生理状态。表现为呼吸深而快、心律失常、腹痛腹泻等。

10.059　呼吸性酸中毒　respiratory acidosis

因呼吸功能障碍所致肺泡换气减少，体内二氧化碳潴留，二氧化碳分压升高，血碳酸浓度上升，pH 下降而引起的一种病理生理状态。见于上气道阻塞、呼吸肌无力及使用呼吸中枢抑制药后，可表现为呼吸急促、呼吸困难和明显的神经系统症状。

10.060　代谢性碱中毒　metabolic alkalosis

各种原因引起的血浆碳酸氢根离子浓度原发性升高或氢离子浓度降低的一种病理生理状态。血浆 pH 升高或正常，在呼吸功能正常的情况下常伴随动脉血二氧化碳分压的代偿性升高。见于呕吐大量胃液、服用碱性药物及使用利尿剂等。表现为呼吸浅而慢、躁动、兴奋，以及尿少、呈碱性。

10.061 呼吸性碱中毒 respiratory alkalosis

以肺通气过度引起血液中二氧化碳分压原发性下降，导致血 pH 升高为特征的一种病理生理状态。多见于精神性过度通气、代谢性过程异常、乏氧性缺氧、中枢神经系统疾病及水杨酸中毒等引起的细胞内碱中毒。表现为手、足、面部特别是口周麻木，并有针刺样感觉，胸闷、胸痛、头昏及恐惧，甚至四肢抽搐，呼吸浅而慢。

11. 系统内分泌疾病

11.001 系统内分泌疾病 systemic endocrine disease

影响内分泌系统功能的疾病。包括激素合成、分泌、转运和作用等方面的异常。

11.002 糖尿病性心脏病 diabetic heart disease

在糖尿病的糖、脂肪等代谢紊乱基础上发生的心脏大血管、微血管、心肌及自主神经病变。是糖尿病最常见的并发症之一。

11.003 黏液水肿性心脏病 myxedema heart disease

严重甲状腺功能减退症致甲状腺素缺乏，黏蛋白沉积于心脏组织而产生黏液性水肿导致的心脏损害。表现为心动过缓、心音低弱、脉压变小及心输出量减少，心力衰竭少见。严重者可出现心脏扩大和心脏压塞。

11.004 儿茶酚胺性心肌病 catecholamine-induced cardiomyopathy

由于高浓度儿茶酚胺作用于心肌，引起炎性侵袭、灶性坏死、变性及心肌纤维化的心脏疾病。儿茶酚胺使心肌耗氧增加并引起冠状动脉痉挛，有时酷似心肌梗死。

11.005 脚气病性心脏病 beriberi heart disease

维生素 B_1 严重且长时间缺乏引起的一种高输出量型心脏病。由于血中丙酮酸和乳酸堆积，周围血管扩张，外周阻力降低，血流加快，心动过速，心排血量增加，最后导致高输出量型心功能不全。

11.006 自身免疫性内分泌腺病 autoimmune endocrine gland disease

由自身免疫引起的内分泌腺器官特异性病变。多数疾病以内分泌功能减退为主，少数有功能亢进，亦可合并其他自身免疫性疾病，是内分泌疾病中的一种常见类型。

11.007 心脏传导阻滞–视网膜色素变性–眼肌麻痹综合征 cardiac conduction block-retinitis pigmentosa-ophthalmoplegia syndrome

又称“卡恩斯–塞尔综合征（Kearns-Sayre syndrome）”。由脑白质、基底核、下丘脑、小脑及脑干出现广泛海绵状改变及神经胶质增生引起的一种疾病。表现为眼肌麻痹、视网膜色素变性及心脏传导系统障碍。

11.008 免疫失调–多内分泌腺病–肠病–X 连锁综合征 immune dysregulation-poly-endocrinopathy-enteropathy-X-linked syndrome，IPEX syndrome

一种与侵袭性自体免疫有关的 X 连锁隐性遗传的综合征。表现为次级淋巴器官严重肿大、1 型糖尿病、湿疹、食物过敏及感染。

11.009 多发性神经病–器官肿大–内分泌病

变–M蛋白–皮肤改变综合征 polyneuropathy-organomegaly-endocrinopathy-M-protein-skin change syndrome，POEMS syndrome

一种与浆细胞病有关的多系统病变。表现为多发性周围神经病、器官肿大、内分泌障碍、M蛋白血症及皮肤病变。

11.010 异位内分泌综合征 ectopic endocrine syndrome

起源于非内分泌组织的肿瘤分泌一种或多种激素或激素类似物而引起相应激素过多；或起源于内分泌组织的肿瘤，除产生此内分泌腺正常时分泌的激素外，还合成和释放其他激素的临床综合征。

11.011 异位肾素分泌综合征 ectopic renin secretion syndrome

以肾素分泌异常并伴有肿瘤生长为特征的一种综合征。如发生于肾皮质部的肾素瘤、维尔姆斯（Wilms）瘤、肾胚胎瘤及透明细胞瘤等。

11.012 异位促肾上腺皮质激素分泌综合征 ectopic adrenocorticotropin secretion syndrome

以促肾上腺皮质激素分泌异常并伴有肿瘤生长为特征的一种综合征。是异位内分泌综合征中最常见的类型。主要见于支气管肺癌、胸腺肿瘤、胰腺内分泌肿瘤。

11.013 异位促肾上腺皮质激素释放激素分泌综合征 ectopic corticotropin releasing hormone secretion syndrome

以下丘脑之外的肿瘤分泌过多的促肾上腺皮质激素释放激素为特征的一种综合征。见于甲状腺癌和神经外胚层肿瘤等，常同时分泌促肾上腺皮质激素，单独分泌促肾上腺皮质激素释放激素的肿瘤罕见。

11.014 异位生长激素释放激素综合征 ectopic growth hormone releasing hormone syndrome

垂体外肿瘤，如类癌（支气管、肠道、胸腺、乳腺等类癌）、胰岛细胞瘤、小细胞肺癌、嗜铬细胞瘤、子宫内膜癌、甲状腺髓样癌及旁神经节瘤等，分泌过多的生长激素为特征的一种综合征。可导致肢端肥大症。

11.015 异位催乳素分泌综合征 ectopic prolactin secretion syndrome

以腺垂体以外部位分泌过多的催乳素为特征的一种综合征。见于肺癌、肾癌、甲状腺髓样癌、肾上腺肿瘤及生殖细胞肿瘤等。

11.016 异位抗利尿激素综合征 ectopic antidiuretic hormone syndrome

由腺体外组织（如癌组织）分泌大量的抗利尿激素或具有抗利尿作用的多肽物质所致的一种综合征。以低钠血症伴不适当尿钠排出，低血浆低渗透压及尿渗透压大于血浆渗透压为主要临床特点。

11.017 异位人绒毛膜促性腺激素分泌综合征 ectopic human chorionic gonadotropin secretion syndrome

以垂体和妊娠胎盘以外部位分泌过多的人绒毛膜促性腺激素为特征的一种综合征。见于肺部肿瘤（表皮样癌、分化不良小细胞癌及小支气管肺部泡癌）、干母细胞癌、肾癌及肾上腺皮质癌等。

11.018 非胰岛细胞瘤性低血糖症 non-islet cell tumor hypoglycemia

由胰岛细胞瘤之外的其他肿瘤引起的低血糖症。表现为心悸、出汗、饥饿、行为异常、反应迟钝、抽搐、昏睡甚至昏迷。

英 汉 索 引

A

abdominal obesity　腹型肥胖　09.055
abetalipoproteinemia　无β脂蛋白血症　09.138
abnormal metabolism of amino acid　*氨基酸代谢异常　10.004
abnormal metabolism of protein　蛋白质代谢异常　10.001
abnormal metabolism of purine　嘌呤代谢异常，*嘌呤代谢紊乱　10.007
abnormal metabolism of trace element　微量元素代谢异常　10.024
abnormal metabolism of vitamin　维生素代谢异常　10.013
acanthosis nigricans　黑棘皮病　08.170
ACC　肾上腺皮质癌　05.084
ACH　*软骨发育不全　02.119
achondroplasia　*软骨发育不全　02.119
acid-base disturbance　酸碱平衡紊乱，*酸碱平衡失常，*酸碱平衡失调　10.056
acid-base imbalance　酸碱平衡紊乱，*酸碱平衡失常，*酸碱平衡失调　10.056
acid labile subunit　酸敏感亚单位，*酸不稳定性亚单位　02.090
acidophilic cell　嗜酸性细胞　02.015
acral calciphylaxis　肢端钙化防御　04.140
acromegaly　肢端肥大症　02.127
ACTH　促肾上腺皮质激素　02.069
activating thyrotropin receptor mutation　活化性促甲状腺激素受体突变　03.054
active metabolic expenditure　*活动代谢消耗　09.041
activin　激活素　06.025
activin A　激活素A　06.026
activin AB　激活素AB　06.027
activin B　激活素B　06.028
acute adrenocortical insufficiency　急性肾上腺皮质功能减退症　05.093
acute complication of diabetes mellitus　糖尿病急性并发症　08.113
acute hyperphosphatemia　急性高磷血症　10.050
acute hypophosphatemia　急性低磷血症　10.047
acute phosphate nephropathy　急性磷酸盐性肾病　10.051
acute steroidogenic response　急性类固醇反应　05.122
acute suppurative thyroiditis　*急性化脓性甲状腺炎　03.117
acute thyroiditis　急性甲状腺炎　03.117
Addison disease　*艾迪生病　05.091
adenohypophyseal hormone　腺垂体激素　02.060
adenohypophysis　腺垂体　02.012
ADH　抗利尿激素　02.078
ADHR　常染色体显性低血磷性佝偻病　04.119
1A diabetes mellitus　*1A型糖尿病　08.086
adipocyte　脂肪细胞　09.004
adipocytokine　脂肪细胞因子　09.006
adiponectin　脂联素　09.008
adipose tissue　脂肪组织，*脂肪　09.001
adjustable gastric banding　可调节胃绑带术　09.077
adrenal cortex　肾上腺皮质　05.002
adrenal cortical hormone　肾上腺皮质激素　05.005
adrenal crisis　肾上腺危象　05.102
adrenal gland　肾上腺　05.001
adrenal hemorrhage　肾上腺出血　05.108
adrenal incidentaloma　肾上腺意外瘤，*肾上腺偶发瘤　05.105
adrenaline　肾上腺素　05.018
adrenalitis　肾上腺炎　05.110
adrenal medulla　肾上腺髓质　05.003
adrenal medullary hormone　肾上腺髓质激素　05.016
adrenal myelolipoma　肾上腺髓样脂肪瘤　05.106
adrenal vein thrombosis　肾上腺静脉血栓形成　05.109
adrenal venous sampling　肾上腺静脉取血术　05.060

adrenocortical adenoma　肾上腺皮质腺瘤　05.082
adrenocortical carcinoma　肾上腺皮质癌　05.084
adrenocortical hormone　肾上腺皮质激素　05.005
adrenocortical insufficiency　肾上腺皮质功能减退症　05.090
adrenocorticotropic hormone　促肾上腺皮质激素　02.069
adrenocorticotropic hormone-independent bilateral macronodular adrenal hyperplasia　促肾上腺皮质激素非依赖性双侧肾上腺大结节样增生　05.083
adrenocorticotropic hormone stimulation test　促肾上腺皮质激素兴奋试验　05.055
adrenocorticotropin　促肾上腺皮质激素　02.069
adrenocorticotropin-dependent Cushing syndrome　促肾上腺皮质激素依赖性库欣综合征　05.074
adrenocorticotropin-independent Cushing syndrome　促肾上腺皮质激素非依赖性库欣综合征　05.081
adrenogenital primordium　肾上腺生殖原基　06.008
adrenoleukodystrophy　肾上腺脑白质营养不良　05.098
adrenomedullary hormone　肾上腺髓质激素　05.016
adrenosterone　肾上腺雄酮　05.009
ADT　去势治疗，*雄激素剥夺治疗　06.128
adynamic bone disease　无动力性骨病　04.134
adynamic renal osteodystrophy　无动力性肾性骨营养不良　04.135
aerobic oxidation　有氧氧化　08.053
AGB　可调节胃绑带术　09.077
agouti-related peptide　刺鼠相关肽　09.022
AgRP　刺鼠相关肽　09.022
AIMAH　促肾上腺皮质激素非依赖性双侧肾上腺大结节样增生　05.083
AIT　自身免疫性甲状腺炎　03.119
Alders-Schönberg disease　*奥尔德斯–舍恩伯格病　04.153
aldosterone　醛固酮　05.007
aldosterone escape phenomenon　醛固酮逃逸现象　05.008
aldosterone-producing adenoma　醛固酮瘤　05.070
aldosterone-producing adrenocortical carcinoma　肾上腺皮质醛固酮癌　05.071
aldosterone-producing carcinoma　*醛固酮癌　05.071
aldosterone synthase　醛固酮合酶　05.034
aldosteronism　醛固酮增多症，*醛固酮症　05.061
aldosteronoma　醛固酮瘤　05.070
alimentary hypoglycemia　滋养性低血糖症　08.192
alkaline phosphatase　碱性磷酸酶　04.071
ALP　碱性磷酸酶　04.071
ALS　酸敏感亚单位，*酸不稳定性亚单位　02.090
Alstrom syndrome　阿尔斯特伦综合征　09.067
AME　表观盐皮质激素过多综合征　05.068，*活动代谢消耗　09.041
amenorrhea　闭经　06.159
amenorrhea-galactorrhea syndrome　闭经–溢乳综合征　02.155
AMH　抗米勒管激素　06.030
amilial hypertriglyceridemia　家族性高甘油三酯血症　09.135
amine hormone　胺类激素　01.025
amino acid derivative hormone　氨基酸衍生物激素　01.024
amino acid metabolic disorder　氨基酸代谢障碍　10.004
anabolism　合成代谢　01.020
anaerobic glycolysis　无氧糖酵解　08.054
anaplastic thyroid carcinoma　甲状腺未分化癌，*甲状腺间变性癌　03.138
androgen　雄激素　06.055
androgen deficiency　雄激素缺乏症　06.106
androgen deprivation therapy　去势治疗，*雄激素剥夺治疗　06.128
androgen insensitivity syndrome　*雄激素不敏感综合征　06.108
androgen receptor　雄激素受体　06.066
androgen resistance syndrome　雄激素抵抗综合征　06.108
androstenedione　雄烯二酮　06.064
angiotensin　血管紧张素　05.044
angiotensin Ⅰ　血管紧张素Ⅰ　05.045
angiotensin Ⅱ　血管紧张素Ⅱ　05.046
angiotensin converting enzyme　血管紧张素转换酶　05.047
angiotensinogen　血管紧张素原　05.043
angiotensin receptor　血管紧张素受体　05.048
anorchia　*无睾症　06.072
anorchidism　*无睾症　06.072
anorexia　*厌食症　09.084
anorexia nervosa　神经性厌食[症]　09.084
antagonism of hormone　激素拮抗作用　01.063

anterior cervical lymph node　颈前淋巴结　03.020
anterior pituitary　*垂体前叶　02.012
anterior pituitary hormone　*垂体前叶激素　02.060
anterior pituitary hypofunction　腺垂体功能减退症　02.158
antidiuretic hormone　抗利尿激素　02.078
antidiuretic hormone receptor　抗利尿激素受体　02.079
anti-growth hormone antibody　抗生长激素抗体　02.075
anti-Müllerian hormone　抗米勒管激素　06.030
APA　醛固酮瘤　05.070
APAC　肾上腺皮质醛固酮癌　05.071
apathetic hyperthyroidism　淡漠型甲状腺功能亢进症，*淡漠型甲亢　03.094
APC　*醛固酮癌　05.071
APH　*垂体前叶激素　02.060
APHN　急性磷酸盐性肾病　10.051
Apo　载脂蛋白　09.108
ApoB　载脂蛋白B　09.112
ApoE　载脂蛋白E　09.115
apolipoprotein　载脂蛋白　09.108
apolipoprotein AⅠ　载脂蛋白AⅠ　09.109
apolipoprotein AⅡ　载脂蛋白AⅡ　09.110
apolipoprotein AⅣ　载脂蛋白AⅣ　09.111
apolipoprotein B　载脂蛋白B　09.112
apolipoprotein CⅡ　载脂蛋白CⅡ　09.113
apolipoprotein CⅢ　载脂蛋白CⅢ　09.114
apolipoprotein E　载脂蛋白E　09.115
apparent mineralocorticoid excess syndrome　表观盐皮质激素过多综合征　05.068
appendiceal neuroendocrine neoplasm　阑尾神经内分泌肿瘤　07.026
appetite regulation　食欲调节　09.030
appetite suppression factor　食欲抑制因子　09.014
aquaporin　水通道蛋白，*水孔蛋白　02.182
arginine vasopressin　*精氨酸血管升压素　02.078
arginine vasopressin receptor　*精氨酸血管升压素受体　02.079
ARHR　常染色体隐性低血磷性佝偻病　04.120
aromatase　芳香化酶　05.038
aromatase excess syndrome　芳香化酶过多综合征　06.075
ART　辅助生殖技术，*辅助生育技术　06.123
arteria thyreoidea ima　甲状腺最下动脉　03.013
assisted reproductive technology　辅助生殖技术，*辅助生育技术　06.123
asthenozoospermia　弱精子症　06.093
ATC　甲状腺未分化癌，*甲状腺间变性癌　03.138
atherosclerosis　动脉粥样硬化　09.142
ATP-dependent potassium channel　ATP依赖性钾通道　08.023
atrophic thyroiditis　萎缩性甲状腺炎　03.123
autocrine　自分泌　01.038
autoimmune-acquired hypoparathyroidism　自身免疫获得性甲状旁腺功能减退症　04.093
autoimmune adrenocortical insufficiency　自身免疫性肾上腺皮质功能减退症　05.095
autoimmune diabetes mellitus　自身免疫性糖尿病　08.086
autoimmune endocrine gland disease　自身免疫性内分泌腺病　11.006
autoimmune hypoglycemia　自身免疫性低血糖症　08.189
autoimmune hypogonadism　自身免疫性性腺功能减退症　06.021
autoimmune hypophysitis　自身免疫性垂体炎　02.144
autoimmune polyendocrine adenosis syndrome　自身免疫性多内分泌腺病综合征　07.010
autoimmune polyendocrine adenosis syndrome induced by immune checkpoint inhibitor　免疫检查点抑制剂诱导的自身免疫性多内分泌腺病综合征　07.013
autoimmune polyendocrine adenosis syndrome type 1　自身免疫性多内分泌腺病综合征1型　07.011
autoimmune polyendocrine adenosis syndrome type 2　自身免疫性多内分泌腺病综合征2型　07.012
autoimmune polyendocrine disease　自身免疫性多内分泌腺病　07.009
autoimmune polyglandular deficiency　多腺体自身免疫缺陷　07.014
autoimmune thyroiditis　自身免疫性甲状腺炎　03.119
autonomous hyperfunctioning thyroid adenoma　甲状腺自主高功能腺瘤，*自主性高功能甲状腺腺瘤　03.133
autosomal dominant hypocalcemia type 1　常染色体显性遗传性低钙血症1型　04.124
autosomal dominant hypophosphatemic rickets　常染色体显性低血磷性佝偻病　04.119
autosomal recessive hypophosphatemic rickets　常染色体隐性低血磷性佝偻病　04.120
avitaminosis　维生素缺乏症　10.014

AVS 肾上腺静脉取血术 05.060
azoospermia 无精子症 06.094

B

backdoor pathway to dihydrotestosterone 双氢睾酮后门途径 05.039
Bardet-Biedl syndrome 巴尔得–别德尔综合征 09.064
Bartter syndrome type 5 巴特综合征5型 04.108
basal energy expenditure *基础能量消耗 09.037
basal metabolic rate 基础代谢率 09.038
basal metabolism 基础代谢 09.037
basophilic cell 嗜碱性细胞 02.016
1B diabetes mellitus *1B型糖尿病 08.087
BED 暴食症，*暴饮暴食症，*暴饮暴食障碍 09.086
BEE *基础能量消耗 09.037
benign prostatic hyperplasia 良性前列腺增生症 06.110
benign thyroid tumor 甲状腺良性肿瘤 03.131
beriberi *脚气病 10.016
beriberi heart disease 脚气病性心脏病 11.005
beta lipoprotein β脂蛋白 09.123
BGP *骨钙蛋白，*骨γ-羧基谷氨酸蛋白 04.070
biliopancreatic diversion 胆胰转流术，*胆胰分流术 09.079
biliopancreatic diversion with duodenal switch 胆胰转流十二指肠转位术，*胆胰分流与十二指肠切换术 09.081
biliopancreatic diversion without duodenal switch 不伴十二指肠转位胆胰转流术 09.080
binge eating *暴食 09.086
binge eating disorder 暴食症，*暴饮暴食症，*暴饮暴食障碍 09.086
biochemical marker of bone formation 骨形成生化标志物 04.069
biochemical marker of bone remodeling *骨重建生化标志物 04.068
biochemical marker of bone resorption 骨吸收生化标志物 04.076
biochemical marker of bone turnover *骨转换生化标志物 04.068
biosynthesis of testosterone 睾酮生物合成 06.057
bipotential gonad 双潜能性腺 06.010
blood aldosterone 血醛固酮 05.053
blood calcium concentration 血钙浓度 04.023
blood glucose 血糖 08.050
blood lipid 血脂 09.098
Bloom syndrome *布卢姆综合征 02.124
BMC 骨矿物质含量 04.181
BMD *骨骼矿物质密度 04.182
BMI 体重指数，*体质量指数 09.048
BMM *骨代谢标志物 04.068
BMMSC 骨髓间充质干细胞 04.046
BMP 骨形态发生蛋白，*骨形成蛋白，*骨形态生成蛋白 04.015
BMR 基础代谢率 09.038
body mass index 体重指数，*体质量指数 09.048
bone age 骨龄 02.105
bone collar 骨领 04.054
bone density 骨密度 04.182
bone development 骨骼发育 04.040
bone disease after kidney transplantation 肾移植术后骨病 04.136
bone formation marker *骨形成标志物 04.069
bone gamma carboxyglutamate protein *骨钙蛋白，*骨γ-羧基谷氨酸蛋白 04.070
bone Gla-protein *骨钙蛋白，*骨γ-羧基谷氨酸蛋白 04.070
bone marrow mesenchymal stem cell 骨髓间充质干细胞 04.046
bone mass 骨量 04.180
bone mass measurement 骨量测定方法 04.186
bone matrix 骨基质 04.052
bone metabolic marker *骨代谢标志物 04.068
bone metabolism 骨代谢 04.038
bone mineral content 骨矿物质含量 04.181
bone mineral density *骨骼矿物质密度 04.182
bone mineral metabolism 骨矿盐代谢 04.037
bone mineral salt metabolism 骨矿盐代谢 04.037
bone morphogenetic protein 骨形态发生蛋白，*骨形成蛋白，*骨形态生成蛋白 04.015
bone quality 骨质量 04.184
bone reconstruction 骨重建 04.066

bone remodeling unit　骨重建单元　04.067
bone resorption　骨吸收　04.063
bone resorption marker　*骨吸收标志物　04.076
bone strength　骨强度　04.183
bone trabecular　骨小梁　04.058
bone turnover　骨转换　04.039
bone turnover marker　骨转换标志物　04.068
BPD　胆胰转流术，*胆胰分流术　09.079
BPD-DS　胆胰转流十二指肠转位术，*胆胰分流与十二指肠切换术　09.081
BPH　良性前列腺增生症　06.110
brain-derived neurotrophic factor and tyrosine kinase receptor B deficiency　脑源性神经营养因子–酪氨酸激酶受体B缺乏症　09.066
brain-gut peptide　脑肠肽　09.019
brown adipose tissue　棕色脂肪组织，*褐色脂肪组织　09.003
brown fat tissue　棕色脂肪组织，*褐色脂肪组织　09.003
BTM　骨转换标志物　04.068
bulimia　*贪食症　09.085
bulimia nervosa　神经性贪食[症]　09.085

C

cachexia　恶病质　09.095
Caffey disease　*卡菲病　04.155
CAH　先天性肾上腺发育不良　05.099，先天性肾上腺皮质增生症　05.113
calcidiol　*骨化二醇　04.011
calcific uremic arteriolopathy　*钙化性尿毒症性小动脉病　04.138
calciphylaxis　钙化防御　04.138
calcitonin　降钙素　04.006
calcitonin receptor　降钙素受体　04.007
calcium channel　钙通道　04.026
calcium homeostasis　钙稳态　04.032
cancellous bone　骨松质，*松质骨　04.057
carbohydrate　糖类，*碳水化合物　08.047
carcinoid　类癌　07.030
carcinoid crisis　类癌危象　07.035
carcinoid syndrome　类癌综合征　07.034
carcinoma of prostate　前列腺癌　06.111
cardiac conduction block-retinitis pigmentosa-ophthalmoplegia syndrome　心脏传导阻滞–视网膜色素变性–眼肌麻痹综合征　11.007
cardiovascular endocrinology　心血管内分泌学　01.007
CART　可卡因安非他明调节转录肽，*可卡因苯丙胺调节转录肽　09.017
cascade reaction　级联反应　01.085
castrate-resistant prostate cancer　去势抵抗性前列腺癌　06.113
castrate-sensitive prostate cancer　去势敏感性前列腺癌　06.112
catabolism　分解代谢　01.021
catch-up growth　追赶生长　02.100
catecholamine　儿茶酚胺　05.017
catecholamine-induced cardiomyopathy　儿茶酚胺性心肌病　11.004
β-catenin　β-联蛋白　06.037
CBG　*皮质醇结合球蛋白　05.014
C cell　*C细胞　03.010
CCK　胆囊收缩素，*缩胆囊素　09.025
β cell turnover in pancreatic islet graft　胰岛移植物β细胞周转　08.186
cellular growth　细胞生长　02.092
central diabetes insipidus　中枢性尿崩症　02.184
central hyperthyroidism　中枢性甲状腺功能亢进症，*中枢性甲亢　03.090
central obesity　*向心性肥胖，*中心性肥胖　09.055
cerebral salt wasting syndrome　脑性耗盐综合征　02.130
cerebroretinal angiomatosis　小脑视网膜血管瘤病，*脑视网膜血管瘤病，*视网膜小脑血管瘤病　07.028
cervical lymph node　颈部淋巴结　03.023
cervical lymph node dissection　颈部淋巴结清扫术　03.162
cervical lymph node level Ⅰ　颈部淋巴结Ⅰ区　03.024
cervical lymph node level Ⅱ　颈部淋巴结Ⅱ区　03.025
cervical lymph node level Ⅲ　颈部淋巴结Ⅲ区　03.026
cervical lymph node level Ⅳ　颈部淋巴结Ⅳ区　03.027
cervical lymph node level Ⅴ　颈部淋巴结Ⅴ区　03.028
cervical lymph node level Ⅵ　颈部淋巴结Ⅵ区　03.029
cervical lymph node level Ⅶ　颈部淋巴结Ⅶ区　03.030

CETP 胆固醇酯转运蛋白 09.105
Cheek-Perry syndrome *奇克–佩里综合征 05.125
chemiluminescence enzyme immunoassay 化学发光酶免疫分析 01.118
childhood obesity 儿童肥胖 09.057
cholecalciferol *胆钙化醇 04.010
cholecystokinin 胆囊收缩素，*缩胆囊素 09.025
cholesterol 胆固醇 09.100
cholesterol ester 胆固醇酯 09.104
cholesterol ester transfer protein 胆固醇酯转运蛋白 09.105
cholesterol side-chain cleavage enzyme 胆固醇侧链裂解酶 05.029
cholesterol side-chain cleavage enzyme deficiency 胆固醇侧链裂解酶缺乏症 05.119
chondral calcification 软骨钙化 04.163
chondrocyte 软骨细胞 04.050
chromaffin cell 嗜铬细胞 05.004
chromophilic cell 嗜色细胞 02.014
chromophobic cell 嫌色细胞 02.017
chromosome karyotype analysis 染色体核型分析 01.120
chronic adrenocortical insufficiency 慢性肾上腺皮质功能减退症 05.094
chronic complication of diabetes mellitus 糖尿病慢性并发症 08.117
chronic hyperphosphatemia 慢性高磷血症 10.052
chronic hypophosphatemia 慢性低磷血症 10.046
chronic invasive fibrous thyroiditis 慢性侵袭性纤维性甲状腺炎 03.126
chronic kidney disease-mineral and bone disorder 慢性肾脏病矿物质和骨[代谢]异常，*慢性肾脏病矿物质骨代谢紊乱 04.132
chronic lymphocytic thyroiditis *慢性淋巴细胞性甲状腺炎 03.120
Chvostek sign 佛斯特征，*面神经叩击征 04.125
chylomicron 乳糜微粒 09.117
circadian rhythm 昼夜节律 01.043
circadian rhythm oscillator 昼夜节律振荡器 01.045
CKD-MBD 慢性肾脏病矿物质和骨[代谢]异常，*慢性肾脏病矿物质骨代谢紊乱 04.132
classification of diabetes mellitus 糖尿病分型 08.084
clear cell *亮细胞 03.010
climacteric period *更年期 06.154
clinical hyperthyroidism 临床甲状腺功能亢进症 03.092
clinically nonfunctioning pituitary adenoma *临床无活性垂体腺瘤 02.170
clonidine test 可乐定试验 01.105
cocaine and amphetamine regulated transcript peptide 可卡因安非他明调节转录肽，*可卡因苯丙胺调节转录肽 09.017
Cohen syndrome 科恩综合征 09.065
collagen type Ⅰ Ⅰ型胶原 04.053
collagen type Ⅰ cross-linked C-telopeptide Ⅰ型胶原交联C端肽 04.079
collagen type Ⅰ cross-linked N-telopeptide Ⅰ型胶原交联N端肽 04.080
colorectal neuroendocrine neoplasm 结直肠神经内分泌肿瘤 07.025
compact bone 骨密质，*密质骨 04.056
complete central diabetes insipidus 完全性中枢性尿崩症 02.185
congenital adrenal cortical hyperplasia 先天性肾上腺皮质增生症 05.113
congenital adrenal hyperplasia 先天性肾上腺皮质增生症 05.113
congenital adrenal hypoplasia 先天性肾上腺发育不良 05.099
congenital amyloidosis of adrenal gland 先天性肾上腺淀粉样变 05.112
congenital anorchia 先天性无睾丸症 06.072
congenital cryptorchidism 先天性隐睾 06.069
congenital goiter deafness syndrome 先天性甲状腺肿耳聋综合征 03.057
congenital growth hormone deficiency 遗传性生长激素缺乏症，*先天性生长激素缺乏症 02.112
congenital hypothyroidism 先天性甲状腺功能减退症 03.106
congenital leptin deficiency 先天性瘦素缺乏症 09.068
congenital secondary hypothyroidism 先天性继发性甲状腺功能减退症 03.111
congenital thyroid aplasia 先天性甲状腺发育不良 03.107
connecting peptide C肽 08.020
Conn syndrome *康恩综合征 05.062
continuous glucose monitoring 持续葡萄糖监测 08.175

continuous subcutaneous insulin infusion　持续皮下胰岛素输注　08.178
copper metabolic disorder　铜代谢障碍　10.025
corpus luteum　黄体　06.139
cortical bone　骨皮质　04.055
corticosteroid-binding globulin　皮质类固醇结合球蛋白　05.014
corticotropin　促肾上腺皮质激素　02.069
corticotropin releasing hormone　促肾上腺皮质激素释放激素　02.044
corticotropin releasing hormone stimulation test　促肾上腺皮质激素释放激素兴奋试验　05.056
cortisol　皮质醇　05.013
cortisol-binding globulin　*皮质醇结合球蛋白　05.014
cortisol rhythm　皮质醇节律　05.049
cortistatin　皮质抑素　02.050
C peptide　C肽　08.020
C peptide release test　C肽释放试验　08.071
CPR　细胞色素P450氧化还原酶　05.031
craniopharyngioma　颅咽管瘤　02.201
cretinism　克汀病，*呆小病　03.156
CRH　促肾上腺皮质激素释放激素　02.044
CRPC　去势抵抗性前列腺癌　06.113
cryptorchidism　隐睾　06.068
CSPC　去势敏感性前列腺癌　06.112
CT　降钙素　04.006
CTX　Ⅰ型胶原交联C端肽　04.079
CUA　*钙化性尿毒症性小动脉病　04.138
Cushing disease　库欣病　05.079
Cushing syndrome　库欣综合征　05.073
Cushing syndrome in pregnancy　妊娠期库欣综合征　06.219
cutaneous manifestation of hyperandrogenism　高雄激素血症皮肤表现　06.183
cycle of seminiferous epithelium　生精上皮周期　06.046
cyclic Cushing syndrome　周期性库欣综合征　05.076
cytochrome P450 oxidoreductase　细胞色素P450氧化还原酶　05.031
cytochrome P450 oxidoreductase deficiency　细胞色素P450氧化还原酶缺乏症　05.118
cytochrome P450 side-chain cleavage enzyme　细胞色素P450侧链裂解酶　05.030
cytokine receptor　细胞因子受体　01.074

D

DA　多巴胺　02.053
DAN　糖尿病自主神经病变，*糖尿病植物神经病变　08.144
dawn phenomenon　黎明现象　08.180
DBP　维生素D结合蛋白　04.013
DC　糖尿病性白内障　08.125
dehydroepiandrosterone　脱氢表雄酮，*去氢异雄酮　06.062
dehydroepiandrosterone sulfate　硫酸脱氢表雄酮　06.063
deiodinase　脱碘酶　03.046
delayed puberty　青春期延迟　06.019
delivery　分娩　06.216
dentin matrix protein 1　牙本质基质蛋白1　04.019
deoxypyridinoline　脱氧吡啶啉　04.078
dermal and subcutaneous ossification　真皮皮下骨化　04.160
development of pancreas　胰腺发育　08.002
DEXA　双能X射线吸收法，*双能X线骨密度测量　04.187
dexamethasone-suppressible hyperaldosteronism　*地塞米松可抑制性醛固酮增多症　05.067
dexamethasone suppression test　地塞米松抑制试验　05.058
DGS　*迪格奥尔格综合征　04.105
DHEA　脱氢表雄酮，*去氢异雄酮　06.062
DHEA-S　硫酸脱氢表雄酮　06.063
DHT　双氢睾酮，*二氢睾酮　06.065
diabeitc bullae　糖尿病性大疱　08.169
diabetes chronic nephropathy　糖尿病慢性肾病　08.137
diabetes insipidus　尿崩症　02.174
diabetes mellitus　糖尿病　08.063
diabetes mellitus associated with genetic syndrome　遗传综合征相关性糖尿病　08.109
diabetic anterior tibial pigmentation　糖尿病胫前色素斑　08.168

diabetic arterial media calcification 糖尿病动脉中膜钙化 08.160
diabetic arteriosclerosis obliterans of lower extremity 糖尿病下肢动脉硬化闭塞症 08.159
diabetic atherosclerosis 糖尿病动脉粥样硬化 08.157
diabetic autonomic neuropathy 糖尿病自主神经病变，*糖尿病植物神经病变 08.144
diabetic cataract 糖尿病性白内障 08.125
diabetic central nervous dysfunction 糖尿病中枢神经病变 08.141
diabetic cheiroarthropathy 糖尿病手关节病 08.166
diabetic complication 糖尿病并发症 08.112
diabetic encephalopathy 糖尿病性脑病 08.153
diabetic eye disease 糖尿病眼病 08.118
diabetic foot 糖尿病足 08.161
diabetic hand syndrome *糖尿病手综合征 08.166
diabetic heart disease 糖尿病性心脏病 11.002
diabetic hemorrhagic cerebrovascular disease 糖尿病出血性脑血管病 08.155
diabetic ischemic cerebrovascular disease 糖尿病缺血性脑血管病 08.154
diabetic ischemic macular disease 糖尿病缺血性黄斑病变 08.124
diabetic keratopathy 糖尿病性角膜病变 08.135
diabetic ketoacidosis 糖尿病酮症酸中毒 08.114
diabetic kidney disease *糖尿病肾病 08.137
diabetic lactic acidosis 糖尿病乳酸性酸中毒 08.116
diabetic lower extremity artery disease 糖尿病下肢动脉病变 08.158
diabetic macular edema 糖尿病性黄斑水肿 08.123
diabetic maculopathy 糖尿病性黄斑病变 08.122
diabetic mononeuropathy 糖尿病单神经病变 08.145
diabetic muscular atrophy 糖尿病性肌萎缩 08.152
diabetic myelopathy 糖尿病性脊髓病变 08.149
diabetic neovascularization of the optic disc 糖尿病性视盘新生血管 08.130
diabetic nerve plexus neuropathy 糖尿病神经丛神经病变 08.147
diabetic nerve root lesion 糖尿病神经根病变 08.146
diabetic neuropathy 糖尿病神经病变 08.140
diabetic ocular surface lesion 糖尿病性眼表病变 08.134
diabetic ophthalmoplegia 糖尿病性眼[外]肌麻痹 08.133
diabetic optic atrophy 糖尿病性视神经萎缩 08.131
diabetic optic neuropathy 糖尿病性视神经病变 08.127
diabetic papillopathy 糖尿病性视盘病变，*糖尿病性视乳头病变 08.129
diabetic peripheral angiopathy 糖尿病周围血管病变 08.156
diabetic peripheral neuropathy 糖尿病周围神经病变 08.142
diabetic posterior and lateral sclerosis syndrome 糖尿病性后索侧索硬化综合征 08.150
diabetic renal angiopathy 糖尿病肾血管病变 08.139
diabetic retinopathy 糖尿病视网膜病变 08.119
diabetic scleredema 糖尿病性硬肿病 08.173
diabetic skin lesion 糖尿病皮肤损害 08.165
diabetic spinal ataxia 糖尿病性脊髓性共济失调 08.151
diabetic syndrome of limited joint mobility 糖尿病关节活动受限综合征 08.172
diabetic tear film disease 糖尿病性泪膜病变 08.136
diabetic thick skin 糖尿病性皮肤增厚 08.171
diabetic thoracic nerve root lesion 糖尿病胸神经根病变 08.148
diabetic tubulointerstitial lesion 糖尿病性肾小管间质病变 08.138
dialysis-related amyloidosis 透析相关淀粉样变 04.137
diaphragma sellae 鞍膈 02.009
diaphysis 骨干 04.059
dietary bias 偏食 09.090
diffuse goiter 弥漫性甲状腺肿 03.085
DiGeorge syndrome *迪格奥尔格综合征 04.105
digestive endocrinology 消化内分泌学 01.009
dihydrotestosterone 双氢睾酮，*二氢睾酮 06.065
diiodotyrosine 二碘酪氨酸 03.036
dipeptidyl peptidase-4 二肽基肽酶-4 08.045
distal symmetrical peripheral neuropathy 远端对称性多发性神经病变 08.143
disturbance metabolism of purine 嘌呤代谢异常，*嘌呤代谢紊乱 10.007
disturbance of water and electrolyte balance 水电解质紊乱，*水电解质失调 10.029
DIT 二碘酪氨酸 03.036
DKA 糖尿病酮症酸中毒 08.114
DKD *糖尿病肾病 08.137
DMP-1 牙本质基质蛋白1 04.019

DNVD 糖尿病性视盘新生血管 08.130
DOA 糖尿病性视神经萎缩 08.131
DON 糖尿病性视神经病变 08.127
Donohue syndrome 多诺霍综合征 08.099
dopamine 多巴胺 02.053
dopamine receptor agonist 多巴胺受体激动剂 01.128
Down syndrome *唐氏综合征 02.121
DP 糖尿病性视盘病变，*糖尿病性视乳头病变 08.129
DPN 糖尿病周围神经病变 08.142
DPP-4 二肽基肽酶-4 08.045
DR 糖尿病视网膜病变 08.119
drug-induced hyperprolactinemia 药物性高催乳素血症 02.152
drug-induced hypoglycemia 药物相关性低血糖症 08.193
drug-induced hypopituitarism 药物性垂体功能减退症 02.161
drug or chemical induced diabetes mellitus 药物或化学品致糖尿病 08.105
DSH *地塞米松可抑制性醛固酮增多症 05.067
DSPN 远端对称性多发性神经病变 08.143
dual energy X-ray absorptiometry 双能X射线吸收法，*双能X线骨密度测量 04.187
duodenal neuroendocrine tumor 十二指肠神经内分泌肿瘤 07.023
dynorphin 强啡肽 09.013
dysbetalipoproteinemia 异常β脂蛋白血症，*血β脂蛋白异常 09.136
dyschondroplasia 软骨发育不良 02.119
dyscrasia *恶液质 09.095
dyslipidemia 血脂异常，*血脂紊乱 09.126
dysregulation of energy metabolism 能量代谢紊乱，*能量代谢异常 09.046
dystrophy 营养不良 09.093

E

early-onset familial Paget disease of bone 早发性家族性佩吉特骨病 04.143
early phase insulin secretion 早时相胰岛素分泌 08.028
eating disorder 进食障碍，*进食性疾病 09.083
ectonucleotide pyrophosphatase 1 胞外核苷酸焦磷酸酶1 04.021
ectopic adrenocorticotropic hormone syndrome 异位促肾上腺皮质激素综合征 05.085
ectopic adrenocorticotropin secretion syndrome 异位促肾上腺皮质激素分泌综合征 11.012
ectopic aldosterone-producing tumor 异位分泌醛固酮肿瘤 05.072
ectopic antidiuretic hormone syndrome 异位抗利尿激素综合征 11.016
ectopic corticotropin releasing hormone secretion syndrome 异位促肾上腺皮质激素释放激素分泌综合征 11.013
ectopic endocrine syndrome 异位内分泌综合征 11.010
ectopic growth hormone releasing hormone secreting tumor 异位生长激素释放激素分泌瘤 02.139
ectopic growth hormone releasing hormone syndrome 异位生长激素释放激素综合征 11.014
ectopic human chorionic gonadotropin secretion syndrome 异位人绒毛膜促性腺激素分泌综合征 11.017
ectopic ossification 异位骨化 04.159
ectopic prolactin secretion syndrome 异位催乳素分泌综合征 11.015
ectopic renin secretion syndrome 异位肾素分泌综合征 11.011
ectopic thyroid gland 异位甲状腺 03.145
EEPA 体力活动能量消耗 09.041
effect of testosterone 睾酮效应 06.061
egg 卵子 06.137
elongated spermatid 长形精子细胞 06.054
emaciation 消瘦 09.082
embryogenesis 胚胎发育 06.198
embryo implantation 胚胎植入 06.197
embryonal carcinoma of testis 睾丸胚胎癌 06.086
embryonic testicular degeneration syndrome *胚胎睾丸退化综合征 06.072
empty sella syndrome 空蝶鞍综合征 02.191
EMR 能量代谢率 09.035
encephalin 脑啡肽 09.012

endemic goiter 地方性甲状腺肿 03.083
endochondral ossification 软骨内成骨 04.042
endocrine 内分泌 01.036
endocrine and metabolic disease 内分泌代谢性疾病，*内分泌代谢病 01.086
endocrine cell 内分泌细胞 01.017
endocrine disease 内分泌疾病 01.091
endocrine disorder 内分泌紊乱 01.087
endocrine dyscrasia *内分泌失调 01.087
endocrine function test 内分泌功能试验 01.099
endocrine genetics 遗传内分泌学 01.012
endocrine gland 内分泌腺 01.016
endocrine gland tissue transplantation 内分泌腺组织移植 01.134
endocrine metabolic disease 内分泌代谢性疾病，*内分泌代谢病 01.086
endocrine oncology 肿瘤内分泌学 01.010
endocrine organ 内分泌器官 01.018
endocrine rhythm 内分泌节律 01.042
endocrine system 内分泌系统 01.015
endocrinology 内分泌学 01.002
endocrinology and metabolism 内分泌代谢病学 01.001
endodermal sinus tumor *内胚窦瘤 06.087
endogenous opioid peptide 内源性阿片样肽 02.057
β-endorphin β-内啡肽 09.011
endoscopic adrenalectomy 腔镜肾上腺切除术 05.126
endoscopic thyroid surgery 腔镜甲状腺手术 03.161
energy balance 能量平衡 09.044
energy expenditure 能量消耗 09.036
energy expenditure for physical activity 体力活动能量消耗 09.041
energy intake 能量摄入 09.033
energy metabolic rate 能量代谢率 09.035
energy metabolism 能量代谢 09.034
energy metabolism disorder 能量代谢紊乱，*能量代谢异常 09.046
Engelman disease *恩格尔曼病 04.157
ENPP1 胞外核苷酸焦磷酸酶1 04.021
enzyme of testosterone biosynthesis 睾酮生物合成酶 06.058
EOP 内源性阿片样肽 02.057
epinephrine 肾上腺素 05.018
epiphysis 骨骺 04.060
ergocalciferol *麦角钙化醇 04.009
ESH 扩张性骨性高磷酸酶血症，*膨大性骨性高磷酸酶血症 04.145
ESS 正常甲状腺功能性病态综合征 03.129
estradiol 雌二醇 06.143
estriol 雌三醇 06.145
estrogen 雌激素 06.142
estrogen and progesterone replacement therapy 雌孕激素替代治疗，*雌孕激素补充治疗 06.190
estrogen-dependent disease 雌激素依赖性疾病 06.185
estrogen replacement therapy 雌激素替代治疗，*雌激素补充治疗 06.189
estrone 雌酮 06.144
euthyroid sick syndrome 正常甲状腺功能性病态综合征 03.129
excessive hormone production 激素生成过多 01.092
expansile skeletal hyperphosphatasia 扩张性骨性高磷酸酶血症，*膨大性骨性高磷酸酶血症 04.145
exposure keratitis 暴露性角膜炎 03.104
extrabonic ossification *骨外骨化 04.159
extracellular nucleotide phosphodiesterase 1 *胞外核苷酸磷酸二酯酶1 04.021
extraskeletal ossification *骨外骨化 04.159

F

facial telangiectasis of dwarfs syndrome 面部红斑侏儒综合征 02.124
FAD 黄素腺嘌呤二核苷酸 05.032
FAH 成年终身高 02.107
false capsule of thyroid gland *甲状腺假被膜 03.004
familial apolipoprotein B deficiency 家族性载脂蛋白B缺乏症 09.140
familial apolipoprotein CⅡ deficiency 家族性载脂蛋白CⅡ缺乏症 09.141
familial benign hypercalcemia *家族性良性高钙血症 04.127
familial dysbetalipoproteinemia 家族性异常β脂蛋白

血症　09.137
familial expansile osteolysis　家族性膨胀性溶骨症，*家族性扩张性溶骨症　04.144
familial glucocorticoid deficiency　家族性糖皮质激素缺乏症　05.089
familial hyperaldosteronism　家族性醛固酮增多症　05.066
familial hypercholesterolemia　家族性高胆固醇血症　09.134
familial hyperlipidemia　家族性高脂血症　09.131
familial hypocalciuric hypercalcemia　家族性低尿钙性高钙血症　04.127
familial hypokalemia periodic paralysis　家族性低钾血症性周期性瘫痪　10.035
familial hypokalemic hypomagnesemia　家族性低钾低镁血症　10.054
familial hypoparathyroidism　家族性甲状旁腺功能减退症　04.101
familial hypophosphatemic rickets　家族性低血磷性佝偻病　04.118
familial lipoprotein lipase deficiency　家族性脂蛋白脂酶缺乏症　09.139
familial mixed hyperlipidemia　家族性混合型高脂血症　09.132
familial short stature　家族性身材矮小症　02.109
family of transmembrane serine-threonine protein kinase　跨膜丝氨酸–苏氨酸蛋白激酶家族　06.034
fasting　禁食　09.088
fasting blood glucose　空腹血糖　08.064
fasting plasma glucose　空腹血糖　08.064
fat-induced toxicity　脂毒性　09.127
fat-soluble vitamin　脂溶性维生素　10.012
fatty acid　脂肪酸　09.107
fatty acid amide　脂肪酸酰胺　09.010
fatty acid derivative hormone　脂肪酸衍生物激素　01.030
FBH　*家族性良性高钙血症　04.127
feedback　反馈　01.055
female pseudohermaphroditism　女性假两性畸形　06.158
FEO　家族性膨胀性溶骨症，*家族性扩张性溶骨症　04.144
fertilization　受精　06.194
fertilized ovum　受精卵　06.195
fetal adrenal gland　胎儿肾上腺　06.214
fetal cortisol　胎儿皮质醇　06.212
fetal endocrine　胎儿内分泌　06.199
fetal gonad　胎儿性腺　06.215
fetal growth hormone　胎儿生长激素　06.211
fetal posterior pituitary　*胎儿垂体后叶　06.210
fetal thyroid　胎儿甲状腺　06.213
FGF　成纤维细胞生长因子　04.016
FGF-23　成纤维细胞生长因子23　04.017
FH　家族性醛固酮增多症　05.066
FHA　功能性下丘脑性闭经　06.163
FHH　家族性低尿钙性高钙血症　04.127
fibroblast growth factor　成纤维细胞生长因子　04.016
fibroblast growth factor-23　成纤维细胞生长因子23　04.017
fibroblast growth factor 23-associated syndrome　成纤维细胞生长因子23相关综合征　04.122
fibrosarcoma of thyroid gland　甲状腺纤维肉瘤　03.141
fibrous capsule of thyroid gland　甲状腺纤维囊　03.003
final adult height　成年终身高　02.107
final height　*终身高　02.107
first messenger　第一信使　01.082
first-phase insulin secretion　第一时相胰岛素分泌　08.026
flavin adenine dinucleotide　黄素腺嘌呤二核苷酸　05.032
flavin mononucleotide　黄素单核苷酸　05.033
FMN　黄素单核苷酸　05.033
focal thyroiditis　局灶性甲状腺炎　03.124
follicle　卵泡　06.134
follicle-stimulating hormone　卵泡刺激素，*促卵泡激素　02.065
follicle-stimulating hormone receptor　卵泡刺激素受体　02.066
follicular cell　*卵泡细胞　06.136
follicular development　卵泡发育　06.135
follicular thyroid carcinoma　甲状腺滤泡状癌　03.137
follistatin　卵泡抑素　06.029
foregut carcinoid　前肠区类癌　07.031
forkhead box L2　叉头转录因子2　06.033
forkhead transcription factor 2　叉头转录因子2　06.033
FOXL2　叉头转录因子2　06.033
FPG　空腹血糖　08.064

fragility fracture　脆性骨折　04.177
free androgen index　*游离雄激素指数　06.117
free cholesterol　游离胆固醇　09.103
free hormone　游离激素　01.031
free testosterone index　游离睾酮指数　06.117
free thyroxine　游离甲状腺素　03.033
free triiodothyronine　游离三碘甲状腺原氨酸　03.037
FSH　卵泡刺激素，*促卵泡激素　02.065
FSH receptor　卵泡刺激素受体　02.066
FT_3　游离三碘甲状腺原氨酸　03.037
FT_4　游离甲状腺素　03.033
FTC　甲状腺滤泡状癌　03.137
fulminant type 1 diabetes mellitus　暴发性1型糖尿病　08.090
functional hypothalamic amenorrhea　功能性下丘脑性闭经　06.163

G

GAD-Ab　谷氨酸脱羧酶抗体　08.075
gamma scintillation counter　γ闪烁计数器　03.063
gastric bypass　胃旁路术　09.073
gastric inhibitory peptide　*抑胃肽　08.046
gastric neuroendocrine neoplasm　胃神经内分泌肿瘤　07.022
gastrin　胃泌素　08.041
gastrinoma　胃泌素瘤　07.006
gastrointestinal neuroendocrine neoplasm　胃肠神经内分泌肿瘤　07.021
gastrointestinal pancreatic neuroendocrine neoplasm　胃肠胰神经内分泌肿瘤　07.020
GATA4　GATA结合蛋白4　06.014
GATA binding protein 4　GATA结合蛋白4　06.014
GCNIS　生殖细胞原位瘤　06.082
GD　*格雷夫斯病　03.097
GDI　妊娠期尿崩症　02.188
GDM　妊娠糖尿病　08.110
gene test　基因检测　01.119
gene therapy　基因治疗　01.136
genetic adrenal insufficiency　遗传性肾上腺皮质功能减退症　05.096
genetic disorder of calcium metabolism　遗传性钙代谢疾病　04.123
genetic syndrome associated with obesity　肥胖相关遗传综合征　09.061
genital ridge　*生殖嵴　06.007
geriatric obesity　老年性肥胖　09.058
germ cell　生殖细胞　06.003
germ cell neoplasia *in situ*　生殖细胞原位瘤　06.082
gestational diabetes insipidus　妊娠期尿崩症　02.188
gestational diabetes mellitus　妊娠糖尿病　08.110
gestational transient thyrotoxicosis　妊娠一过性甲状腺毒症　03.151
gestational trophoblastic disease　妊娠滋养细胞疾病　06.222
GH　生长激素，*促生长素　02.073
GHIH　*生长激素释放抑制激素　02.048
GHR　生长激素受体　02.074
GHRA　生长激素受体拮抗剂　02.076
ghrelin　*胃促生长素，*胃饥饿素，*食欲刺激素　02.037
GHRH　生长激素释放激素　02.033
GHRH-RP　生长激素释放激素相关肽　02.036
GHRP　生长激素释放肽　02.037
GHRS　生长激素抵抗综合征　02.114
GHS　生长激素促泌剂，*生长激素促［分］泌素　02.038
GHSR　生长激素促泌剂受体　02.039
gigantism　巨人症　02.126
GIP　*抑胃肽　08.046
Gitelman syndrome　*吉特尔曼综合征　10.054
glioma of optic tract　*视路胶质瘤　02.135
GLP-1　胰高血糖素样肽-1　08.043
GLP-2　胰高血糖素样肽-2　08.044
glucagon　胰高血糖素　08.035
glucagon cell　*胰高血糖素细胞　08.010
glucagon-like peptide-1　胰高血糖素样肽-1　08.043
glucagon-like peptide-2　胰高血糖素样肽-2　08.044
glucagonoma　胰高血糖素瘤　08.036
glucagon stimulation test　胰高血糖素兴奋试验　01.103
glucocorticoid　糖皮质激素　05.012
glucocorticoid hypersensitivity syndrome　糖皮质激素过度敏感综合征　05.088

glucocorticoid-induced osteoporosis 糖皮质激素性骨质疏松症 04.176
glucocorticoid-nonsuppressible hyperandrogenism 糖皮质激素不可抑制性高雄激素血症 06.182
glucocorticoid receptor 糖皮质激素受体 05.015
glucocorticoid receptor disease 糖皮质激素受体病 05.086
glucocorticoid receptor resistance 糖皮质激素受体抵抗 05.087
glucocorticoid-remediable aldosteronism 糖皮质激素可抑制性醛固酮增多症 05.067
glucocorticoid-suppressible hyperandrogenism 糖皮质激素抑制性高雄激素血症 06.181
glucokinase 葡萄糖激酶 08.059
gluconeogenesis 糖异生 08.057
glucose 葡萄糖 08.049
glucose-dependent insulinotropic polypeptide 葡萄糖依赖性促胰岛素多肽 08.046
glucose homeostasis 葡萄糖稳态，*血糖稳态 08.051
glucose metabolic disorder 糖代谢紊乱 08.060
glucose transporter 葡萄糖转运体，*葡萄糖转运蛋白 08.058
glutamic acid decarboxylase antibody 谷氨酸脱羧酶抗体 08.075
glycated hemoglobin 糖化血红蛋白 08.067
glycogen 糖原 08.048
glycogenolysis 糖原分解 08.056
glycogen storage disease 糖原贮积症 08.061
glycogen synthesis 糖原合成 08.055
glycometabolism 糖代谢 08.052
glycosylated hemoglobin 糖化血红蛋白 08.067
glycosylated protein 糖基化蛋白质 06.036
GNEN 胃神经内分泌肿瘤 07.022
GnRH 促性腺激素释放激素 02.041
GnRH analogue 促性腺激素释放激素类似物 06.119
GnRH receptor 促性腺激素释放激素受体 02.043
GnRH stimulation test 促性腺激素释放激素兴奋试验 01.110
GO *格雷夫斯眼病 03.098
goiter 甲状腺肿 03.081
gonad 性腺，*生殖腺 06.001
gonadal development 性腺发育 06.004
gonadal function test 性腺功能试验 01.109
gonadal hormone 性激素 06.022
gonadal peptide 性腺肽 06.023
gonadal ridge 生殖腺嵴 06.007
gonadoblastoma *性腺胚细胞瘤 06.087
gonadotropic hormone 促性腺激素 02.062
gonadotropin-releasing hormone 促性腺激素释放激素 02.041
gonadotropin-releasing hormone analogue 促性腺激素释放激素类似物 06.119
gonadotropin-releasing hormone pulse frequency 促性腺激素释放激素脉冲频率 02.042
gonadotropin-releasing hormone receptor 促性腺激素释放激素受体 02.043
gonadotropin-releasing hormone stimulation test 促性腺激素释放激素兴奋试验 01.110
gonadotropin therapy 促性腺激素治疗，*双促治疗 06.120
gout 痛风 10.009
GRA 糖皮质激素可抑制性醛固酮增多症 05.067
granulomatous hypophysitis 肉芽肿性垂体炎 02.146
granulosa cell 颗粒细胞 06.136
granulosa cell tumor of testis 睾丸颗粒细胞瘤 06.090
granulosa lutein cell 颗粒黄体细胞 06.141
Graves disease *格雷夫斯病 03.097
Graves ophthalmopathy *格雷夫斯眼病 03.098
growth 生长 02.091
growth hormone 生长激素，*促生长素 02.073
growth hormone binding protein 生长激素结合蛋白 02.077
growth hormone deficiency 生长激素缺乏症 02.111
growth hormone insensitivity syndrome *生长激素不敏感综合征 02.114
growth hormone receptor 生长激素受体 02.074
growth hormone receptor antagonist 生长激素受体拮抗剂 02.076
growth hormone release inhibiting hormone *生长激素释放抑制激素 02.048
growth hormone releasing hormone 生长激素释放激素 02.033
growth hormone releasing hormone analogue 生长激素释放激素类似物 01.129
growth hormone releasing hormone and arginine stimulation test 生长激素释放激素–精氨酸联合兴奋试验 01.107
growth hormone releasing hormone and pyridostigmine

stimulation test　生长激素释放激素–吡斯的明联合兴奋试验　01.108
growth hormone releasing hormone antagonist　生长激素释放激素拮抗剂　01.130
growth hormone releasing hormone peptide　生长激素释放激素多肽　02.035
growth hor-mone releasing hormone receptor　生长激素释放激素受体　02.034
growth hormone releasing hormone-related peptide　生长激素释放激素相关肽　02.036
growth hormone releasing hormone test　生长激素释放激素试验　01.106
growth hormone releasing peptide　生长激素释放肽　02.037
growth hormone resistance syndrome　生长激素抵抗综合征　02.114
growth hormone secretagogue　生长激素促泌剂，*生长激素促[分]泌素　02.038
growth hormone secretagogue receptor　生长激素促泌剂受体　02.039
growth hormone stimulation test　生长激素兴奋试验　01.101
growth pattern　生长模式　02.093
growth plate　生长板　04.062
growth velocity　生长速度　02.101
GTH　促性腺激素　02.062
GTT　妊娠一过性甲状腺毒症　03.151
guanine nucleotide-binding protein coupled receptor　G蛋白耦联受体，*鸟苷酸结合蛋白耦联受体　01.067
gynecomastia　男性乳房发育　06.104

H

hamartoma of tuber cinereum　*灰结节错构瘤　02.136
Hashimoto thyroiditis　桥本甲状腺炎　03.120
Hashitoxicosis　桥本甲状腺毒症，*桥本甲亢　03.121
hCG　人绒毛膜促性腺激素　06.202
hCG stimulation test　人绒毛膜促性腺激素兴奋试验　06.115
hCS　*人绒毛膜生长催乳素　06.203
hCT　人绒毛膜促甲状腺激素　06.204
HDL-C　高密度脂蛋白胆固醇　09.101
head circumference　头围　02.104
hemochromatosis　血色病　10.027
hepatogenous hypoglycemia　肝源性低血糖症　08.195
hereditary disease of hypothalamus　下丘脑遗传性疾病　02.131
hereditary disorder of skeleton　遗传性骨骼疾病　04.109
hereditary height　遗传身高　02.106
hereditary hyperparathyroidism-jaw tumor syndrome　遗传性甲状旁腺功能亢进–颌骨肿瘤综合征　04.087
hereditary inclusion body myopathy syndrome　遗传性包涵体肌病综合征　04.147
hereditary pituitary disease　垂体遗传性疾病　02.141
heterotopic calcification　异位钙化　04.162
heterotopic ossification　异位骨化　04.159
heterotopic ossification of soft tissue　软组织异位骨化　04.161
HHM　恶性肿瘤体液性高钙血症　04.129
HHS　高渗性高血糖状态，*糖尿病高渗状态　08.115
high bone mass　高骨量　04.152
high-density lipoprotein　高密度脂蛋白　09.121
high-density lipoprotein cholesterol　高密度脂蛋白胆固醇　09.101
hindgut carcinoid　后肠区类癌　07.033
Hirata syndrome　*平田综合征　08.096
Hoffmann syndrome　霍夫曼综合征　03.113
hollow ileum neuroendocrine neoplasm　空回肠神经内分泌肿瘤　07.024
holmium laser resection of prostate　钬激光前列腺剜除术　06.127
honeymoon period of type 1 diabetes mellitus　1型糖尿病蜜月期　08.179
hormone　激素　01.023
hormone degradation　激素降解　01.049
hormone gene mutation　激素基因突变　01.122
hormone half-life　激素半衰期　01.050
hormone insensitivity syndrome　*激素不敏感综合征　01.095
hormone receptor complex　激素受体复合物　01.075
hormone regulation　激素调节　01.054
hormone replacement therapy　激素替代治疗，*激素补

充治疗，*激素替代疗法　01.127
hormone resistance syndrome　激素抵抗综合征　01.095
hormone response element　激素应答元件，*激素反应元件　01.072
hormone test　激素测定　01.114
hormone transportation　激素转运　01.048
2-hour postprandial plasma glucose　餐后2小时血糖　08.065
HPA axis　下丘脑–垂体–肾上腺轴　02.029
HPG axis　下丘脑–垂体–性腺轴　02.030
hPL　人胎盘催乳素　06.203
2h PPG　餐后2小时血糖　08.065
HPT axis　下丘脑–垂体–甲状腺轴　02.028
HPT-JT　遗传性甲状旁腺功能亢进–颌骨肿瘤综合征　04.087
HRD syndrome　甲状旁腺功能减退–发育迟缓–畸形综合征　04.103
HRE　激素应答元件，*激素反应元件　01.072
HRT　激素替代治疗，*激素补充治疗，*激素替代疗法　01.127
HSD　羟类固醇脱氢酶，*羟基类固醇脱氢酶　05.024
3α-HSD　3α-羟类固醇脱氢酶　05.025
3β-HSD　3β-羟类固醇脱氢酶　05.026，3β-羟类固醇脱氢酶缺乏症　05.117
11β-HSD　11β-羟类固醇脱氢酶　05.027
17β-HSD　17β-羟类固醇脱氢酶　05.028
human chorionic gonadotropin　人绒毛膜促性腺激素　06.202
human chorionic gonadotropin stimulation test　人绒毛膜促性腺激素兴奋试验　06.115
human chorionic somatomammotropin　*人绒毛膜生长催乳素　06.203
human chorionic thyrotropin　人绒毛膜促甲状腺激素　06.204
human placental lactogen　人胎盘催乳素　06.203
humoral hypercalcemia of malignancy　恶性肿瘤体液性高钙血症　04.129
hydrocortisone　*氢化可的松　05.013
17-hydroxycorticosterone　*17-羟皮质酮　05.013
17α-hydroxylase　17α-羟化酶　05.035
21-hydroxylase　21-羟化酶　05.036
21-hydroxylase antibody　21-羟化酶抗体　05.059
21-hydroxylase deficiency　21-羟化酶缺乏症　05.114
17α-hydroxylase deficiency　17α-羟化酶缺乏症　05.116
11β-hydroxylase deficiency　11β-羟化酶缺乏症　05.115
hydroxyproline　羟脯氨酸　04.077
hydroxysteroid dehydrogenase　羟类固醇脱氢酶，*羟基类固醇脱氢酶　05.024
3α-hydroxysteroid dehydrogenase　3α-羟类固醇脱氢酶　05.025
3β-hydroxysteroid dehydrogenase　3β-羟类固醇脱氢酶　05.026
11β-hydroxysteroid dehydrogenase　11β-羟类固醇脱氢酶　05.027
17β-hydroxysteroid dehydrogenase　17β-羟类固醇脱氢酶　05.028
3β-hydroxysteroid dehydrogenase deficiency　3β-羟类固醇脱氢酶缺乏症　05.117
11β-hydroxysteroid dehydrogenase type 2 deficiency　*11β-羟类固醇脱氢酶缺乏症2型　05.068
3β-hydroxysteroid isomerase　*3β-羟类固醇异构酶　05.026
Hyp　羟脯氨酸　04.077
hyperaldosteronism　醛固酮增多症，*醛固酮症　05.061
hyperandrogenism　高雄激素血症　06.180
hypercalcemia　高钙血症　10.039
hypercalcemia during pregnancy　妊娠期高钙血症　10.043
hypercalcemic crisis　高钙危象　04.131
hypercortisolism　*皮质醇增多症　05.073
hyperemesis gravidarum　妊娠剧吐　06.218
hyperglycemic skin disease syndrome　*高血糖皮肤病综合征　08.036
hypergonadotropic hypogonadism　高促性腺激素性性腺功能减退症，*高促性腺素性功能减退症　06.101
hyperhomocysteinemia　高同型半胱氨酸血症　10.005
hyperinsulinism　高胰岛素血症　08.103
hyperkalemia　高钾血症　10.036
hyperlipidemia　高脂血症　09.128
hypermagnesemia　高镁血症　10.055
hypernatremia　高钠血症　10.031
hyperosmolar hyperglycemic state　高渗性高血糖状态，*糖尿病高渗状态　08.115
hyperparathyroidism　甲状旁腺功能亢进症，*甲旁亢　04.082
hyperphosphatemia　高磷血症　10.049
hyperprolactinemia　高催乳素血症　02.149

hyperthecosis　卵泡膜细胞增殖症　06.168
hyperthyroidism　甲状腺功能亢进症，*甲亢　03.089
hyperthyroidism crisis　*甲亢危象　03.088
hyperthyroidism during pregnancy　妊娠期甲状腺功能亢进症　03.152
hyperthyroidism in pregnancy　妊娠期甲状腺功能亢进症　03.152
hyperthyroid myopathy　甲亢性肌病　03.100
hypertrichosis　多毛症　06.184
hyperuricemia　高尿酸血症　10.008
hypoadrenocorticism　肾上腺皮质功能减退症　05.090
hypoaldosteronism　醛固酮减少症　05.123
hypocalcemia　低钙血症　10.038
hypocalcemic stress　低钙应激　04.027
hypochondroplasia　软骨发育不良　02.119
hypocretin　*下丘脑泌素　09.015
hypoglycemia　低血糖症　08.187
hypoglycemic encephalopathy　低血糖脑病　08.197
hypoglycemic neuropathy　低血糖性神经病变　08.198
hypogonadotropic hypogonadism　低促性腺激素性性腺功能减退症，*低促性腺素性功能减退症　06.102
hypokalemia　低钾血症　10.032
hypokalemia with high urine potassium excretion　高尿钾排泄性低钾血症　10.034
hypokalemia with low urine potassium excretion　低尿钾排泄性低钾血症　10.033
hypomagnesemia　低镁血症　10.053
hyponatremia　低钠血症　10.030
hypoparathyroidism　甲状旁腺功能减退症，*甲旁减　04.091
hypoparathyroidism-retardation-dysmorphism syndrome　甲状旁腺功能减退–发育迟缓–畸形综合征　04.103
hypophosphatemia　低磷血症　10.045
hypophyseal fossa　垂体窝　02.008
hypophysin　*垂体后叶激素　02.061
hypophysitis　垂体炎　02.142
hypopituitarism　垂体功能减退症　02.156
hypospadias　尿道下裂　06.071
hyposthenuria　低渗尿　02.179
hypothalamic amenorrhea　下丘脑性闭经　06.162
hypothalamic hamartoma　下丘脑错构瘤　02.136
hypothalamic hormone　下丘脑激素　02.031
hypothalamic obesity　下丘脑性肥胖　09.054
hypothalamic-pituitaryadrenal axis　下丘脑–垂体–肾上腺轴　02.029
hypothalamic-pituitary germ cell tumor　下丘脑垂体生殖细胞瘤　02.137
hypothalamic-pituitary-gonadal axis　下丘脑–垂体–性腺轴　02.030
hypothalamic-pituitary hypothyroidism　*下丘脑–垂体性甲减　03.111
hypothalamic-pituitary-target gland axis　下丘脑–垂体–靶腺轴　02.027
hypothalamic-pituitary-target gland axis of fetus　胎儿下丘脑–垂体–靶腺轴　06.209
hypothalamic-pituitary-thyroid axis　下丘脑–垂体–甲状腺轴　02.028
hypothalamic syndrome　下丘脑综合征　02.129
hypothalamus　下丘脑　02.001
hypothyroidism　甲状腺功能减退症，*甲减　03.105
hypothyroidism crisis　甲状腺功能减退危象　03.115
hypothyroidism during pregnancy　妊娠期甲状腺功能减退症　03.153
hypothyseal portal system　垂体门脉系统　02.026
hypotonia-mental retardation-gonadal retardation-obesity syndrome　*肌张力低下–智力障碍–性腺发育滞后–肥胖综合征，*低肌张力–低智力–性腺发育低下–肥胖综合征　02.133
hypotonic polyuria　低渗性多尿　02.180
hypotonic urine　低渗尿　02.179
hypovitaminosis　维生素缺乏症　10.014

I

IA-2A　蛋白酪氨酸磷酸酶抗体　08.076
IAPP　胰岛淀粉样多肽　08.034
IAS　胰岛素自身免疫综合征　08.096
iatrogenic Cushing syndrome　药源性库欣综合征　05.075
ICA　胰岛细胞抗体　08.074
IDD　碘缺乏病　03.155
idiopathic growth hormone deficiency　特发性生长激

素缺乏症　02.113
idiopathic gynecomastia　特发性男性乳房发育　06.105
idiopathic hereditary hyperphosphatasia　特发性遗传性高磷酸酶血症　04.146
idiopathic hyperaldosteronism　特发性醛固酮增多症　05.064
idiopathic hyperprolactinemia　特发性高催乳素血症　02.153
idiopathic hypoglycemia　特发性低血糖症　08.191
idiopathic hypogonadotropic hypogonadism　特发性低促性腺激素性性腺功能减退症　06.103
idiopathic hypoparathyroidism　特发性甲状旁腺功能减退症　04.092
idiopathic osteoporosis　特发性骨质疏松症　04.174
idiopathic short stature　特发性身材矮小症　02.110
idiopathic type 1 diabetes mellitus　特发性1型糖尿病　08.087
IGF　胰岛素样生长因子　02.081
IGF-1　胰岛素样生长因子-1　02.082
IGFBP　胰岛素样生长因子结合蛋白　02.084
IGFBP-1　胰岛素样生长因子结合蛋白-1　02.085
IGFBP-2　胰岛素样生长因子结合蛋白-2　02.086
IGFBP-3　胰岛素样生长因子结合蛋白-3　02.087
IGFBP-4　胰岛素样生长因子结合蛋白-4　02.088
IGFBP-5　胰岛素样生长因子结合蛋白-5　02.089
IGR　糖调节受损　08.082
IGT　糖耐量减低，*糖耐量受损　08.081
IHA　特发性醛固酮增多症　05.064
IIH　碘致甲状腺功能亢进症　03.096
imageological examination　影像学检查　01.115
imaging examination　影像学检查　01.115
immune analysis　免疫分析，*免疫测定　01.116
immune dysregulation-polyendocrinopathy-enteropathy-X-linked syndrome　免疫失调–多内分泌腺病–肠病–X连锁综合征　11.008
immune-mediated type 1 diabetes mellitus　*免疫介导性1型糖尿病　08.086
immunoassay　免疫分析，*免疫测定　01.116
immunoendocrinology　免疫内分泌学　01.011
immunoglobulin G4-related autoimmune thyroid disease　免疫球蛋白G4相关性自身免疫性甲状腺疾病　03.128
immunoglobulin G4-related hypophysitis　免疫球蛋白G4相关性垂体炎　02.148
impaired fasting glucose　空腹血糖受损　08.080
impaired glucose regulation　糖调节受损　08.082
impaired glucose tolerance　糖耐量减低，*糖耐量受损　08.081
inactive thyrotropin receptor mutation　失活性促甲状腺激素受体突变　03.053
incretin　肠促胰素　08.042
infantile cortical hyperostosis　婴儿骨皮质增生症　04.155
infection-induced diabetes mellitus　感染致糖尿病　08.106
inferior thyroid artery　甲状腺下动脉　03.012
inferior thyroid vein　甲状腺下静脉　03.016
infertility　不育症　06.097，不孕症　06.179
infundibular stalk　漏斗柄　02.024
infundibulum　漏斗　02.022
inherited endocrine metabolic disease　内分泌遗传代谢性疾病　01.089
inhibin　抑制素　06.024
inhibiting hormone　抑制激素　02.047
inhibition test　抑制试验　01.111
insufficient corticotropin-releasing hormone secretion in hypothalamus　下丘脑促肾上腺皮质激素释放激素分泌不足　05.100
insulin　胰岛素　08.016
insulin action defect　胰岛素作用缺陷　08.097
insulin antibody　胰岛素抗体　08.073
insulin autoimmune syndrome　胰岛素自身免疫综合征　08.096
insulin biosynthesis　胰岛素生物合成　08.017
insulin cell　*胰岛素细胞　08.011
insulin hypoglycemia-growth hormone stimulation test　胰岛素低血糖–生长激素兴奋试验　01.102
insulin-like growth factor　胰岛素样生长因子　02.081
insulin-like growth factor-1　胰岛素样生长因子-1　02.082
insulin-like growth factor binding protein　胰岛素样生长因子结合蛋白　02.084
insulin-like growth factor binding protein-1　胰岛素样生长因子结合蛋白-1　02.085
insulin-like growth factor binding protein-2　胰岛素样生长因子结合蛋白-2　02.086
insulin-like growth factor binding protein-3　胰岛素样生长因子结合蛋白-3　02.087

insulin-like growth factor binding protein-4 胰岛素样生长因子结合蛋白-4 02.088
insulin-like growth factor binding protein-5 胰岛素样生长因子结合蛋白-5 02.089
insulin-like growth factor-1 insensitivity syndrome 胰岛素样生长因子-1不敏感综合征 02.128
insulin-like growth factor-1 receptor 胰岛素样生长因子-1受体 02.083
insulin receptor 胰岛素受体 08.031
insulin receptor antibody-mediated insulin receptor antibody disease *胰岛素受体抗体介导胰岛素受体抗体病 08.108
insulin receptor substrate 胰岛素受体底物 08.032
insulin release test 胰岛素释放试验 08.070
insulin resistance 胰岛素抵抗 08.078
insulin secretion 胰岛素分泌 08.021
insulin secretion model 胰岛素分泌模式 08.024
insulin signal transduction 胰岛素信号转导 08.033
interaction of hormone 激素相互作用 01.061
intermediary metabolism 中间代谢 01.022
intermediate-density lipoprotein 中密度脂蛋白 09.119
interstitial cell of testis 睾丸间质细胞 06.041
interstitial tissue of testis 睾丸间质 06.040
intracrine 胞内分泌，*内在分泌 01.039
intramembranous ossification 膜内成骨 04.041
intrathoracic ectopic thyroid gland 胸腔内异位甲状腺 03.148
intratracheal ectopic thyroid gland 气管内异位甲状腺 03.147
intrauterine growth 宫内生长 02.094
intrauterine growth retardation 宫内生长迟缓，*宫内发育迟缓 02.095
iodide transport protein 碘化物转运蛋白 03.072
iodination and coupling disorder 碘化–耦联障碍 03.050
iodination of tyrosine 酪氨酸碘化作用 03.048
iodine deficiency disorder 碘缺乏病 03.155
iodine-induced hyperthyroidism 碘致甲状腺功能亢进症 03.096
iodine organification defect 碘有机化障碍 03.051
iodine organification disorder 碘有机化障碍 03.051
iodine transport disorder 碘转运障碍 03.049
3-iodothyronamine 3-碘甲状腺原氨酸 03.040
ion channel defect 离子通道缺陷 01.124
ionized serum calcium 血清离子钙 04.025
IPEX syndrome 免疫失调–多内分泌腺病–肠病-X连锁综合征 11.008
iron metabolic disorder 铁代谢障碍 10.026
IRS 胰岛素受体底物 08.032
ischemic diabetic foot 缺血型糖尿病足 08.163
islet amyloid polypeptide 胰岛淀粉样多肽 08.034
islet cell 胰岛细胞 08.009
isthmus of thyroid gland 甲状腺峡部 03.006
IUGR 宫内生长迟缓，*宫内发育迟缓 02.095

K

Kallmann syndrome 卡尔曼综合征 02.132
KATP ATP依赖性钾通道 08.023
Kearns-Sayre syndrome *卡恩斯–塞尔综合征 11.007
Kenny-Caffey syndrome 肯尼–卡菲综合征 04.158
Klinefelter syndrome 克兰费尔特综合征 06.073

L

lactation 哺乳 06.217
LADA 成人隐匿性自身免疫性糖尿病，*成人晚发自身免疫性糖尿病 08.088
LADY 青少年隐匿性自身免疫性糖尿病 08.089
LAGB 腹腔镜可调节胃绑带术 09.078
Langerhans islet *朗格汉斯岛 08.005
laparoscopic adjustable gastric banding 腹腔镜可调节胃绑带术 09.078
laparoscopic gastric bypass *腹腔镜胃旁路术 09.074
laparoscopic Roux-en-Y gastric bypass 腹腔镜鲁氏Y形胃旁路术 09.074
laparoscopic sleeve gastrectomy 腹腔镜袖状胃切除术

09.076
large for gestational age infant 大于胎龄儿 02.097
Laron dwarfism 拉伦侏儒症 02.115
latent autoimmune diabetes mellitus in adult 成人隐匿性自身免疫性糖尿病，*成人晚发自身免疫性糖尿病 08.088
latent autoimmune diabetes mellitus in youth 青少年隐匿性自身免疫性糖尿病 08.089
late-onset hypogonadism in male 男性迟发性性腺功能减退症 06.100
late phase insulin secretion 晚时相胰岛素分泌 08.029
lateral lobe of thyroid gland 甲状腺侧叶 03.005
LCAH 类脂[质]性先天性肾上腺皮质增生症 05.121
LDL-C 低密度脂蛋白胆固醇 09.102
leopard syndrome *豹皮综合征 06.078
leprechaunism *矮妖精貌综合征 08.099
leptin 瘦素 09.007
leptin receptor deficiency 瘦素受体缺乏症 09.069
lethal chondrodysplasia 致命性软骨发育不良 04.111
levodopa stimulation test 左旋多巴兴奋试验 01.104
Leydig cell 睾丸间质细胞 06.041
Leydig cell tumor 睾丸间质细胞瘤 06.088
LH 黄体生成素，*促黄体素 02.063
LHR 黄体生成素受体 02.064
Liddle syndrome *利德尔综合征 05.065
ligand 配体 01.076
linear growth 线性生长 02.099
linear nevus sebaceous syndrome 线状皮脂腺痣综合征 04.150
lingual and sublingual thyroid gland 舌部及舌下甲状腺 03.146
lipid 脂质，*脂类 09.097
lipid droplet 脂滴 09.005
lipid hormone 脂类激素 01.028
lipid metabolism 脂质代谢，*脂代谢 09.096
lipid metabolism disorder *脂质代谢异常，*脂代谢紊乱 09.126
lipoatrophic diabetes 脂肪萎缩性糖尿病 08.101
lipoatrophy *脂肪萎缩 09.094
lipodystrophy 脂肪营养不良 09.094
lipoid congenital adrenal hyperplasia 类脂[质]性先天性肾上腺皮质增生症 05.121
lipometabolism 脂肪代谢 09.031
lipoprotein 脂蛋白 09.116
lipoprotein（a） 脂蛋白（a） 09.122
lipoprotein lipase 脂蛋白脂[肪]酶 09.124
lipoprotein metabolism 脂蛋白代谢 09.125
lipotoxicity 脂毒性 09.127
lipotropic hormone 促脂解素，*促脂素 02.072
lipotropin 促脂解素，*促脂素 02.072
load test 负荷试验 01.112
local osteolytic hypercalcemia 局部溶骨性高钙血症 04.130
LOH 局部溶骨性高钙血症 04.130，男性迟发性性腺功能减退症 06.100
long-loop feedback 长反馈 01.058
low-density lipoprotein 低密度脂蛋白 09.120
low-density lipoprotein cholesterol 低密度脂蛋白胆固醇 09.102
lower body segment 下部量 02.103
lowest thyroid artery 甲状腺最下动脉 03.013
Lowe syndrome *洛伊综合征 06.077
low specific gravity urine 低比重尿 02.178
low weight 体重过低 09.049
LP（a） 脂蛋白（a） 09.122
LPH 促脂解素，*促脂素 02.072
LPL 脂蛋白脂[肪]酶 09.124
LRYGB 腹腔镜鲁氏Y形胃旁路术 09.074
luteinization 黄体化 06.177
luteinizing hormone 黄体生成素，*促黄体素 02.063
luteinizing hormone receptor 黄体生成素受体 02.064
luteoma 黄体瘤 06.175
lycorexia *贪食症 09.085
lymphocytic hypophysitis 淋巴细胞性垂体炎 02.143
lysylpyridinoline *赖氨酰吡啶啉 04.078

M

macroprolactinemia 巨催乳素血症 02.154
MAHC 恶性肿瘤相关性高钙血症 04.128
male hypogonadism 男性性腺功能减退症 06.099
malignancy-associated hypercalcemia 恶性肿瘤相关性

高钙血症　04.128
malnutrition　营养不良　09.093
marasmic kwashiorkor　*混合型营养不良　10.002
marasmus　消瘦　09.082
marble bone disease　*大理石骨病　04.153
MAS　*麦丘恩–奥尔布赖特综合征　04.151
matrix extracellular phosphoglycoprotein　细胞外基质磷酸糖蛋白　04.022
maturity onset diabetes mellitus of the young　青少年发病的成人型糖尿病　08.094
maximal androgen blockade　最大限度雄激素阻断　06.129
McCune-Albright syndrome　*麦丘恩–奥尔布赖特综合征　04.151
MCH　黑色素浓集激素，*黑色素聚集激素　09.023
measurement of testosterone　睾酮测定　06.114
mechanism of insulin action　胰岛素作用机制　08.030
median eminence　正中隆起　02.023
medical nutrition therapy　医学营养治疗，*医学营养疗法　08.174
medullary thyroid carcinoma　甲状腺髓样癌　03.139
melanin-concentrating hormone　黑色素浓集激素，*黑色素聚集激素　09.023
melanocortin 4 receptor deficiency　黑皮质素4受体缺乏症　09.072
α-melanocyte-stimulating hormone　α-促黑素细胞激素　02.071
melanocyte-stimulating hormone release inhibiting factor　促黑素细胞激素释放抑制因子　02.051
melanocyte-stimulating hormone releasing factor　促黑素细胞激素释放因子　02.046
melatonin　褪黑素　02.058
membrane receptor　膜受体　01.066
membrane receptor gene mutation　膜受体基因突变　01.123
MEN　多发性内分泌腺瘤病，*多发性内分泌肿瘤　07.001
MEN-1　多发性内分泌腺瘤病1型　07.002
MEN-3　多发性内分泌腺瘤病3型　07.004
MEN-4　多发性内分泌腺瘤病4型　07.005
MEN-2A　多发性内分泌腺瘤病2A型　07.003
MEN-2B　*多发性内分泌腺瘤病2B型　07.004
Mendelian endocrine disorder　孟德尔遗传内分泌疾病　01.096
menopausal obesity　绝经后肥胖　09.059
menopausal transition period　绝经过渡期　06.153
menstrual cycle　月经周期　06.150
menstruation　月经　06.149
MEPG　细胞外基质磷酸糖蛋白　04.022
messenger　信使　01.081
metabolic acidosis　代谢性酸中毒　10.058
metabolic alkalosis　代谢性碱中毒　10.060
metabolic bone disease　代谢性骨病　01.098
metabolic disease　代谢性疾病，*代谢病　01.097
metabolic disorder　代谢紊乱，*代谢异常，*代谢障碍，*代谢失调　01.088
metabolic disturbance　代谢紊乱，*代谢异常，*代谢障碍，*代谢失调　01.088
metabolic osteology　代谢性骨病学　01.014
metabolic syndrome　代谢综合征　08.083
metabolism　代谢病学　01.013，代谢，*新陈代谢　01.019
metabolism of testosterone　睾酮代谢　06.060
metaphyseal chondrodysplasia　干骺端软骨发育不良　04.112
metaphysis　干骺端　04.061
metastatic adrenal carcinoma　肾上腺转移癌　05.107
metastatic thyroid carcinoma　甲状腺转移癌　03.143
metyrapone test　甲吡酮试验，*美替拉酮试验　05.057
middle thyroid vein　甲状腺中静脉　03.015
midgut carcinoid　中肠区类癌　07.032
milk-alkali syndrome　乳碱综合征　10.044
mineral ion homeostasis　矿物质离子稳态　04.031
mineralization　矿化　04.036
mineralocorticoid　盐皮质激素　05.006
mineralocorticoid receptor　盐皮质激素受体　05.010
mineralocorticoid receptor antagonist　盐皮质激素受体拮抗剂　05.011
mini-puberty　小青春期　06.017
MIS　*米勒管抑制素　06.030
MIT　一碘酪氨酸　03.035
mitochondrial diabetes mellitus　线粒体糖尿病　08.095
mixed acidbase disturbance　混合型酸碱平衡紊乱，*混合型酸碱平衡失常　10.057
mixed acid-base imbalance　混合型酸碱平衡紊乱，*混合型酸碱平衡失常　10.057
mixed marasmus and visceral malnutrition　*混合型营养不良　10.002

mixed neuroendocrine-nonneuroendocrine neoplasm 混合性神经内分泌–非神经内分泌肿瘤 07.019
mixed sex cord-stromal tumor 混合型性索间质肿瘤 06.091
mixed type diabetic foot 混合型糖尿病足 08.164
MMN 多发性黏膜神经瘤 07.008
MODY 青少年发病的成人型糖尿病 08.094
molecular endocrinology 分子内分泌学 01.003
monogenic diabetes mellitus 单基因糖尿病 08.093
monogenic mutation analysis 单基因突变分析 01.121
monoiodotyrosine 一碘酪氨酸 03.035
MR 盐皮质激素受体 05.010
α-MSH α-促黑素细胞激素 02.071
MTC 甲状腺髓样癌 03.139
mucopolysaccharidosis 黏多糖贮积症 08.062
Müllerian-inhibiting substance *米勒管抑制素 06.030
multinodular goiter 多结节性甲状腺肿 03.086
multiple angioreticuloma syndrome *多发性血管网状细胞瘤综合征 07.028
multiple endocrine neoplasia 多发性内分泌腺瘤病，*多发性内分泌肿瘤 07.001
multiple endocrine neoplasia type 1 多发性内分泌腺瘤病1型 07.002
multiple endocrine neoplasia type 3 多发性内分泌腺瘤病3型 07.004
multiple endocrine neoplasia type 4 多发性内分泌腺瘤病4型 07.005
multiple endocrine neoplasia type 2A 多发性内分泌腺瘤病2A型 07.003
multiple endocrine neoplasia type 2B *多发性内分泌腺瘤病2B型 07.004
multiple lentigines syndrome 多发性黑痣综合征 06.078
multiple mucosal neuroma 多发性黏膜神经瘤 07.008
mutation in thyroid specific reduced nicotinamide adenine dinucleotide phosphate oxidase gene 甲状腺特异性还原型烟酰胺腺嘌呤二核苷酸磷酸氧化酶基因突变 03.055
myopathy with hypothyroidism 甲状腺功能减退性肌病 03.112
myxedema 黏液性水肿 03.114
myxedema coma *黏液性水肿昏迷 03.115
myxedema heart disease 黏液水肿性心脏病 11.003

N

NAION 非动脉类性前部缺血性视神经病变 08.128
near-total thyroidectomy 甲状腺近全切除术 03.157
NEAT 非运动活动产热 09.043
NEC 神经内分泌癌 07.018
necrobiosis lipoidica 类脂质渐进性坏死，*脂质渐进性坏死 08.167
negative feedback 负反馈 01.057
NEN 神经内分泌肿瘤 07.016
neonatal diabetes mellitus 新生儿糖尿病 08.111
neonatal hyperparathyroidism 新生儿甲状旁腺功能亢进症 04.088
neonatal hyperthyroidism 新生儿甲状腺功能亢进症 03.093
neovascular glaucoma 新生血管性青光眼 08.132
nephrogenic diabetes insipidus 肾性尿崩症 02.187
NET 神经内分泌瘤 07.017
neurodiabetic foot 神经型糖尿病足 08.162
neuroendocrine 神经内分泌 01.041
neuroendocrine carcinoma 神经内分泌癌 07.018
neuroendocrine neoplasm 神经内分泌肿瘤 07.016
neuroendocrine tumor 神经内分泌瘤 07.017
neuroendocrinology 神经内分泌学 01.005
neurofibromatosis 神经纤维瘤病 07.029
neurohormone 神经激素 02.055
neurohypophyseal hormone 神经垂体激素 02.061
neurohypophysis 神经垂体 02.020
neurohypophysis of fetus 胎儿神经垂体 06.210
neuromedin U 神经介素U，*神经调节肽U 09.016
neuropeptide 神经肽 02.056
neuropeptide Y 神经肽Y 09.021
neuroregulation of insulin secretion 胰岛素分泌神经调节 08.022
neurotensin 神经降压素，*神经降压肽 09.024
neurotransmitter 神经递质 02.054
neutral fat *中性脂肪 09.099
niacin deficiency 烟酸缺乏症 10.023

nicotinic acid deficiency　烟酸缺乏症　10.023
night eating syndrome　夜食综合征　09.092
NIS　钠碘同向转运体　03.047
nodular adrenocortical hyperplasia　肾上腺皮质结节样增生　05.069
nonarteritic anterior ischemic optic neuropathy　非动脉炎性前部缺血性视神经病变　08.128
nonexercise activity thermogenesis　非运动活动产热　09.043
nonfunctional pituitary adenoma　无功能垂体腺瘤　02.170
nonfunctional saddle mass　无功能鞍区肿块　02.192
non-islet cell tumor hypoglycemia　非胰岛细胞瘤性低血糖症　11.018
nonproliferative diabetic retinopathy　非增殖性糖尿病视网膜病变，*非增生型糖尿病视网膜病变　08.120
non-thyroid illness syndrome　*非甲状腺病态综合征　03.129
nontoxic goiter　*非毒性甲状腺肿　03.082
Noonan syndrome　努南综合征　02.122
norepinephrine　去甲肾上腺素　05.019
NPDR　非增殖性糖尿病视网膜病变，*非增生型糖尿病视网膜病变　08.120
NPY　神经肽Y　09.021
NT　神经降压素，*神经降压肽　09.024
NTIS　*非甲状腺病态综合征　03.129
NTX　Ⅰ型胶原交联N端肽　04.080
nuclear receptor　核受体　01.070
nuclear receptor gene mutation　核受体基因突变　01.126

O

obesity　肥胖[症]　09.050
obesity associated genetic syndrome with developmental delay　伴发育迟缓肥胖相关遗传综合征　09.062
obesity associated genetic syndrome without developmental delay　不伴发育迟缓肥胖相关遗传综合征　09.063
obesity-related comorbidity　肥胖相关疾病　09.060
obesity-related disease　肥胖相关疾病　09.060
obstructive azoospermia　梗阻性无精子症　06.095
OCIF　*破骨细胞生成抑制因子　04.075
oculo-cerebro-renal syndrome　眼脑肾综合征　06.077
OGTT　口服葡萄糖耐量试验　08.068
25-OH vitamin D　25-羟基维生素D　04.011
1, 25-$(OH)_2$ vitamin D_3　1, 25-羟基维生素D_3　04.012
oleoylethanolamide　油酰乙醇胺　09.028
oligozoospermia　少精子症　06.092
oncocytic cell　嗜酸性细胞　02.015
oocyte　卵母细胞　06.133
oogenesis　卵子发生　06.132
oogonium　卵原细胞　06.131
open adrenalectomy　开放性肾上腺切除术　05.127
OPG　骨保护素，*护骨素，*护骨因子　04.075
optic chiasmatic-hypothalamic glioma　视交叉–下丘脑胶质瘤　02.135
oral glucose tolerance test　口服葡萄糖耐量试验　08.068
oral hypoglycemic medication therapy　口服降糖药治疗　08.177
orbital decompression　眼眶减压术　03.163
orchidopexy　睾丸固定术　06.122
orexin　促食欲素　09.015
orphan nuclear receptor　孤核受体　01.073
osmoreceptor　渗透压感受器　02.005
ossification triol　*骨化三醇　04.012
OSTA　亚洲人骨质疏松症自我筛查工具　04.178
osteitis deformans　*畸形性骨炎，*变形性骨炎　04.142
osteoblast　成骨细胞　04.047
osteocalcin　骨钙素　04.070
osteochondrodysplasias　骨软骨发育不良　02.118
osteoclast　破骨细胞　04.048
osteoclastogenesis inhibitory factor　*破骨细胞生成抑制因子　04.075
osteocyte　骨细胞　04.049
osteodystrophia fibrosa syndrome　纤维性骨营养不良综合征　04.151
osteogenesis imperfect　成骨不全　04.113
osteoid　类骨质　04.051
osteomalacia　骨软化症　04.164
osteopathia striata　条纹状骨病　04.168
osteopenia　骨量减少　04.185
osteopetrosis　骨硬化症，*石骨症　04.153
osteopoikilosis　骨斑点症　04.167

osteoporosis　骨质疏松症　04.170
osteoporosis self-assessment tool for Asians　亚洲人骨质疏松症自我筛查工具　04.178
osteoporotic fracture　*骨质疏松性骨折　04.177
osteoprotegerin　骨保护素，*护骨素，*护骨因子　04.075
osteoprotegerin deficiency　骨保护素缺乏症，*护骨素缺乏症　04.141
osteopsathyrosis　*脆骨病　04.113
ovarian agenesis　卵巢发育不良　06.157
ovarian amenorrhea　卵巢性闭经　06.165
ovarian cycle　卵巢周期　06.148
ovarian embryonal carcinoma　卵巢胚胎性癌　06.176
ovarian perforation　卵巢打孔术　06.191
ovarian tumor　卵巢肿瘤　06.174
ovarian wedge resection　卵巢楔形切除术　06.192
ovary　卵巢　06.130
overcompensation　过度补偿　09.089
over nutrition　营养过剩　09.047
overnutrition　营养过剩　09.047
overt hyperthyroidism　临床甲状腺功能亢进症　03.092
ovulation　排卵　06.138
ovulation induction　诱导排卵　06.193
ovum　卵子　06.137
OXM　胃泌酸调节素　09.027
oxyntomodulin　胃泌酸调节素　09.027
oxyphilic cell　嗜酸性细胞　02.015
oxytocin　催产素，*缩宫素　02.080

P

PACAP　垂体腺苷酸环化酶激活肽　09.020
pachydermoperiostosis　厚皮性骨膜病　04.169
Paget disease in adolescent　*青少年骨佩吉特骨病　04.146
Paget disease of bone　佩吉特骨病　04.142
Paget disease of bone with bone giant cell tumor　佩吉特骨病伴骨巨细胞瘤　04.149
Paget osteosarcoma　佩吉特骨肉瘤　04.148
painless thyroiditis　无痛性甲状腺炎　03.122
PAK　肾移植后胰腺移植　08.183
pancreas　胰腺　08.001
pancreas transplantation　胰腺移植　08.181
pancreatic endocrine cell　胰腺内分泌细胞　08.007
pancreatic endocrine cell differentiation　胰腺内分泌细胞分化　08.008
pancreatic endocrine progenitor　胰腺内分泌祖细胞　08.006
pancreatic exocrine dysfunction　胰腺外分泌疾病　08.102
pancreatic islet　胰岛　08.005
pancreatic islet A cell　*胰岛A细胞　08.010
pancreatic islet antibody　胰岛抗体　08.072
pancreatic islet B cell　*胰岛B细胞　08.011
pancreatic islet bud　胰岛芽　08.004
pancreatic islet cell　胰岛细胞　08.009
pancreatic islet α cell　胰岛α细胞　08.010
pancreatic islet β cell　胰岛β细胞　08.011
pancreatic islet δ cell　胰岛δ细胞　08.012
pancreatic islet ε cell　胰岛ε细胞　08.014
pancreatic islet cell antibody　胰岛细胞抗体　08.074
pancreatic islet cell tumor　胰岛细胞瘤　08.104
pancreatic islet D cell　*胰岛D细胞　08.012
pancreatic islet F cell　*胰岛F细胞　08.013
pancreatic islet hormone　胰岛激素　08.015
pancreatic islet PP cell　胰岛PP细胞　08.013
pancreatic islet transplantation　胰岛移植　08.184
pancreatic morphogenesis　胰腺形态发育　08.003
pancreatic neuroendocrine neoplasm　胰腺神经内分泌肿瘤　07.027
pancreatic polypeptide　胰多肽　08.037
pancreatic polypeptide cell　*胰多肽细胞　08.013
pancreatic polypeptide tumor　胰多肽瘤　08.038
pancreatic polypeptidoma　胰多肽瘤　08.038
pancreatic transplantation after kidney transplantation　肾移植后胰腺移植　08.183
pancreozymin　*促胰酶素　09.025
panhypopituitarism　全垂体功能减退症　02.157
papillary thyroid carcinoma　甲状腺乳头状癌　03.136
para-carotid ectopic thyroid gland　颈动脉旁异位甲状腺　03.149
paracrine　旁分泌　01.037
parafollicular cell　滤泡旁细胞　03.010

paraganglioma　*副神经节瘤　05.103
parathyroid adenoma　甲状旁腺腺瘤　04.106
parathyroid cancer　甲状旁腺癌　04.107
parathyroid carcinoma　甲状旁腺癌　04.107
parathyroid crisis　甲状旁腺危象　04.090
parathyroid gland　甲状旁腺　04.001
parathyroid hormone　甲状旁腺激素　04.002
parathyroid hormone dependent hypercalcemia　甲状旁腺激素依赖性高钙血症　10.040
parathyroid hormone independent hypercalcemia　甲状旁腺激素非依赖性高钙血症　10.041
parathyroid hormone ligand analogue　甲状旁腺激素配体类似物　04.004
parathyroid hormone-related peptide　甲状旁腺激素相关肽　04.003
parathyroid hormone resistant hypoparathyroidism　甲状旁腺激素抵抗性甲状旁腺功能减退症　04.102
parathyroid hyperplasia　甲状旁腺增生　04.089
paraventricular nucleus　室旁核　02.003
pars distalis　远侧部　02.013
pars intermedia　中间部　02.018
pars nervosa　神经部　02.021
pars tuberalis　结节部　02.019
partial central diabetes insipidus　部分性中枢性尿崩症　02.186
partiality for a particular kind of food　偏食　09.090
pathological calcification　*病理性钙化　04.162
pathologic hyperprolactinemia　病理性高催乳素血症　02.151
PCOS　多囊卵巢综合征　06.170
PⅠCP　Ⅰ型原胶原C端前肽　04.074
PDB　佩吉特骨病　04.142
PDD　进行性骨干发育不良，*进行性骨干发育不全　04.157
PDR　增殖性糖尿病视网膜病变，*增生型糖尿病视网膜病变　08.121
PDS gene mutation　*PDS*基因突变　03.056
pellagra　*糙皮症　10.023
PEM　蛋白质–能量营养不良　10.002
Pendred syndrome　*彭德莱综合征　03.057
pendrin gene mutation　*PDS*基因突变　03.056
peptide hormone　肽类激素　01.026
peptide tyrosine-tyrosine　*酪酪肽　09.026
peptide YY　YY肽　09.026
perchlorate discharge test　过氯酸盐释放试验　03.067
perimenopausal period　围绝经期　06.154
perimenopausal syndrome　围绝经期综合征　06.171
periosteum　骨膜　04.045
peripheral quantitative computed tomography　外周定量计算机体层成像　04.189
peripheral tissue thyroid hormone resistance syndrome　外周组织性甲状腺激素抵抗综合征　03.061
permissive action of hormone　激素允许作用　01.064
peroxisome-proliferator-activated receptor　过氧化物酶体增殖物激活受体　09.029
persistent hyperinsulinemic hypoglycemia of infancy　新生儿持续性高胰岛素低血糖症　08.194
PHA　假性醛固酮增多症　05.065
phenotype of genetic endocrine and metabolic disease　内分泌代谢性疾病遗传表型　01.090
pheochromocytoma　嗜铬细胞瘤　05.103
pheochromocytoma crisis　嗜铬细胞瘤危象　05.104
pheochromocytoma in pregnancy　妊娠期嗜铬细胞瘤　06.221
phosphate　磷酸盐　04.028
phosphate clearance　磷酸盐清除率　04.029
phosphate deficiency-related metabolic encephalopathy　磷缺乏相关性代谢性脑病　10.048
phosphate homeostasis　磷稳态　04.034
phospholiplid　磷脂　09.106
PHP　假性甲状旁腺功能减退症，*假性甲旁减　04.094
PHPT　原发性甲状旁腺功能亢进症，*原发性甲旁亢　04.083
physiologic hyperprolactinemia　生理性高催乳素血症　02.150
pica　异食症，*异食癖　09.091
PIF　*催乳素释放抑制因子　02.052
PIH　催乳素释放抑制激素　02.052
pineal body　松果体　02.006
pineal gland　*松果腺　02.006
pituitary　垂体　02.011
pituitary adenoma　*垂体腺瘤　02.167
pituitary adenylate cyclase activating peptide　垂体腺苷酸环化酶激活肽　09.020
pituitary adrenocortical hypofunction　垂体性肾上腺皮质功能减退症　05.097
pituitary amenorrhea　垂体性闭经　06.164

pituitary apoplexy　垂体卒中　02.163
pituitary carcinoma　垂体[腺]癌　02.173
pituitary crisis　垂体危象　02.162
pituitary dwarfism　*垂体性侏儒症　02.111
pituitary growth hormone tumor　垂体生长激素瘤　02.125
pituitary hormone　垂体激素　02.059
pituitary hyperplasia　垂体增生　02.140
pituitary macroadenoma　垂体大腺瘤　02.169
pituitary microadenoma　垂体微腺瘤　02.168
pituitary stalk　垂体柄　02.025
pituitary stalk effect　垂体柄效应　02.166
pituitary stalk interruption syndrome　垂体柄阻断综合征　02.165
pituitary stimulating test　*垂体兴奋试验　01.110
pituitary thyroid hormone resistance syndrome　垂体性甲状腺激素抵抗综合征　03.060
pituitary tumor　垂体瘤　02.167
PL　磷脂　09.106
placental corticotropin-releasing hormone　胎盘促肾上腺皮质激素释放激素　06.205
placental estrogen　胎盘雌激素　06.206
placental hormone　胎盘激素　06.201
placental hormone production　胎盘激素生成　06.200
placental hormone transport　胎盘激素转运　06.208
placental progesterone　胎盘孕激素　06.207
plasma osmolality　血浆渗透压　02.181
plasma renin activity　血浆肾素活性　05.042
PMA　肾上腺功能早现，*肾上腺功能初现提前　06.178
PⅠNP　Ⅰ型原胶原N端前肽　04.073
POEMS syndrome　多发性神经病–器官肿大–内分泌病变–M蛋白–皮肤改变综合征　11.009
POF　卵巢早衰　06.167
POH　进行性异位骨化症，*进行性骨发育异常　04.110
POI　早发性卵巢功能不全　06.166
polycystic ovary　多囊卵巢　06.169
polycystic ovary syndrome　多囊卵巢综合征　06.170
polydipsia　烦渴　02.176，多饮　02.177
polyglandular autoimmune atrophy　多腺体自身免疫性萎缩　07.015
polyneuropathy-organomegaly-endocrinopathy-M-protein-skin change syndrome　多发性神经病–器官肿大–内分泌病变–M蛋白–皮肤改变综合征　11.009
polyuria　多尿　02.175
POMC　阿黑皮素原　01.035
POMC deficiency　阿黑皮素原缺乏症　09.070
PORD　细胞色素P450氧化还原酶缺乏症　05.118
porphyria　卟啉病　10.028
positive feedback　正反馈　01.056
positive thyroid imaging　甲状腺肿瘤阳性显影　03.071
posterior pituitary　*垂体后叶　02.020
posterior pituitary hormone　*垂体后叶激素　02.061
postmenopausal osteoporosis　绝经后骨质疏松症　04.172
postmenopause　绝经后期　06.155
postnatal growth　出生后生长　02.098
postpartum autoimmune hypophysitis　产后自身免疫性垂体炎　02.145
postpartum thyroiditis　产后甲状腺炎　03.127
postprocedural hypopituitarism　手术后垂体功能减退症　02.160
post radiation hypopituitarism　放射后垂体功能减退症　02.159
PPAR　过氧化物酶体增殖物激活受体　09.029
PPHP　假假性甲状旁腺功能减退症　04.100
PPNAD　原发性色素结节性肾上腺皮质病　05.080
PPT　产后甲状腺炎　03.127
pQCT　外周定量计算机体层成像　04.189
Prader-Willi syndrome　普拉德–威利综合征　02.133
precocious puberty　性早熟　06.020
prediabetes　糖尿病前期　08.079
pregnancy　妊娠　06.196
pregnancy complicated with hyperthyroidism　妊娠合并甲状腺功能亢进症　03.150
premature adrenarche　肾上腺功能早现，*肾上腺功能初现提前　06.178
premature ovarian failure　卵巢早衰　06.167
premature ovarian insufficiency　早发性卵巢功能不全　06.166
preprohormone　前激素原　01.033
preproinsulin　前胰岛素原　08.018
pretibial myxedema　胫前黏液性水肿　03.099
PRF　*催乳素释放因子　02.045
PRH　催乳素释放激素　02.045
PRIF　*催乳素释放抑制因子　02.052
primary adrenal lymphoma　原发肾上腺淋巴瘤　05.111

primary adrenocortical insufficiency　原发性肾上腺皮质功能减退症　05.091
primary aldosteronism　原发性醛固酮增多症　05.062
primary amenorrhea　原发性闭经　06.160
primary hyperaldosteronism　原发性醛固酮增多症　05.062
primary hyperaldosteronism in pregnancy　妊娠期原发性醛固酮增多症　06.220
primary hyperlipidemia　原发性高脂血症　09.129
primary hyperlipidemia of unknown etiology　病因不明的原发性高脂血症　09.133
primary hyperparathyroidism　原发性甲状旁腺功能亢进症，*原发性甲旁亢　04.083
primary hypoaldosteronism　原发性醛固酮减少症　05.124
primary hypogonadism　*原发性性腺功能减退症　06.101
primary hypoparathyroidism　*原发性甲状旁腺功能减退症　04.092
primary hypothyroidism　原发性甲状腺功能减退症　03.109
primary medullary sex cord　初级髓性索　06.009
primary obesity　原发性肥胖　09.052
primary ossification center　初级骨化中心　04.043
primary osteoporosis　原发性骨质疏松症　04.171
primary pigmented nodular adrenocortical disease　原发性色素结节性肾上腺皮质病　05.080
primary sex cord　*初级性索　06.009
primary spermatocyte　初级精母细胞　06.051
primitive spermatogonium　精原干细胞　06.050
primordial germ cell　原始生殖细胞　06.002
primordial germ cell migration　原始生殖细胞迁移　06.005
PRL　催乳素，*泌乳素　02.067
PRLR　催乳素受体　02.068
procollagen Ⅰ C-terminal propeptide　Ⅰ型原胶原C端前肽　04.074
procollagen Ⅰ N-terminal propeptide　Ⅰ型原胶原N端前肽　04.073
procollagen Ⅰ propeptide　Ⅰ型原胶原前肽　04.072
productive stage　生育期　06.152
progestational challenge　孕激素试验　06.186
progesterone　孕酮，*黄体酮　06.147
progesterone replacement therapy　孕激素替代治疗，*孕激素补充疗法　06.188
progestin　孕激素　06.146
progestogen　孕激素　06.146
progressive diaphyseal dysplasia　进行性骨干发育不良，*进行性骨干发育不全　04.157
progressive osseous heteroplasia　进行性异位骨化症，*进行性骨发育异常　04.110
prohormone　激素原　01.032
prohormone convertase　激素原转化酶　01.034
prohormone convertase I deficiency　激素原转化酶1缺乏症　09.071
proinsulin　胰岛素原　08.019
prolactin　催乳素，*泌乳素　02.067
prolactinoma　催乳素瘤　02.171
prolactin receptor　催乳素受体　02.068
prolactin release-inhibiting factor　*催乳素释放抑制因子　02.052
prolactin release-inhibiting hormone　催乳素释放抑制激素　02.052
prolactin releasing factor　*催乳素释放因子　02.045
prolactin releasing hormone　催乳素释放激素　02.045
prolactin releasing peptide　*催乳素释放肽　02.045
prolactin-secreting carcinoma　催乳素细胞癌　02.172
prolactoliberin　催乳素释放激素　02.045
proliferating obesity　周围性肥胖　09.056
proliferative diabetic retinopathy　增殖性糖尿病视网膜病变，*增生型糖尿病视网膜病变　08.121
proopiomelanocortin　阿黑皮素原　01.035
proopiomelanocortin deficiency　阿黑皮素原缺乏症　09.070
protein-energy malnutrition　蛋白质–能量营养不良　10.002
protein hormone　蛋白质类激素　01.027
protein tyrosine phosphatase antibody　蛋白酪氨酸磷酸酶抗体　08.076
proximal calciphylaxis　近端钙化防御　04.139
P450scc　细胞色素P450侧链裂解酶　05.030
pseudoachondroplasia　假性软骨发育不良，*假性软骨发育不全　02.120
pseudohyperaldosteronism　假性醛固酮增多症　05.065
pseudohyperkalemia　假性高钾血症　10.037
pseudohyperparathyroidism　假性甲状旁腺功能亢进症，*假性甲旁亢　04.086

pseudohypoaldosteronism　假性醛固酮减少症　05.125
pseudohypoparathyroidism　假性甲状旁腺功能减退症，*假性甲旁减　04.094
pseudohypoparathyroidism type 1　假性甲状旁腺功能减退症1型　04.095
pseudohypoparathyroidism type 2　假性甲状旁腺功能减退症2型　04.099
pseudohypoparathyroidism type 1a　假性甲状旁腺功能减退症1a型　04.096
pseudohypoparathyroidism type 1b　假性甲状旁腺功能减退症1b型　04.097
pseudohypoparathyroidism type 1c　假性甲状旁腺功能减退症1c型　04.098
pseudopseudohypoparathyroidism　假假性甲状旁腺功能减退症　04.100
psychogenic polydipsia　精神性多饮　02.183
PTC　甲状腺乳头状癌　03.136
PTH　甲状旁腺激素　04.002
PTHrP　甲状旁腺激素相关肽　04.003
pulsatile GnRH therapy　脉冲式促性腺激素释放激素治疗　06.118
pulsatile gonadotropin-releasing hormone therapy　脉冲式促性腺激素释放激素治疗　06.118
pulsatile insulin secretion　脉冲式胰岛素分泌　08.025
pulsatile secretion　脉冲式分泌　01.047
purine　嘌呤　10.006
PVN　室旁核　02.003
PWS　普拉德–威利综合征　02.133
pycnodysostosis　致密骨发育不良，*致密性成骨不全　04.156
pyramidal lobe of thyroid gland　甲状腺锥状叶　03.007
PYY　YY肽　09.026

Q

QCT　定量计算机体层成像，*定量CT　04.188
18q deletion syndrome　18q缺失综合征　02.117
22q11.2 deletion syndrome　22q11.2缺失综合征　04.105
quantitative computed tomography　定量计算机体层成像，*定量CT　04.188
quantitative ultrasound　定量超声　04.190
QUS　定量超声　04.190

R

RAAS　肾素–血管紧张素–醛固酮系统　05.040
Rabson-Mendenhall syndrome　黑棘皮–多毛–胰岛素抵抗综合征　08.100
radiation-induced acute thyroiditis　放射性急性甲状腺炎　03.125
radioimmunoassay　放射免疫分析，*放射免疫测定　01.117
radionuclide thyroid imaging　放射性核素甲状腺显像　03.068
radiotherapy　放射治疗，*放疗　01.135
RAIU　甲状腺放射性碘摄取率　03.062
RAMP　受体活性修饰蛋白　04.020
random blood glucose　随机血糖　08.066
Rathke pouch　拉特克囊　02.010
reactive hypoglycemia　反应性低血糖症　08.188
receptor　受体　01.065
receptor activity modifying protein　受体活性修饰蛋白　04.020
receptor disease　受体病　01.094
receptor for parathyroid hormone　甲状旁腺激素受体　04.005
receptor of gonadal peptide　性腺肽受体　06.031
redistribution of fat　脂肪重新分布　09.032
reduced hormone production　激素生成减少　01.093
5α-reductase deficiency　5α-还原酶缺乏症　06.074
REE　*静息能量消耗　09.039
regulation of calcium homeostasis　钙稳态调节　04.033
regulation of energy metabolism　能量代谢调节　09.045
regulation of phosphate homeostasis　磷稳态调节　04.035

relative adrenal insufficiency 相对肾上腺皮质功能不全 05.101
releasing hormone 释放激素 02.032
renal calcium clearance 肾钙清除率 04.030
renal osteodystrophy 肾性骨营养不良 04.133
renal osteopathy *肾性骨病 04.133
renin 肾素 05.041
renin-angiotensin-aldosterone system 肾素–血管紧张素–醛固酮系统 05.040
reproductive endocrinology 生殖内分泌学 01.006
resistance to thyroid hormone syndrome 甲状腺激素抵抗综合征 03.058
resistin 抵抗素 09.009
respiratory acidosis 呼吸性酸中毒 10.059
respiratory alkalosis 呼吸性碱中毒 10.061
respiratory endocrinology 呼吸内分泌学 01.008
resting energy expenditure *静息能量消耗 09.039
resting metabolic rate 静息代谢率 09.040
resting metabolism 静息代谢 09.039
retinocerebellar angiomatosis 小脑视网膜血管瘤病，*脑视网膜血管瘤病，*视网膜小脑血管瘤病 07.028
retroauricular lymph node 耳后淋巴结 03.022
revascularization of pancreatic islet graft 胰岛移植物再血管化 08.185
reverse endocrinology 反向内分泌学 01.004
reverse triiodothyronine 反式三碘甲状腺原氨酸 03.038
RIA 放射免疫分析，*放射免疫测定 01.117
riboflavin deficiency *核黄素缺乏症 10.017
riboflavin-5-phosphoric acid *核黄素-5-磷酸 05.033
rickets 佝偻病 04.114
Riedel thyroiditis *里德尔甲状腺炎 03.126
RMR 静息代谢率 09.040
ROD 肾性骨营养不良 04.133
roof plate-specific spondin 顶板反应蛋白 06.038
round spermatid 圆形精子细胞 06.053
Roux-en-Y gastric bypass *鲁氏Y形胃旁路术 09.073
R-spondin 顶板反应蛋白 06.038
rT_3 反式三碘甲状腺原氨酸 03.038
RTHS 甲状腺激素抵抗综合征 03.058
ruffled border 皱褶缘 04.064
Russell-Silver syndrome 拉塞尔–西尔弗综合征 02.116
RYGB *鲁氏Y形胃旁路术 09.073

S

saccharometabolism 糖代谢 08.052
sclerosing bone disorder 硬化性骨病 04.154
sclerostin 硬骨抑素 04.065
score of fracture risk assessment tool 骨折风险评估工具评分 04.179
score of FRAX 骨折风险评估工具评分 04.179
SCS 亚临床库欣综合征 05.077
scurvy *坏血病 10.020
SDA *食物特殊动力作用 09.042
secondary adrenal insufficiency 继发性肾上腺皮质功能减退症 05.092
seccndary aldosteronism 继发性醛固酮增生症 05.063
secondary amenorrhea 继发性闭经 06.161
secondary androgen resistance syndrome 继发性雄激素抵抗综合征 06.109
secondary circadian rhythm 次昼夜节律 01.044
secondary cryptorchidism 继发性隐睾 06.070
secondary hyperaldosteronism 继发性醛固酮增多症 05.063
secondary hyperlipidemia 继发性高脂血症 09.130
secondary hyperparathyroidism 继发性甲状旁腺功能亢进症，*继发性甲旁亢 04.084
secondary hypogonadism *继发性性腺功能减退症 06.102
secondary hypothyroidism 继发性甲状腺功能减退症 03.110
secondary obesity 继发性肥胖 09.053
secondary ossification center 次级骨化中心 04.044
secondary osteoporosis 继发性骨质疏松症 04.175
secondary sex characteristic 第二性征，*副性征 06.016
secondary spermatocyte 次级精母细胞 06.052
second messenger 第二信使 01.083
second-phase insulin secretion 第二时相胰岛素分泌 08.027
self-induced vomiting 自行导吐，*自行引吐 09.087

self-monitoring of blood glucose 自我血糖监测 08.176
sellar abscess 鞍区脓肿 02.195
sellar aneurysm 鞍区动脉瘤 02.197
sellar chordoma 鞍区脊索瘤 02.198
sellar glioma 鞍区神经胶质瘤 02.199
sellar hamartoma 鞍区错构瘤 02.196
sellar metastatic tumor 鞍区转移瘤 02.200
sellar nodule 鞍区结节 02.194
sellar tuberculosis 鞍区结核 02.193
sella turcica 蝶鞍 02.007
seminiferous tubule 生精小管，*曲细精管 06.042
seminoma 精原细胞瘤 06.083
senile obesity 老年性肥胖 09.058
senile osteoporosis 老年性骨质疏松症 04.173
septo-optic dysplasia 视–隔发育不良 02.134
serine/ threonine kinase receptor 丝氨酸/苏氨酸激酶受体 01.069
Sertoli cell ［睾丸］支持细胞 06.045
Sertoli cell tumor 睾丸支持细胞瘤 06.089
sex determination 性别决定 06.011
sex-determining region of Y chromosome Y染色体性别决定区 06.012
sex hormone 性激素 06.022
sexual differentiation 性别分化 06.015
sexual hormone replacement therapy 性激素替代治疗，*性激素补充治疗 06.187
sexual infantile anosmia syndrome *性幼稚嗅觉丧失综合征 02.132
sexual maturity 性成熟 06.018
sheath of thyroid gland 甲状腺鞘 03.004
Sheehan syndrome 希恩综合征 02.164
short-loop feedback 短反馈 01.059
short stature 身材矮小症 02.108
SHPT 继发性甲状旁腺功能亢进症，*继发性甲旁亢 04.084
SIAD 抗利尿不当综合征 02.189
SIADH *抗利尿激素分泌不适当综合征，*抗利尿激素分泌失调综合征 02.189
signaling molecule 信号分子 01.080
signal molecule 信号分子 01.080
signal transduction 信号转导 01.079
signal transduction pathway 信号转导途径 01.084
silent pituitary adenoma *寂静性垂体腺瘤 02.170
silent thyroiditis *寂静性甲状腺炎 03.122
simple goiter 单纯性甲状腺肿 03.082
simple obesity 单纯性肥胖 09.051
simultaneous pancreas and kidney transplantation 胰肾联合移植 08.182
sleep-dependent secretion 睡眠依赖性分泌 01.046
sleeve gastrectomy 袖状胃切除术 09.075
small for gestational age infant 小于胎龄儿 02.096
Smith-Lemli-Opitz syndrome 史–莱–奥综合征 06.076
sodium-iodide symporter 钠碘同向转运体 03.047
sodium-phosphate cotransporter 钠磷共转运体 04.018
solinocrine 腔分泌 01.040
somatostatin 生长抑素 02.048
somatostatin cell *生长抑素细胞 08.012
somatostatinoma 生长抑素瘤 02.138
somatostatin receptor 生长抑素受体 02.049
sorting receptor 分选受体，*分拣受体 01.078
sorting signal 分选信号，*分拣信号 01.077
SOST 硬骨抑素 04.065
specific dynamic action of food *食物特殊动力作用 09.042
specific type of diabetes mellitus 特殊类型糖尿病 08.092
sperm 精子 06.049
spermatogenesis 精子发生 06.047
spermatogenic cell 生精细胞 06.044
spermatogenic epithelium 生精上皮 06.043
spermatogonia stem cell 精原干细胞 06.050
spermatozoon 精子 06.049
sperm autoimmunity 精子自身免疫 06.096
spermiogenesis 精子形成 06.048
SPK 胰肾联合移植 08.182
spongy bone 骨松质，*松质骨 04.057
spontaneous hypoglycemia 自发性低血糖症 08.190
sporadic goiter 散发性甲状腺肿 03.084
SRY Y染色体性别决定区 06.012
SRY gene **SRY*基因 06.012
SS 生长抑素 02.048
SSC 精原干细胞 06.050
SSR 生长抑素受体 02.049
stages of reproductive aging workshop 生殖衰老分期 06.151
StAR 类固醇激素合成急性调节蛋白，*类固醇激素生成急性调节蛋白 05.023

StAR deficiency 类固醇激素合成急性调节蛋白缺乏症 05.120
steamed bread test 馒头餐试验 08.069
steroid hormone 类固醇激素，*甾体激素 01.029
steroidogenesis 类固醇激素合成 05.020
steroidogenic acute regulatory protein 类固醇激素合成急性调节蛋白，*类固醇激素生成急性调节蛋白 05.023
steroidogenic acute regulatory protein deficiency 类固醇激素合成急性调节蛋白缺乏症 05.120
steroidogenic enzyme 类固醇激素合成酶，*类固醇生成酶 05.022
steroidogenic pathway 类固醇激素合成通路 05.021
steroid radioimmunoassay 类固醇放射免疫分析 06.116
steroid 5α-reductase 类固醇5α-还原酶 05.037
stimulation test 兴奋试验，*激发试验 01.100
STRAW 生殖衰老分期 06.151
stress hypercortisolemia 应激性高皮质醇血症 05.078
stress incontinence 压力性尿失禁 06.173
stress urinary incontinence 压力性尿失禁 06.173
subacute thyroiditis 亚急性甲状腺炎，*亚甲炎 03.118
subclinical Cushing syndrome 亚临床库欣综合征 05.077
subclinical hyperthyroidism 亚临床甲状腺功能亢进症 03.091
subclinical hypothyroidism during pregnancy 妊娠期亚临床甲状腺功能减退症 03.154
submandibular lymph node 下颌下淋巴结 03.019
subtotal thyroidectomy 甲状腺次全切除术 03.158
SUI 压力性尿失禁 06.173
superior thyroid artery 甲状腺上动脉 03.011
superior thyroid vein 甲状腺上静脉 03.014
suprachiasmatic nucleus 视交叉上核 02.004
supraclavicular lymph node 锁骨上淋巴结 03.021
supraoptic nucleus 视上核 02.002
surgical therapy 手术治疗 01.131
syndrome of inappropriate antidiuresis 抗利尿不当综合征 02.189
syndrome of inappropriate antidiuretic hormone secretion *抗利尿激素分泌不适当综合征，*抗利尿激素分泌失调综合征 02.189
synergism of hormone 激素协同作用 01.062
systematic amyloidosis 系统性淀粉样蛋白变性 10.003
systemic endocrine disease 系统内分泌疾病 11.001
systemic thyroid hormone resistance syndrome 全身性甲状腺激素抵抗综合征 03.059

T

T_3 三碘甲状腺原氨酸 03.034
T_4 *四碘甲状腺原氨酸 03.032
3-T1AM 3-碘甲状腺原氨酸 03.040
TAO *甲状腺相关性眼病 03.098
target cell 靶细胞 01.053
target gland 靶腺 01.052
target organ 靶器官 01.051
tartrate-resistant acid phosphatase 抗酒石酸酸性磷酸酶 04.081
TBG 甲状腺素结合球蛋白 03.042
TBPA *甲状腺素结合前白蛋白 03.043
TDF 睾丸决定因子 06.013
T1DM 1型糖尿病 08.085
T2DM 2型糖尿病 08.091
TED 甲状腺眼病 03.098
TEE *运动性生热效应 09.041
tertiary hyperparathyroidism 三发性甲状旁腺功能亢进症，*三发性甲旁亢 04.085
testicular choriocarcinoma 睾丸绒毛膜癌 06.085
testicular dysgenesis syndrome 睾丸发育不全综合征 06.067
testicular embryonal carcinoma 睾丸胚胎癌 06.086
testicular germ cell tumor 睾丸生殖细胞肿瘤 06.081
testicular teratoma 睾丸畸胎瘤 06.084
testicular tumor 睾丸肿瘤 06.080
testicular yolk sac tumor 睾丸卵黄囊瘤 06.087
testis 睾丸 06.039
testis-determining factor 睾丸决定因子 06.013
testosterone 睾酮 06.056
testosterone deficiency 睾酮缺乏症 06.107
testosterone therapy 睾酮治疗，*睾酮疗法 06.121
3, 5, 3′, 5′-tetraiodothyronine *四碘甲状腺原氨酸

03.032
Tg　甲状腺球蛋白　03.041
TgAb　甲状腺球蛋白抗体　03.075
TGF-β_3 receptor　转化生长因子-β_3受体　06.035
theca lutein cell　卵泡膜黄体细胞　06.140
thermic effect of exercise　*运动性生热效应　09.041
thermic effect of food　食物热效应　09.042
THIS　*甲状腺激素不敏感综合征　03.058
THPT　三发性甲状旁腺功能亢进症，*三发性甲旁亢　04.085
THR　甲状腺激素受体　03.044
thyroglobulin　甲状腺球蛋白　03.041
thyroglobulin antibody　甲状腺球蛋白抗体　03.075
thyroglossal duct carcinoma　甲状腺舌管癌　03.144
thyroid adenoma　甲状腺腺瘤　03.132
thyroidal radioiodide uptake rate　甲状腺放射性碘摄取率　03.062
thyroid angiosarcoma　甲状腺血管肉瘤　03.142
thyroid-associated ophthalmopathy　*甲状腺相关性眼病　03.098
thyroid autoantibody　甲状腺自身抗体　03.073
thyroid carcinoma　甲状腺癌　03.135
thyroid C cell hyperplasia　甲状腺C细胞增生　07.007
thyroid crisis　甲状腺危象　03.088
thyroid disease　甲状腺疾病　03.079
thyroid dynamic imaging　*甲状腺动态显像　03.070
thyroid dysfunction-related optic neuropathy　甲状腺功能障碍性视神经病变　03.103
thyroid eye disease　甲状腺眼病　03.098
thyroid follicle　甲状腺滤泡　03.008
thyroid follicle epithelial cell　甲状腺滤泡上皮细胞　03.009
thyroid gland　甲状腺　03.001
thyroid hormone　甲状腺激素　03.031
thyroid hormone insensitivity syndrome　*甲状腺激素不敏感综合征　03.058
thyroid hormone receptor　甲状腺激素受体　03.044
thyroid hormone resistance syndrome　甲状腺激素抵抗综合征　03.058
thyroid iodine uptake　*甲状腺摄碘率　03.062
thyroiditis　甲状腺炎　03.116
thyroid lobectomy　甲状腺叶切除术　03.160
thyroid lymph node　甲状腺淋巴结　03.018
thyroid lymphoma　甲状腺淋巴瘤　03.140
thyroid malignancy　甲状腺恶性肿瘤　03.134
thyroid nodule　甲状腺结节　03.080
thyroid perfusion imaging　甲状腺血流灌注显像　03.070
thyroid peroxidase　甲状腺过氧化物酶　03.045
thyroid peroxidase antibody　甲状腺过氧化物酶抗体　03.074
thyroid scintigraphy　甲状腺静态显像　03.069
thyroid static imaging　甲状腺静态显像　03.069
thyroid-stimulating hormone　促甲状腺激素　02.070
thyroid-stimulating hormone receptor blocking antibody　促甲状腺激素受体阻断性抗体，*促甲状腺激素受体抑制性抗体　03.078
thyroid-stimulating hormone receptor stimulating antibody　促甲状腺激素受体刺激性抗体　03.077
thyroid-stimulating immunoglobulin　*甲状腺刺激免疫球蛋白　03.077
thyroid tumor　甲状腺肿瘤　03.130
thyronine　甲状腺原氨酸　03.039
thyrotoxic heart disease　甲状腺毒症性心脏病　03.102
thyrotoxic hypokalemic periodic paralysis　甲状腺毒症性低钾血症性周期性瘫痪　03.101
thyrotoxicosis　甲状腺毒症　03.087
thyrotropin　促甲状腺激素　02.070
thyrotropin receptor antibody　促甲状腺激素受体抗体　03.076
thyrotropin receptor mutation　促甲状腺激素受体突变　03.052
thyrotropin-releasing hormone　促甲状腺激素释放激素　02.040
thyrotropin-releasing hormone stimulation test　促甲状腺激素释放激素兴奋试验　03.065
thyrotropin stimulating test　促甲状腺激素兴奋试验　03.064
thyroxine　甲状腺素　03.032
thyroxine-binding globulin　甲状腺素结合球蛋白　03.042
thyroxine-binding prealbumin　*甲状腺素结合前白蛋白　03.043
TIO　肿瘤性骨软化症　04.165
TOAM　甲状腺原氨酸　03.039
total serum calcium　血清总钙　04.024
total thyroidectomy　甲状腺全切除术　03.159
toxic diffuse goiter　毒性弥漫性甲状腺肿　03.097
TPO　甲状腺过氧化物酶　03.045

TPOAb 甲状腺过氧化物酶抗体 03.074
TPP 甲状腺毒症性低钾血症性周期性瘫痪 03.101
TRA 抗酒石酸酸性磷酸酶 04.081
TRAb 促甲状腺激素受体抗体 03.076
transcranial approach 经颅入路 01.133
transcription factor 转录因子 01.071
transcription factor gene mutation 转录因子基因突变 01.125
transforming growth factor-β_3 receptor 转化生长因子-β_3受体 06.035
transient congenital hypothyroidism 先天性一过性甲状腺功能减退症 03.108
transport of testosterone 睾酮转运 06.059
transsphenoidal approach 经蝶鞍入路 01.132
transthyretin 甲状腺激素转运蛋白 03.043
transurethral microwave therapy 经尿道微波治疗 06.125
transurethral needle ablation 经尿道针刺消融术 06.126
transurethral resection of prostate 经尿道前列腺切除术 06.124
TRH 促甲状腺激素释放激素 02.040
triacylglycerol *三酰甘油 09.099
triglyceride 甘油三酯 09.099
triiodothyronine 三碘甲状腺原氨酸 03.034
3, 3′, 5′-triiodothyronine *3, 3′, 5′-三碘甲状腺原氨酸 03.038
3, 5, 3′-triiodothyronine 三碘甲状腺原氨酸 03.034
triiodothyronine hyperthyroidism 三碘甲状腺原氨酸型甲状腺功能亢进症，*T_3型甲状腺功能亢进症，*T_3型甲亢 03.095
triiodothyronine suppression test 三碘甲状腺原氨酸抑制试验，*T_3抑制试验 03.066
trisomy 21 syndrome 21三体综合征 02.121
Trousseau sign 陶瑟征，*低钙束臂征 04.126
true capsule of thyroid gland *甲状腺真被膜 03.003
true diabetic cataract 真性糖尿病性白内障 08.126
TSAb 促甲状腺激素受体刺激性抗体 03.077
TSBAb 促甲状腺激素受体阻断性抗体，*促甲状腺激素受体抑制性抗体 03.078
TSH 促甲状腺激素 02.070
TSH receptor stimulating antibody 促甲状腺激素受体刺激性抗体 03.077
TSI *甲状腺刺激免疫球蛋白 03.077
T_3 suppression test 三碘甲状腺原氨酸抑制试验，*T_3抑制试验 03.066
TTR 甲状腺激素转运蛋白 03.043
tumoral calcinosis 肿瘤样钙化症 04.166
tumor-induced osteomalacia 肿瘤性骨软化症 04.165
tumor lysis syndrome 肿瘤溶解综合征 10.010
tumor of pancreatic islet cell 胰岛细胞瘤 08.104
tumor of testis 睾丸肿瘤 06.080
tunica of thyroid gland 甲状腺被膜 03.002
TURP 经尿道前列腺切除术 06.124
type A insulin resistance A型胰岛素抵抗 08.098
type B insulin resistance B型胰岛素抵抗 08.108
type Ⅰ collagen Ⅰ型胶原 04.053
type 1 diabetes mellitus 1型糖尿病 08.085
type 2 diabetes mellitus 2型糖尿病 08.091
type Ⅲ hyperlipoproteinemia *Ⅲ型高脂蛋白血症 09.137
tyrosine kinase receptor 酪氨酸激酶受体 01.068

U

UCN 尿皮质素，*尾促皮质肽 09.018
ultrashort-loop feedback 超短反馈 01.060
uncommon immune-mediated diabetes mellitus 不常见免疫介导性糖尿病 08.107
undescended testis *睾丸下降不全 06.068
undeveloped ovary 卵巢未发育 06.156
undifferentiated gonad *未分化性腺 06.010
unesterified cholesterol *非酯化胆固醇 09.103
unpaired thyroid venous plexus 甲状腺奇静脉丛 03.017
upper body segment 上部量 02.102
urinary aldosterone 尿醛固酮 05.054
urine free cortisol 尿游离皮质醇 05.050
urine 17-hydroxycorticosteroid 尿17-羟皮质类固醇 05.051
urine 17-ketosteroid 尿17-酮类固醇 05.052
urocortin 尿皮质素，*尾促皮质肽 09.018
urogenital ridge 尿生殖嵴 06.006

V

varicocele　精索静脉曲张　06.098
vasoactive intestinal peptide　血管活性肠肽　08.039
vasoactive intestinal peptide tumor　血管活性肠肽瘤　08.040
vasomotor syndrome　血管舒缩综合征　06.172
vasopressin　*血管升压素，*血管加压素　02.078
VDBP　维生素D结合蛋白　04.013
very low-density lipoprotein　极低密度脂蛋白　09.118
VIP　血管活性肠肽　08.039
viral orchitis　病毒性睾丸炎　06.079
vitamin A deficiency　维生素A缺乏症　10.015
vitamin B_1 deficiency　维生素B_1缺乏症　10.016
vitamin B_2 deficiency　维生素B_2缺乏症　10.017
vitamin B_6 deficiency　维生素B_6缺乏症　10.018
vitamin B_{12} deficiency　维生素B_{12}缺乏症　10.019
vitamin C deficiency　维生素C缺乏症　10.020
vitamin D　维生素D　04.008
vitamin D_2　维生素D_2　04.009
vitamin D_3　维生素D_3　04.010
vitamin D-binding protein　维生素D结合蛋白　04.013
vitamin D deficiency　维生素D缺乏　04.116
vitamin deficiency　维生素缺乏症　10.014
vitamin D excess　维生素D过多　04.117
vitamin D insufficiency　维生素D不足　04.115
vitamin D receptor　维生素D受体　04.014
vitamin D toxicity induced hypercalcemia　维生素D中毒性高钙血症　10.042
vitamin E deficiency　维生素E缺乏症　10.021
vitamin K deficiency　维生素K缺乏症　10.022
von Hippel disease　*冯・希佩尔病　07.028
von Hippel-Lindau syndrome　*冯・希佩尔–林道综合征　07.028

W

water deprivation-vasopressin test　禁水–加压素试验　01.113
water-electrolyte imbalance　水电解质紊乱，*水电解质失调　10.029
water-soluble vitamin　水溶性维生素　10.011
Werner syndrome　*沃纳综合征　07.002
Whipple triad　惠普尔三联征　08.196
white adipose tissue　白色脂肪组织　09.002
Williams syndrome　威廉姆斯综合征　02.123
wingless-type MMTV integration site family member 4　WNT家族成员4　06.032
WNT4　WNT家族成员4　06.032
Wolfram syndrome　沃尔弗拉姆综合征　02.190

X

xanthomatosis hypophysitis　黄瘤病性垂体炎　02.147
XLH　X染色体连锁低血磷性佝偻病　04.121
X-linked hypophosphatemic rickets　X染色体连锁低血磷性佝偻病　04.121
X-linked recessive hypoparathyroidism　X连锁隐性遗传甲状旁腺功能减退症　04.104

Y

yellow adipose tissue　*黄色脂肪组织　09.002
yolk sac tumor of testis　睾丸卵黄囊瘤　06.087
young non-insulin-dependent diabetes mellitus　*年轻的非胰岛素依赖型糖尿病　08.094

Z

zinc transporter 8 antibody　锌转运体8抗体　08.077
ZnT8A　锌转运体8抗体　08.077

汉 英 索 引

A

阿尔斯特伦综合征　Alstrom syndrome　09.067
阿黑皮素原　proopiomelanocortin，POMC　01.035
阿黑皮素原缺乏症　proopiomelanocortin deficiency，POMC deficiency　09.070
*矮妖精貌综合征　leprechaunism　08.099
*艾迪生病　Addison disease　05.091
*氨基酸代谢异常　abnormal metabolism of amino acid　10.004
氨基酸代谢障碍　amino acid metabolic disorder　10.004
氨基酸衍生物激素　amino acid derivative hormone　01.024
鞍膈　diaphragma sellae　02.009
鞍区错构瘤　sellar hamartoma　02.196
鞍区动脉瘤　sellar aneurysm　02.197
鞍区脊索瘤　sellar chordoma　02.198
鞍区结核　sellar tuberculosis　02.193
鞍区结节　sellar nodule　02.194
鞍区脓肿　sellar abscess　02.195
鞍区神经胶质瘤　sellar glioma　02.199
鞍区转移瘤　sellar metastatic tumor　02.200
胺类激素　amine hormone　01.025
*奥尔德斯–舍恩伯格病　Alders-Schönberg disease　04.153

B

巴尔得–别德尔综合征　Bardet-Biedl syndrome　09.064
巴特综合征5型　Bartter syndrome type 5　04.108
靶器官　target organ　01.051
靶细胞　target cell　01.053
靶腺　target gland　01.052
白色脂肪组织　white adipose tissue　09.002
伴发育迟缓肥胖相关遗传综合征　obesity associated genetic syndrome with developmental delay　09.062
胞内分泌　intracrine　01.039
胞外核苷酸焦磷酸酶1　ectonucleotide pyrophosphatase 1，ENPP1　04.021
*胞外核苷酸磷酸二酯酶1　extracellular nucleotide phosphodiesterase 1　04.021
*豹皮综合征　leopard syndrome　06.078
暴发性1型糖尿病　fulminant type 1 diabetes mellitus　08.090
暴露性角膜炎　exposure keratitis　03.104
*暴食　binge eating　09.086
暴食症　binge eating disorder，BED　09.086
*暴饮暴食障碍　binge eating disorder，BED　09.086
*暴饮暴食症　binge eating disorder，BED　09.086
闭经　amenorrhea　06.159
闭经–溢乳综合征　amenorrhea-galactorrhea syndrome　02.155
*变形性骨炎　osteitis deformans　04.142
表观盐皮质激素过多综合征　apparent mineralocorticoid excess syndrome，AME　05.068
病毒性睾丸炎　viral orchitis　06.079
*病理性钙化　pathological calcification　04.162
病理性高催乳素血症　pathologic hyperprolactinemia　02.151
病因不明的原发性高脂血症　primary hyperlipidemia of unknown etiology　09.133
卟啉病　porphyria　10.028
哺乳　lactation　06.217
不伴发育迟缓肥胖相关遗传综合征　obesity associated genetic syndrome without developmental delay　09.063

不伴十二指肠转位胆胰转流术 biliopancreatic diversion without duodenal switch 09.080
不常见免疫介导性糖尿病 uncommon immune-mediated diabetes mellitus 08.107
不育症 infertility 06.097
不孕症 infertility 06.179
*布卢姆综合征 Bloom syndrome 02.124
部分性中枢性尿崩症 partial central diabetes insipidus 02.186

C

餐后2小时血糖 2-hour postprandial plasma glucose, 2h PPG 08.065
*糙皮症 pellagra 10.023
叉头转录因子2 forkhead transcription factor 2, forkhead box L2, FOXL2 06.033
产后甲状腺炎 postpartum thyroiditis, PPT 03.127
产后自身免疫性垂体炎 postpartum autoimmune hypophysitis 02.145
长反馈 long-loop feedback 01.058
长形精子细胞 elongated spermatid 06.054
肠促胰素 incretin 08.042
常染色体显性低血磷性佝偻病 autosomal dominant hypophosphatemic rickets, ADHR 04.119
常染色体显性遗传性低钙血症1型 autosomal dominant hypocalcemia type 1 04.124
常染色体隐性低血磷性佝偻病 autosomal recessive hypophosphatemic rickets, ARHR 04.120
超短反馈 ultrashort-loop feedback 01.060
成骨不全 osteogenesis imperfect 04.113
成骨细胞 osteoblast 04.047
成年终身高 final adult height, FAH 02.107
*成人晚发自身免疫性糖尿病 latent autoimmune diabetes mellitus in adult, LADA 08.088
成人隐匿性自身免疫性糖尿病 latent autoimmune diabetes mellitus in adult, LADA 08.088
成纤维细胞生长因子 fibroblast growth factor, FGF 04.016
成纤维细胞生长因子23 fibroblast growth factor-23, FGF-23 04.017
成纤维细胞生长因子23相关综合征 fibroblast growth factor 23-associated syndrome 04.122
持续皮下胰岛素输注 continuous subcutaneous insulin infusion 08.178
持续葡萄糖监测 continuous glucose monitoring 08.175
出生后生长 postnatal growth 02.098
初级骨化中心 primary ossification center 04.043
初级精母细胞 primary spermatocyte 06.051
初级髓性索 primary medullary sex cord 06.009
*初级性索 primary sex cord 06.009
垂体 pituitary 02.011
垂体柄 pituitary stalk 02.025
垂体柄效应 pituitary stalk effect 02.166
垂体柄阻断综合征 pituitary stalk interruption syndrome 02.165
垂体卒中 pituitary apoplexy 02.163
垂体大腺瘤 pituitary macroadenoma 02.169
垂体功能减退症 hypopituitarism 02.156
*垂体后叶 posterior pituitary 02.020
*垂体后叶激素 posterior pituitary hormone, hypophysin 02.061
垂体激素 pituitary hormone 02.059
垂体瘤 pituitary tumor 02.167
垂体门脉系统 hypothyseal portal system 02.026
*垂体前叶 anterior pituitary 02.012
*垂体前叶激素 anterior pituitary hormone, APH 02.060
垂体生长激素瘤 pituitary growth hormone tumor 02.125
垂体危象 pituitary crisis 02.162
垂体微腺瘤 pituitary microadenoma 02.168
垂体窝 hypophyseal fossa 02.008
垂体[腺]癌 pituitary carcinoma 02.173
垂体腺苷酸环化酶激活肽 pituitary adenylate cyclase activating peptide, PACAP 09.020
*垂体腺瘤 pituitary adenoma 02.167
*垂体兴奋试验 pituitary stimulating test 01.110
垂体性闭经 pituitary amenorrhea 06.164
垂体性甲状腺激素抵抗综合征 pituitary thyroid hormone resistance syndrome 03.060
垂体性肾上腺皮质功能减退症 pituitary adrenocorti-

cal hypofunction　05.097
*垂体性侏儒症　pituitary dwarfism　02.111
垂体炎　hypophysitis　02.142
垂体遗传性疾病　hereditary pituitary disease　02.141
垂体增生　pituitary hyperplasia　02.140
雌二醇　estradiol　06.143
雌激素　estrogen　06.142
*雌激素补充治疗　estrogen replacement therapy　06.189
雌激素替代治疗　estrogen replacement therapy　06.189
雌激素依赖性疾病　estrogen-dependent disease　06.185
雌三醇　estriol　06.145
雌酮　estrone　06.144
*雌孕激素补充治疗　estrogen and progesterone replacement therapy　06.190
雌孕激素替代治疗　estrogen and progesterone replacement therapy　06.190
次级骨化中心　secondary ossification center　04.044
次级精母细胞　secondary spermatocyte　06.052
次昼夜节律　secondary circadian rhythm　01.044
刺鼠相关肽　agouti-related peptide，AgRP　09.022
α-促黑素细胞激素　α-melanocyte-stimulating hormone，α-MSH　02.071
促黑素细胞激素释放抑制因子　melanocyte-stimulating hormone release inhibiting factor　02.051
促黑素细胞激素释放因子　melanocyte-stimulating hormone releasing factor　02.046
*促黄体素　luteinizing hormone，LH　02.063
促甲状腺激素　thyrotropin，thyroid-stimulating hormone，TSH　02.070
促甲状腺激素释放激素　thyrotropin-releasing hormone，TRH　02.040
促甲状腺激素释放激素兴奋试验　thyrotropin-releasing hormone stimulation test　03.065
促甲状腺激素受体刺激性抗体　thyroid-stimulating hormone receptor stimulating antibody，TSH receptor stimulating antibody，TSAb　03.077
促甲状腺激素受体抗体　thyrotropin receptor antibody，TRAb　03.076
促甲状腺激素受体突变　thyrotropin receptor mutation　03.052
*促甲状腺激素受体抑制性抗体　thyroid-stimulating hormone receptor blocking antibody，TSBAb　03.078
促甲状腺激素受体阻断性抗体　thyroid-stimulating hormone receptor blocking antibody，TSBAb　03.078
促甲状腺激素兴奋试验　thyrotropin stimulating test　03.064
*促卵泡激素　follicle-stimulating hormone，FSH　02.065
促肾上腺皮质激素　corticotropin，adrenocorticotropin，adrenocorticotropic hormone，ACTH　02.069
促肾上腺皮质激素非依赖性库欣综合征　adrenocorticotropin-independent Cushing syndrome　05.081
促肾上腺皮质激素非依赖性双侧肾上腺大结节样增生　adrenocorticotropic hormone-independent bilateral macronodular adrenal hyperplasia，AIMAH　05.083
促肾上腺皮质激素释放激素　corticotropin releasing hormone，CRH　02.044
促肾上腺皮质激素释放激素兴奋试验　corticotropin releasing hormone stimulation test　05.056
促肾上腺皮质激素兴奋试验　adrenocorticotropic hormone stimulation test　05.055
促肾上腺皮质激素依赖性库欣综合征　adrenocorticotropin-dependent Cushing syndrome　05.074
*促生长素　growth hormone，GH　02.073
促食欲素　orexin　09.015
促性腺激素　gonadotropic hormone，GTH　02.062
促性腺激素释放激素　gonadotropin-releasing hormone，GnRH　02.041
促性腺激素释放激素类似物　gonadotropin-releasing hormone analogue，GnRH analogue　06.119
促性腺激素释放激素脉冲频率　gonadotropin-releasing hormone pulse frequency　02.042
促性腺激素释放激素受体　gonadotropin-releasing hormone receptor，GnRH receptor　02.043
促性腺激素释放激素兴奋试验　gonadotropin-releasing hormone stimulation test，GnRH stimulation test　01.110
促性腺激素治疗　gonadotropin therapy　06.120
*促胰酶素　pancreozymin　09.025
促脂解素　lipotropin, lipotropic hormone，LPH　02.072
*促脂素　lipotropin, lipotropic hormone，LPH　02.072
催产素　oxytocin　02.080
催乳素　prolactin，PRL　02.067
催乳素瘤　prolactinoma　02.171
催乳素释放激素　prolactin releasing hormone，PRH，prolactoliberin　02.045
*催乳素释放肽　prolactin releasing peptide　02.045
催乳素释放抑制激素　prolactin release-inhibiting

hormone，PIH　02.052
*催乳素释放抑制因子　prolactin release-inhibiting factor，PIF，PRIF　02.052
*催乳素释放因子　prolactin releasing factor，PRF　02.045
催乳素受体　prolactin receptor，PRLR　02.068
催乳素细胞癌　prolactin-secreting carcinoma　02.172
*脆骨病　osteopsathyrosis　04.113
脆性骨折　fragility fracture　04.177

D

*大理石骨病　marble bone disease　04.153
大于胎龄儿　large for gestational age infant　02.097
*呆小病　cretinism　03.156
代谢　metabolism　01.019
*代谢病　metabolic disease　01.097
代谢病学　metabolism　01.013
*代谢失调　metabolic disorder，metabolic disturbance　01.088
代谢紊乱　metabolic disorder，metabolic disturbance　01.088
代谢性骨病　metabolic bone disease　01.098
代谢性骨病学　metabolic osteology　01.014
代谢性疾病　metabolic disease　01.097
代谢性碱中毒　metabolic alkalosis　10.060
代谢性酸中毒　metabolic acidosis　10.058
*代谢异常　metabolic disorder，metabolic disturbance　01.088
*代谢障碍　metabolic disorder，metabolic disturbance　01.088
代谢综合征　metabolic syndrome　08.083
单纯性肥胖　simple obesity　09.051
单纯性甲状腺肿　simple goiter　03.082
单基因糖尿病　monogenic diabetes mellitus　08.093
单基因突变分析　monogenic mutation analysis　01.121
*胆钙化醇　cholecalciferol　04.010
胆固醇　cholesterol　09.100
胆固醇侧链裂解酶　cholesterol side-chain cleavage enzyme　05.029
胆固醇侧链裂解酶缺乏症　cholesterol side-chain cleavage enzyme deficiency　05.119
胆固醇酯　cholesterol ester　09.104
胆固醇酯转运蛋白　cholesterol ester transfer protein，CETP　09.105
胆囊收缩素　cholecystokinin，CCK　09.025
*胆胰分流术　biliopancreatic diversion，BPD　09.079
*胆胰分流与十二指肠切换术　biliopancreatic diversion with duodenal switch，BPD-DS　09.081
胆胰转流十二指肠转位术　biliopancreatic diversion with duodenal switch，BPD-DS　09.081
胆胰转流术　biliopancreatic diversion，BPD　09.079
*淡漠型甲亢　apathetic hyperthyroidism　03.094
淡漠型甲状腺功能亢进症　apathetic hyperthyroidism　03.094
蛋白酪氨酸磷酸酶抗体　protein tyrosine phosphatase antibody，IA-2A　08.076
G蛋白耦联受体　guanine nucleotide-binding protein coupled receptor　01.067
蛋白质代谢异常　abnormal metabolism of protein　10.001
蛋白质类激素　protein hormone　01.027
蛋白质–能量营养不良　protein-energy malnutrition，PEM　10.002
地方性甲状腺肿　endemic goiter　03.083
*地塞米松可抑制性醛固酮增多症　dexamethasone-suppressible hyperaldosteronism，DSH　05.067
地塞米松抑制试验　dexamethasone suppression test　05.058
低比重尿　low specific gravity urine　02.178
低促性腺激素性性腺功能减退症　hypogonadotropic hypogonadism　06.102
*低促性腺素性功能减退症　hypogonadotropic hypogonadism　06.102
*低钙束臂征　Trousseau sign　04.126
低钙血症　hypocalcemia　10.038
低钙应激　hypocalcemic stress　04.027
*低肌张力–低智力–性腺发育低下–肥胖综合征　hypotonia-mental retardation-gonadal retardation-obesity syndrome　02.133
低钾血症　hypokalemia　10.032
低磷血症　hypophosphatemia　10.045

低镁血症　hypomagnesemia　10.053
低密度脂蛋白　low-density lipoprotein　09.120
低密度脂蛋白胆固醇　low-density lipoprotein cholesterol，LDL-C　09.102
低钠血症　hyponatremia　10.030
低尿钾排泄性低钾血症　hypokalemia with low urine potassium excretion　10.033
低渗尿　hypotonic urine, hyposthenuria　02.179
低渗性多尿　hypotonic polyuria　02.180
低血糖脑病　hypoglycemic encephalopathy　08.197
低血糖性神经病变　hypoglycemic neuropathy　08.198
低血糖症　hypoglycemia　08.187
*迪格奥尔格综合征　DiGeorge syndrome, DGS　04.105
抵抗素　resistin　09.009
第二时相胰岛素分泌　second-phase insulin secretion　08.027
第二信使　second messenger　01.083
第二性征　secondary sex characteristic　06.016
第一时相胰岛素分泌　first-phase insulin secretion　08.026
第一信使　first messenger　01.082
碘化–耦联障碍　iodination and coupling disorder　03.050
碘化物转运蛋白　iodide transport protein　03.072
3-碘甲状腺原氨酸　3-iodothyronamine，3-T1AM　03.040
碘缺乏病　iodine deficiency disorder，IDD　03.155
碘有机化障碍　iodine organification disorder，iodine organification defect　03.051
碘致甲状腺功能亢进症　iodine-induced hyperthyroidism，IIH　03.096
碘转运障碍　iodine transport disorder　03.049
蝶鞍　sella turcica　02.007
顶板反应蛋白　roof plate-specific spondin，R-spondin　06.038
*定量CT　quantitative computed tomography，QCT　04.188
定量超声　quantitative ultrasound，QUS　04.190
定量计算机体层成像　quantitative computed tomography，QCT　04.188
动脉粥样硬化　atherosclerosis　09.142
毒性弥漫性甲状腺肿　toxic diffuse goiter　03.097
短反馈　short-loop feedback　01.059
多巴胺　dopamine，DA　02.053
多巴胺受体激动剂　dopamine receptor agonist　01.128
多发性黑痣综合征　multiple lentigines syndrome　06.078
多发性内分泌腺瘤病　multiple endocrine neoplasia，MEN　07.001
多发性内分泌腺瘤病1型　multiple endocrine neoplasia type 1，MEN-1　07.002
多发性内分泌腺瘤病2A型　multiple endocrine neoplasia type 2A，MEN-2A　07.003
多发性内分泌腺瘤病3型　multiple endocrine neoplasia type 3，MEN-3　07.004
*多发性内分泌腺瘤病2B型　multiple endocrine neoplasia type 2B，MEN-2B　07.004
多发性内分泌腺瘤病4型　multiple endocrine neoplasia type 4，MEN-4　07.005
*多发性内分泌肿瘤　multiple endocrine neoplasia，MEN　07.001
多发性黏膜神经瘤　multiple mucosal neuroma，MMN　07.008
多发性神经病–器官肿大–内分泌病变–M蛋白–皮肤改变综合征　polyneuropathy-organomegaly-endocrinopathy-M-protein-skin change syndrome，POEMS syndrome　11.009
*多发性血管网状细胞瘤综合征　multiple angioreticuloma syndrome　07.028
多结节性甲状腺肿　multinodular goiter　03.086
多毛症　hypertrichosis　06.184
多囊卵巢　polycystic ovary　06.169
多囊卵巢综合征　polycystic ovary syndrome，PCOS　06.170
多尿　polyuria　02.175
多诺霍综合征　Donohue syndrome　08.099
多腺体自身免疫缺陷　autoimmune polyglandular deficiency　07.014
多腺体自身免疫性萎缩　polyglandular autoimmune atrophy　07.015
多饮　polydipsia　02.177

E

恶病质　cachexia　09.095
恶性肿瘤体液性高钙血症　humoral hypercalcemia of malignancy，HHM　04.129
恶性肿瘤相关性高钙血症　malignancy-associated hypercalcemia，MAHC　04.128
*恶液质　dyscrasia　09.095
*恩格尔曼病　Engelman disease　04.157
儿茶酚胺　catecholamine　05.017
儿茶酚胺性心肌病　catecholamine-induced cardiomyopathy　11.004
儿童肥胖　childhood obesity　09.057
耳后淋巴结　retroauricular lymph node　03.022
二碘酪氨酸　diiodotyrosine，DIT　03.036
*二氢睾酮　dihydrotestosterone，DHT　06.065
二肽基肽酶-4　dipeptidyl peptidase-4，DPP-4　08.045

F

烦渴　polydipsia　02.176
反馈　feedback　01.055
反式三碘甲状腺原氨酸　reverse triiodothyronine，rT_3　03.038
反向内分泌学　reverse endocrinology　01.004
反应性低血糖症　reactive hypoglycemia　08.188
芳香化酶　aromatase　05.038
芳香化酶过多综合征　aromatase excess syndrome　06.075
*放疗　radiotherapy　01.135
放射后垂体功能减退症　post radiation hypopituitarism　02.159
*放射免疫测定　radioimmunoassay，RIA　01.117
放射免疫分析　radioimmunoassay，RIA　01.117
放射性核素甲状腺显像　radionuclide thyroid imaging　03.068
放射性急性甲状腺炎　radiation-induced acute thyroiditis　03.125
放射治疗　radiotherapy　01.135
非动脉炎性前部缺血性视神经病变　nonarteritic anterior ischemic optic neuropathy，NAION　08.128
*非毒性甲状腺肿　nontoxic goiter　03.082
*非甲状腺病态综合征　non-thyroid illness syndrome，NTIS　03.129
非胰岛细胞瘤性低血糖症　non-islet cell tumor hypoglycemia　11.018
非运动活动产热　nonexercise activity thermogenesis，NEAT　09.043
*非增生型糖尿病视网膜病变　nonproliferative diabetic retinopathy，NPDR　08.120
非增殖性糖尿病视网膜病变　nonproliferative diabetic retinopathy，NPDR　08.120
*非酯化胆固醇　unesterified cholesterol　09.103
肥胖相关疾病　obesity-related disease，obesity-related comorbidity　09.060
肥胖相关遗传综合征　genetic syndrome associated with obesity　09.061
肥胖[症]　obesity　09.050
*分拣受体　sorting receptor　01.078
*分拣信号　sorting signal　01.077
分解代谢　catabolism　01.021
分娩　delivery　06.216
分选受体　sorting receptor　01.078
分选信号　sorting signal　01.077
分子内分泌学　molecular endocrinology　01.003
*冯・希佩尔病　von Hippel disease　07.028
*冯・希佩尔–林道综合征　von Hippel-Lindau syndrome　07.028
佛斯特征　Chvostek sign　04.125
*辅助生育技术　assisted reproductive technology，ART　06.123
辅助生殖技术　assisted reproductive technology，ART　06.123
负反馈　negative feedback　01.057
负荷试验　load test　01.112
*副神经节瘤　paraganglioma　05.103
*副性征　secondary sex characteristic　06.016
腹腔镜可调节胃绑带术　laparoscopic adjustable gastric banding，LAGB　09.078
腹腔镜鲁氏Y形胃旁路术　laparoscopic Roux-en-Y

gastric bypass，LRYGB　09.074
*腹腔镜胃旁路术　laparoscopic gastric bypass　09.074
腹腔镜袖状胃切除术　laparoscopic sleeve gastrectomy　09.076
腹型肥胖　abdominal obesity　09.055

G

钙化防御　calciphylaxis　04.138
*钙化性尿毒症性小动脉病　calcific uremic arteriolopathy，CUA　04.138
钙通道　calcium channel　04.026
钙稳态　calcium homeostasis　04.032
钙稳态调节　regulation of calcium homeostasis　04.033
甘油三酯　triglyceride　09.099
肝源性低血糖症　hepatogenous hypoglycemia　08.195
感染致糖尿病　infection-induced diabetes mellitus　08.106
干骺端　metaphysis　04.061
干骺端软骨发育不良　metaphyseal chondrodysplasia　04.112
高促性腺激素性性腺功能减退症　hypergonadotropic hypogonadism　06.101
*高促性腺素性功能减退症　hypergonadotropic hypogonadism　06.101
高催乳素血症　hyperprolactinemia　02.149
高钙危象　hypercalcemic crisis　04.131
高钙血症　hypercalcemia　10.039
高骨量　high bone mass　04.152
高钾血症　hyperkalemia　10.036
高磷血症　hyperphosphatemia　10.049
高镁血症　hypermagnesemia　10.055
高密度脂蛋白　high-density lipoprotein　09.121
高密度脂蛋白胆固醇　high-density lipoprotein cholesterol，HDL-C　09.101
高钠血症　hypernatremia　10.031
高尿钾排泄性低钾血症　hypokalemia with high urine potassium excretion　10.034
高尿酸血症　hyperuricemia　10.008
高渗性高血糖状态　hyperosmolar hyperglycemic state，HHS　08.115
高同型半胱氨酸血症　hyperhomocysteinemia　10.005
高雄激素血症　hyperandrogenism　06.180
高雄激素血症皮肤表现　cutaneous manifestation of hyperandrogenism　06.183
*高血糖皮肤病综合征　hyperglycemic skin disease syndrome　08.036
高胰岛素血症　hyperinsulinism　08.103
高脂血症　hyperlipidemia　09.128
睾酮　testosterone　06.056
睾酮测定　measurement of testosterone　06.114
睾酮代谢　metabolism of testosterone　06.060
*睾酮疗法　testosterone therapy　06.121
睾酮缺乏症　testosterone deficiency　06.107
睾酮生物合成　biosynthesis of testosterone　06.057
睾酮生物合成酶　enzyme of testosterone biosynthesis　06.058
睾酮效应　effect of testosterone　06.061
睾酮治疗　testosterone therapy　06.121
睾酮转运　transport of testosterone　06.059
睾丸　testis　06.039
睾丸发育不全综合征　testicular dysgenesis syndrome　06.067
睾丸固定术　orchidopexy　06.122
睾丸畸胎瘤　testicular teratoma　06.084
睾丸间质　interstitial tissue of testis　06.040
睾丸间质细胞　interstitial cell of testis，Leydig cell　06.041
睾丸间质细胞瘤　Leydig cell tumor　06.088
睾丸决定因子　testis-determining factor，TDF　06.013
睾丸颗粒细胞瘤　granulosa cell tumor of testis　06.090
睾丸卵黄囊瘤　yolk sac tumor of testis，testicular yolk sac tumor　06.087
睾丸胚胎癌　embryonal carcinoma of testis，testicular embryonal carcinoma　06.086
睾丸绒毛膜癌　testicular choriocarcinoma　06.085
睾丸生殖细胞肿瘤　testicular germ cell tumor　06.081
*睾丸下降不全　undescended testis　06.068
[睾丸]支持细胞　Sertoli cell　06.045
睾丸支持细胞瘤　Sertoli cell tumor　06.089

睾丸肿瘤　testicular tumor，tumor of testis　06.080
*格雷夫斯病　Graves disease，GD　03.097
*格雷夫斯眼病　Graves ophthalmopathy，GO　03.098
梗阻性无精子症　obstructive azoospermia　06.095
*更年期　climacteric period　06.154
功能性下丘脑性闭经　functional hypothalamic amenorrhea，FHA　06.163
*宫内发育迟缓　intrauterine growth retardation，IUGR　02.095
宫内生长　intrauterine growth　02.094
宫内生长迟缓　intrauterine growth retardation，IUGR　02.095
佝偻病　rickets　04.114
孤核受体　orphan nuclear receptor　01.073
谷氨酸脱羧酶抗体　glutamic acid decarboxylase antibody，GAD-Ab　08.075
骨斑点症　osteopoikilosis　04.167
骨保护素　osteoprotegerin，OPG　04.075
骨保护素缺乏症　osteoprotegerin deficiency　04.141
骨重建　bone reconstruction　04.066
骨重建单元　bone remodeling unit　04.067
*骨重建生化标志物　biochemical marker of bone remodeling　04.068
骨代谢　bone metabolism　04.038
*骨代谢标志物　bone metabolic marker，BMM　04.068
*骨钙蛋白　bone gamma carboxyglutamate protein，bone Gla-protein，BGP　04.070
骨钙素　osteocalcin　04.070
骨干　diaphysis　04.059
骨骼发育　bone development　04.040
*骨骼矿物质密度　bone mineral density，BMD　04.182
骨骺　epiphysis　04.060
*骨化二醇　calcidiol　04.011
*骨化三醇　ossification triol　04.012
骨基质　bone matrix　04.052
骨矿物质含量　bone mineral content，BMC　04.181
骨矿盐代谢　bone mineral metabolism，bone mineral salt metabolism　04.037
骨量　bone mass　04.180
骨量测定方法　bone mass measurement　04.186
骨量减少　osteopenia　04.185
骨龄　bone age　02.105
骨领　bone collar　04.054
骨密度　bone density　04.182
骨密质　compact bone　04.056
骨膜　periosteum　04.045
骨皮质　cortical bone　04.055
骨强度　bone strength　04.183
骨软骨发育不良　osteochondrodysplasias　02.118
骨软化症　osteomalacia　04.164
骨松质　spongy bone，cancellous bone　04.057
骨髓间充质干细胞　bone marrow mesenchymal stem cell，BMMSC　04.046
*骨γ-羧基谷氨酸蛋白　bone gamma carboxyglutamate protein，bone Gla-protein，BGP　04.070
*骨外骨化　extraskeletal ossification，extrabonic ossification　04.159
骨吸收　bone resorption　04.063
*骨吸收标志物　bone resorption marker　04.076
骨吸收生化标志物　biochemical marker of bone resorption　04.076
骨细胞　osteocyte　04.049
骨小梁　bone trabecular　04.058
*骨形成标志物　bone formation marker　04.069
*骨形成蛋白　bone morphogenetic protein，BMP　04.015
骨形成生化标志物　biochemical marker of bone formation　04.069
骨形态发生蛋白　bone morphogenetic protein，BMP　04.015
*骨形态生成蛋白　bone morphogenetic protein，BMP　04.015
骨硬化症　osteopetrosis　04.153
骨折风险评估工具评分　score of fracture risk assessment tool，score of FRAX　04.179
骨质量　bone quality　04.184
*骨质疏松性骨折　osteoporotic fracture　04.177
骨质疏松症　osteoporosis　04.170
骨转换　bone turnover　04.039
骨转换标志物　bone turnover marker，BTM　04.068
*骨转换生化标志物　biochemical marker of bone turnover　04.068
过度补偿　overcompensation　09.089
过氯酸盐释放试验　perchlorate discharge test　03.067
过氧化物酶体增殖物激活受体　peroxisome-proliferator-activated receptor，PPAR　09.029

H

合成代谢　anabolism　01.020
*核黄素-5-磷酸　riboflavin-5-phosphoric acid　05.033
*核黄素缺乏症　riboflavin deficiency　10.017
核受体　nuclear receptor　01.070
核受体基因突变　nuclear receptor gene mutation　01.126
*褐色脂肪组织　brown adipose tissue，brown fat tissue　09.003
黑棘皮病　acanthosis nigricans　08.170
黑棘皮–多毛–胰岛素抵抗综合征　Rabson-Mendenhall syndrome　08.100
黑皮质素4受体缺乏症　melanocortin 4 receptor deficiency　09.072
*黑色素聚集激素　melanin-concentrating hormone，MCH　09.023
黑色素浓集激素　melanin-concentrating hormone，MCH　09.023
后肠区类癌　hindgut carcinoid　07.033
厚皮性骨膜病　pachydermoperiostosis　04.169
呼吸内分泌学　respiratory endocrinology　01.008
呼吸性碱中毒　respiratory alkalosis　10.061
呼吸性酸中毒　respiratory acidosis　10.059
*护骨素　osteoprotegerin，OPG　04.075
*护骨素缺乏症　osteoprotegerin deficiency　04.141
*护骨因子　osteoprotegerin，OPG　04.075
化学发光酶免疫分析　chemiluminescence enzyme immunoassay　01.118
*坏血病　scurvy　10.020
5α-还原酶缺乏症　5α-reductase deficiency　06.074
黄瘤病性垂体炎　xanthomatosis hypophysitis　02.147
*黄色脂肪组织　yellow adipose tissue　09.002
黄素单核苷酸　flavin mononucleotide，FMN　05.033
黄素腺嘌呤二核苷酸　flavin adenine dinucleotide，FAD　05.032
黄体　corpus luteum　06.139
黄体化　luteinization　06.177
黄体瘤　luteoma　06.175
黄体生成素　luteinizing hormone，LH　02.063
黄体生成素受体　luteinizing hormone receptor，LHR　02.064
*黄体酮　progesterone　06.147
*灰结节错构瘤　hamartoma of tuber cinereum　02.136
惠普尔三联征　Whipple triad　08.196
*混合型酸碱平衡失常　mixed acid-base disturbance，mixed acid-base imbalance　10.057
混合型酸碱平衡紊乱　mixed acid-base disturbance，mixed acid-base imbalance　10.057
混合型糖尿病足　mixed type diabetic foot　08.164
混合型性索间质肿瘤　mixed sex cord-stromal tumor　06.091
*混合型营养不良　mixed marasmus and visceral malnutrition，marasmic kwashiorkor　10.002
混合性神经内分泌–非神经内分泌肿瘤　mixed neuroendocrine-nonneuroendocrine neoplasm　07.019
*活动代谢消耗　active metabolic expenditure，AME　09.041
活化性促甲状腺激素受体突变　activating thyrotropin receptor mutation　03.054
钬激光前列腺剜除术　holmium laser resection of prostate　06.127
霍夫曼综合征　Hoffmann syndrome　03.113

J

*肌张力低下–智力障碍–性腺发育滞后–肥胖综合征　hypotonia-mental retardation-gonadal retardation-obesity syndrome　02.133
基础代谢　basal metabolism　09.037
基础代谢率　basal metabolic rate，BMR　09.038
*基础能量消耗　basal energy expenditure，BEE　09.037
**SRY*基因　*SRY* gene　06.012
基因检测　gene test　01.119
*PDS*基因突变　pendrin gene mutation，*PDS* gene mutation　03.056
基因治疗　gene therapy　01.136
*畸形性骨炎　osteitis deformans　04.142

*激发试验　stimulation test　01.100
激活素　activin　06.025
激活素A　activin A　06.026
激活素AB　activin AB　06.027
激活素B　activin B　06.028
激素　hormone　01.023
激素半衰期　hormone half-life　01.050
*激素补充治疗　hormone replacement therapy，HRT　01.127
*激素不敏感综合征　hormone insensitivity syndrome　01.095
激素测定　hormone test　01.114
激素抵抗综合征　hormone resistance syndrome　01.095
*激素反应元件　hormone response element，HRE　01.072
激素基因突变　hormone gene mutation　01.122
激素降解　hormone degradation　01.049
激素拮抗作用　antagonism of hormone　01.063
激素生成过多　excessive hormone production　01.092
激素生成减少　reduced hormone production　01.093
激素受体复合物　hormone receptor complex　01.075
*激素替代疗法　hormone replacement therapy，HRT　01.127
激素替代治疗　hormone replacement therapy，HRT　01.127
激素调节　hormone regulation　01.054
激素相互作用　interaction of hormone　01.061
激素协同作用　synergism of hormone　01.062
激素应答元件　hormone response element，HRE　01.072
激素原　prohormone　01.032
激素原转化酶　prohormone convertase　01.034
激素原转化酶1缺乏症　prohormone convertase I deficiency　09.071
激素允许作用　permissive action of hormone　01.064
激素转运　hormone transportation　01.048
*吉特尔曼综合征　Gitelman syndrome　10.054
级联反应　cascade reaction　01.085
极低密度脂蛋白　very low-density lipoprotein　09.118
急性低磷血症　acute hypophosphatemia　10.047
急性高磷血症　acute hyperphosphatemia　10.050
*急性化脓性甲状腺炎　acute suppurative thyroiditis　03.117
急性甲状腺炎　acute thyroiditis　03.117
急性类固醇反应　acute steroidogenic response　05.122
急性磷酸盐性肾病　acute phosphate nephropathy，APHN　10.051
急性肾上腺皮质功能减退症　acute adrenocortical insufficiency　05.093
继发性闭经　secondary amenorrhea　06.161
继发性肥胖　secondary obesity　09.053
继发性高脂血症　secondary hyperlipidemia　09.130
继发性骨质疏松症　secondary osteoporosis　04.175
*继发性甲旁亢　secondary hyperparathyroidism，SHPT　04.084
继发性甲状旁腺功能亢进症　secondary hyperparathyroidism，SHPT　04.084
继发性甲状腺功能减退症　secondary hypothyroidism　03.110
继发性醛固酮增多症　secondary hyperaldosteronism，secondary aldosteronism　05.063
继发性肾上腺皮质功能减退症　secondary adrenal insufficiency　05.092
*继发性性腺功能减退症　secondary hypogonadism　06.102
继发性雄激素抵抗综合征　secondary androgen resistance syndrome　06.109
继发性隐睾　secondary cryptorchidism　06.070
*寂静性垂体腺瘤　silent pituitary adenoma　02.170
*寂静性甲状腺炎　silent thyroiditis　03.122
WNT家族成员4　wingless-type MMTV integration site family member 4，WNT4　06.032
家族性低钾低镁血症　familial hypokalemic hypomagnesemia　10.054
家族性低钾血症性周期性瘫痪　familial hypokalemia periodic paralysis　10.035
家族性低尿钙性高钙血症　familial hypocalciuric hypercalcemia，FHH　04.127
家族性低血磷性佝偻病　familial hypophosphatemic rickets　04.118
家族性高胆固醇血症　familial hypercholesterolemia　09.134
家族性高甘油三酯血症　amilial hypertriglyceridemia　09.135
家族性高脂血症　familial hyperlipidemia　09.131
家族性混合型高脂血症　familial mixed hyperlipidemia　09.132
家族性甲状旁腺功能减退症　familial hypoparathyroidism　04.101

*家族性扩张性溶骨症　familial expansile osteolysis, FEO　04.144
*家族性良性高钙血症　familial benign hypercalcemia, FBH　04.127
家族性膨胀性溶骨症　familial expansile osteolysis, FEO　04.144
家族性醛固酮增多症　familial hyperaldosteronism, FH　05.066
家族性身材矮小症　familial short stature　02.109
家族性糖皮质激素缺乏症　familial glucocorticoid deficiency　05.089
家族性异常β脂蛋白血症　familial dysbetalipoproteinemia　09.137
家族性载脂蛋白B缺乏症　familial apolipoprotein B deficiency　09.140
家族性载脂蛋白CII缺乏症　familial apolipoprotein C Ⅱ deficiency　09.141
家族性脂蛋白脂酶缺乏症　familial lipoprotein lipase deficiency　09.139
甲吡酮试验　metyrapone test　05.057
*甲减　hypothyroidism　03.105
*甲亢　hyperthyroidism　03.089
*甲亢危象　hyperthyroidism crisis　03.088
甲亢性肌病　hyperthyroid myopathy　03.100
*甲旁减　hypoparathyroidism　04.091
*甲旁亢　hyperparathyroidism　04.082
甲状旁腺　parathyroid gland　04.001
甲状旁腺癌　parathyroid carcinoma, parathyroid cancer　04.107
甲状旁腺功能减退–发育迟缓–畸形综合征　hypoparathyroidism-retardation-dysmorphism syndrome, HRD syndrome　04.103
甲状旁腺功能减退症　hypoparathyroidism　04.091
甲状旁腺功能亢进症　hyperparathyroidism　04.082
甲状旁腺激素　parathyroid hormone, PTH　04.002
甲状旁腺激素抵抗性甲状旁腺功能减退症　parathyroid hormone resistant hypoparathyroidism　04.102
甲状旁腺激素非依赖性高钙血症　parathyroid hormone independent hypercalcemia　10.041
甲状旁腺激素配体类似物　parathyroid hormone ligand analogue　04.004
甲状旁腺激素受体　receptor for parathyroid hormone　04.005
甲状旁腺激素相关肽　parathyroid hormone-related peptide, PTHrP　04.003
甲状旁腺激素依赖性高钙血症　parathyroid hormone dependent hypercalcemia　10.040
甲状旁腺危象　parathyroid crisis　04.090
甲状旁腺腺瘤　parathyroid adenoma　04.106
甲状旁腺增生　parathyroid hyperplasia　04.089
甲状腺　thyroid gland　03.001
甲状腺癌　thyroid carcinoma　03.135
甲状腺被膜　tunica of thyroid gland　03.002
甲状腺侧叶　lateral lobe of thyroid gland　03.005
甲状腺次全切除术　subtotal thyroidectomy　03.158
*甲状腺刺激免疫球蛋白　thyroid-stimulating immunoglobulin, TSI　03.077
*甲状腺动态显像　thyroid dynamic imaging　03.070
甲状腺毒症　thyrotoxicosis　03.087
甲状腺毒症性低钾血症性周期性瘫痪　thyrotoxic hypokalemic periodic paralysis, TPP　03.101
甲状腺毒症性心脏病　thyrotoxic heart disease　03.102
甲状腺恶性肿瘤　thyroid malignancy　03.134
甲状腺放射性碘摄取率　thyroidal radioiodide uptake rate, RAIU　03.062
甲状腺功能减退危象　hypothyroidism crisis　03.115
甲状腺功能减退性肌病　myopathy with hypothyroidism　03.112
甲状腺功能减退症　hypothyroidism　03.105
甲状腺功能亢进症　hyperthyroidism　03.089
甲状腺功能障碍性视神经病变　thyroid dysfunction-related optic neuropathy　03.103
甲状腺过氧化物酶　thyroid peroxidase, TPO　03.045
甲状腺过氧化物酶抗体　thyroid peroxidase antibody, TPOAb　03.074
甲状腺奇静脉丛　unpaired thyroid venous plexus　03.017
甲状腺激素　thyroid hormone　03.031
*甲状腺激素不敏感综合征　thyroid hormone insensitivity syndrome, THIS　03.058
甲状腺激素抵抗综合征　thyroid hormone resistance syndrome, resistance to thyroid hormone syndrome, RTHS　03.058
甲状腺激素受体　thyroid hormone receptor, THR　03.044
甲状腺激素转运蛋白　transthyretin, TTR　03.043
甲状腺疾病　thyroid disease　03.079

*甲状腺假被膜　false capsule of thyroid gland　03.004
*甲状腺间变性癌　anaplastic thyroid carcinoma，ATC　03.138
甲状腺结节　thyroid nodule　03.080
甲状腺近全切除术　near-total thyroidectomy　03.157
甲状腺静态显像　thyroid static imaging，thyroid scintigraphy　03.069
甲状腺良性肿瘤　benign thyroid tumor　03.131
甲状腺淋巴结　thyroid lymph node　03.018
甲状腺淋巴瘤　thyroid lymphoma　03.140
甲状腺滤泡　thyroid follicle　03.008
甲状腺滤泡上皮细胞　thyroid follicle epithelial cell　03.009
甲状腺滤泡状癌　follicular thyroid carcinoma，FTC　03.137
甲状腺鞘　sheath of thyroid gland　03.004
甲状腺球蛋白　thyroglobulin，Tg　03.041
甲状腺球蛋白抗体　thyroglobulin antibody，TgAb　03.075
甲状腺全切除术　total thyroidectomy　03.159
甲状腺乳头状癌　papillary thyroid carcinoma，PTC　03.136
甲状腺上动脉　superior thyroid artery　03.011
甲状腺上静脉　superior thyroid vein　03.014
甲状腺舌管癌　thyroglossal duct carcinoma　03.144
*甲状腺摄碘率　thyroid iodine uptake　03.062
甲状腺素　thyroxine　03.032
*甲状腺素结合前白蛋白　thyroxine-binding prealbumin，TBPA　03.043
甲状腺素结合球蛋白　thyroxine-binding globulin，TBG　03.042
甲状腺髓样癌　medullary thyroid carcinoma，MTC　03.139
甲状腺特异性还原型烟酰胺腺嘌呤二核苷酸磷酸氧化酶基因突变　mutation in thyroid specific reduced nicotinamide adenine dinucleotide phosphate oxidase gene　03.055
甲状腺危象　thyroid crisis　03.088
甲状腺未分化癌　anaplastic thyroid carcinoma，ATC　03.138
甲状腺C细胞增生　thyroid C cell hyperplasia　07.007
甲状腺峡部　isthmus of thyroid gland　03.006
甲状腺下动脉　inferior thyroid artery　03.012
甲状腺下静脉　inferior thyroid vein　03.016
甲状腺纤维囊　fibrous capsule of thyroid gland　03.003
甲状腺纤维肉瘤　fibrosarcoma of thyroid gland　03.141
甲状腺腺瘤　thyroid adenoma　03.132
*甲状腺相关性眼病　thyroid-associated ophthalmopathy，TAO　03.098
甲状腺血管肉瘤　thyroid angiosarcoma　03.142
甲状腺血流灌注显像　thyroid perfusion imaging　03.070
甲状腺炎　thyroiditis　03.116
甲状腺眼病　thyroid eye disease，TED　03.098
甲状腺叶切除术　thyroid lobectomy　03.160
甲状腺原氨酸　thyronine，TOAM　03.039
*甲状腺真被膜　true capsule of thyroid gland　03.003
甲状腺中静脉　middle thyroid vein　03.015
甲状腺肿　goiter　03.081
甲状腺肿瘤　thyroid tumor　03.130
甲状腺肿瘤阳性显影　positive thyroid imaging　03.071
甲状腺转移癌　metastatic thyroid carcinoma　03.143
甲状腺锥状叶　pyramidal lobe of thyroid gland　03.007
甲状腺自身抗体　thyroid autoantibody　03.073
甲状腺自主高功能腺瘤　autonomous hyperfunctioning thyroid adenoma　03.133
甲状腺最下动脉　lowest thyroid artery，arteria thyreoidea ima　03.013
假假性甲状旁腺功能减退症　pseudopseudohypoparathyroidism，PPHP　04.100
假性高钾血症　pseudohyperkalemia　10.037
*假性甲旁减　pseudohypoparathyroidism，PHP　04.094
*假性甲旁亢　pseudohyperparathyroidism　04.086
假性甲状旁腺功能减退症　pseudohypoparathyroidism，PHP　04.094
假性甲状旁腺功能减退症1型　pseudohypoparathyroidism type 1　04.095
假性甲状旁腺功能减退症1a型　pseudohypoparathyroidism type 1a　04.096
假性甲状旁腺功能减退症1b型　pseudohypoparathyroidism type 1b　04.097
假性甲状旁腺功能减退症1c型　pseudohypoparathyroidism type 1c　04.098
假性甲状旁腺功能减退症2型　pseudohypoparathyroidism type 2　04.099
假性甲状旁腺功能亢进症　pseudohyperparathyroidism　04.086

假性醛固酮减少症　pseudohypoaldosteronism　05.125
假性醛固酮增多症　pseudohyperaldosteronism，PHA　05.065
假性软骨发育不良　pseudoachondroplasia　02.120
*假性软骨发育不全　pseudoachondroplasia　02.120
碱性磷酸酶　alkaline phosphatase，ALP　04.071
降钙素　calcitonin，CT　04.006
降钙素受体　calcitonin receptor　04.007
*脚气病　beriberi　10.016
脚气病性心脏病　beriberi heart disease　11.005
GATA结合蛋白4　GATA binding protein 4，GATA4　06.014
结节部　pars tuberalis　02.019
结直肠神经内分泌肿瘤　colorectal neuroendocrine neoplasm　07.025
*进食性疾病　eating disorder　09.083
进食障碍　eating disorder　09.083
*进行性骨发育异常　progressive osseous heteroplasia，POH　04.110
进行性骨干发育不良　progressive diaphyseal dysplasia，PDD　04.157
*进行性骨干发育不全　progressive diaphyseal dysplasia，PDD　04.157
进行性异位骨化症　progressive osseous heteroplasia，POH　04.110
近端钙化防御　proximal calciphylaxis　04.139
禁食　fasting　09.088
禁水–加压素试验　water deprivation-vasopressin test　01.113
经蝶鞍入路　transsphenoidal approach　01.132
经颅入路　transcranial approach　01.133
经尿道前列腺切除术　transurethral resection of prostate，TURP　06.124
经尿道微波治疗　transurethral microwave therapy　06.125
经尿道针刺消融术　transurethral needle ablation　06.126
*精氨酸血管升压素　arginine vasopressin　02.078
*精氨酸血管升压素受体　arginine vasopressin receptor　02.079
精神性多饮　psychogenic polydipsia　02.183
精索静脉曲张　varicocele　06.098
精原干细胞　primitive spermatogonium，spermatogonia stem cell，SSC　06.050
精原细胞瘤　seminoma　06.083
精子　sperm，spermatozoon　06.049
精子发生　spermatogenesis　06.047
精子形成　spermiogenesis　06.048
精子自身免疫　sperm autoimmunity　06.096
颈部淋巴结　cervical lymph node　03.023
颈部淋巴结清扫术　cervical lymph node dissection　03.162
颈部淋巴结I区　cervical lymph node level Ⅰ　03.024
颈部淋巴结II区　cervical lymph node level Ⅱ　03.025
颈部淋巴结Ⅲ区　cervical lymph node level Ⅲ　03.026
颈部淋巴结IV区　cervical lymph node level Ⅳ　03.027
颈部淋巴结V区　cervical lymph node level Ⅴ　03.028
颈部淋巴结VI区　cervical lymph node level Ⅵ　03.029
颈部淋巴结VII区　cervical lymph node level Ⅶ　03.030
颈动脉旁异位甲状腺　para-carotid ectopic thyroid gland　03.149
颈前淋巴结　anterior cervical lymph node　03.020
胫前黏液性水肿　pretibial myxedema　03.099
静息代谢　resting metabolism　09.039
静息代谢率　resting metabolic rate，RMR　09.040
*静息能量消耗　resting energy expenditure，REE　09.039
局部溶骨性高钙血症　local osteolytic hypercalcemia，LOH　04.130
局灶性甲状腺炎　focal thyroiditis　03.124
巨催乳素血症　macroprolactinemia　02.154
巨人症　gigantism　02.126
绝经过渡期　menopausal transition period　06.153
绝经后肥胖　menopausal obesity　09.059
绝经后骨质疏松症　postmenopausal osteoporosis　04.172
绝经后期　postmenopause　06.155

K

*卡恩斯–塞尔综合征　Kearns-Sayre syndrome　11.007
卡尔曼综合征　Kallmann syndrome　02.132
*卡菲病　Caffey disease　04.155
开放性肾上腺切除术　open adrenalectomy　05.127

*康恩综合征　Conn syndrome　05.062
抗酒石酸酸性磷酸酶　tartrateresistant acid phosphatase，TRA　04.081
抗利尿不当综合征　syndrome of inappropriate antidiuresis，SIAD　02.189
抗利尿激素　antidiuretic hormone，ADH　02.078
*抗利尿激素分泌不适当综合征　syndrome of inappropriate antiduretic hormone secretion，SIADH　02.189
*抗利尿激素分泌失调综合征　syndrome of inappropriate antiduretic hormone secretion，SIADH　02.189
抗利尿激素受体　antidiuretic hormone receptor　02.079
抗米勒管激素　anti-Müllerian hormone，AMH　06.030
抗生长激素抗体　anti-growth hormone antibody　02.075
科恩综合征　Cohen syndrome　09.065
颗粒黄体细胞　granulosa lutein cell　06.141
颗粒细胞　granulosa cell　06.136
可卡因安非他明调节转录肽　cocaine and amphetamine regulated transcript peptide，CART　09.017
*可卡因苯丙胺调节转录肽　cocaine and amphetamine regulated transcript peptide，CART　09.017
可乐定试验　clonidine test　01.105
可调节胃绑带术　adjustable gastric banding，AGB　09.077
克兰费尔特综合征　Klinefelter syndrome　06.073
克汀病　cretinism　03.156
肯尼–卡菲综合征　Kenny-Caffey syndrome　04.158
空蝶鞍综合征　empty sella syndrome　02.191
空腹血糖　fasting plasma glucose，FPG，fasting blood glucose　08.064
空腹血糖受损　impaired fasting glucose　08.080
空回肠神经内分泌肿瘤　hollow ileum neuroendocrine neoplasm　07.024
口服降糖药治疗　oral hypoglycemic medication therapy　08.177
口服葡萄糖耐量试验　oral glucose tolerance test，OGTT　08.068
库欣病　Cushing disease　05.079
库欣综合征　Cushing syndrome　05.073
跨膜丝氨酸–苏氨酸蛋白激酶家族　family of transmembrane serine-threonine protein kinase　06.034
矿化　mineralization　04.036
矿物质离子稳态　mineral ion homeostasis　04.031
扩张性骨性高磷酸酶血症　expansile skeletal hyperphosphatasia，ESH　04.145

L

拉伦侏儒症　Laron dwarfism　02.115
拉塞尔–西尔弗综合征　Russell-Silver syndrome　02.116
拉特克囊　Rathke pouch　02.010
*赖氨酰吡啶啉　lysylpyridinoline　04.078
阑尾神经内分泌肿瘤　appendiceal neuroendocrine neoplasm　07.026
*朗格汉斯岛　Langerhans islet　08.005
老年性肥胖　geriatric obesity，senile obesity　09.058
老年性骨质疏松症　senile osteoporosis　04.173
酪氨酸碘化作用　iodination of tyrosine　03.048
酪氨酸激酶受体　tyrosine kinase receptor　01.068
*酪酪肽　peptide tyrosine-tyrosine　09.026
类癌　carcinoid　07.030
类癌危象　carcinoid crisis　07.035
类癌综合征　carcinoid syndrome　07.034
类骨质　osteoid　04.051
类固醇放射免疫分析　steroid radioimmunoassay　06.116
类固醇5α-还原酶　steroid 5α-reductase　05.037
类固醇激素　steroid hormone　01.029
类固醇激素合成　steroidogenesis　05.020
类固醇激素合成急性调节蛋白　steroidogenic acute regulatory protein，StAR　05.023
类固醇激素合成急性调节蛋白缺乏症　steroidogenic acute regulatory protein deficiency，StAR deficiency　05.120
类固醇激素合成酶　steroidogenic enzyme　05.022
类固醇激素合成通路　steroidogenic pathway　05.021
*类固醇激素生成急性调节蛋白　steroidogenic acute regulatory protein，StAR　05.023
*类固醇生成酶　steroidogenic enzyme　05.022
类脂质渐进性坏死　necrobiosis lipoidica　08.167
类脂[质]性先天性肾上腺皮质增生症　lipoid congenital adrenal hyperplasia，LCAH　05.121
离子通道缺陷　ion channel defect　01.124
黎明现象　dawn phenomenon　08.180

*里德尔甲状腺炎　Riedel thyroiditis　03.126
*利德尔综合征　Liddle syndrome　05.065
X连锁隐性遗传甲状旁腺功能减退症　X-linked recessive hypoparathyroidism　04.104
β-联蛋白　β-catenin　06.037
良性前列腺增生症　benign prostatic hyperplasia，BPH　06.110
*亮细胞　clear cell　03.010
临床甲状腺功能亢进症　clinical hyperthyroidism，overt hyperthyroidism　03.092
*临床无活性垂体腺瘤　clinically nonfunctioning pituitary adenoma　02.170
淋巴细胞性垂体炎　lymphocytic hypophysitis　02.143
磷缺乏相关性代谢性脑病　phosphate deficiency-related metabolic encephalopathy　10.048
磷酸盐　phosphate　04.028
磷酸盐清除率　phosphate clearance　04.029
磷稳态　phosphate homeostasis　04.034
磷稳态调节　regulation of phosphate homeostasis　04.035
磷脂　phospholiplid，PL　09.106
硫酸脱氢表雄酮　dehydroepiandrosterone sulfate，DHEA-S　06.063
漏斗　infundibulum　02.022
漏斗柄　infundibular stalk　02.024
颅咽管瘤　craniopharyngioma　02.201
*鲁氏Y形胃旁路术　Roux-en-Y gastric bypass，RYGB　09.073
滤泡旁细胞　parafollicular cell　03.010
卵巢　ovary　06.130
卵巢打孔术　ovarian perforation　06.191
卵巢发育不良　ovarian agenesis　06.157
卵巢胚胎性癌　ovarian embryonal carcinoma　06.176
卵巢未发育　undeveloped ovary　06.156
卵巢楔形切除术　ovarian wedge resection　06.192
卵巢性闭经　ovarian amenorrhea　06.165
卵巢早衰　premature ovarian failure，POF　06.167
卵巢肿瘤　ovarian tumor　06.174
卵巢周期　ovarian cycle　06.148
卵母细胞　oocyte　06.133
卵泡　follicle　06.134
卵泡刺激素　follicle-stimulating hormone，FSH　02.065
卵泡刺激素受体　follicle-stimulating hormone receptor，FSH receptor　02.066
卵泡发育　follicular development　06.135
卵泡膜黄体细胞　theca lutein cell　06.140
卵泡膜细胞增殖症　hyperthecosis　06.168
*卵泡细胞　follicular cell　06.136
卵泡抑素　follistatin　06.029
卵原细胞　oogonium　06.131
卵子　egg，ovum　06.137
卵子发生　oogenesis　06.132
*洛伊综合征　Lowe syndrome　06.077

M

*麦角钙化醇　ergocalciferol　04.009
*麦丘恩–奥尔布赖特综合征　McCune-Albright syndrome，MAS　04.151
脉冲式促性腺激素释放激素治疗　pulsatile gonadotropin-releasing hormone therapy，pulsatile GnRH therapy　06.118
脉冲式分泌　pulsatile secretion　01.047
脉冲式胰岛素分泌　pulsatile insulin secretion　08.025
馒头餐试验　steamed bread test　08.069
慢性低磷血症　chronic hypophosphatemia　10.046
慢性高磷血症　chronic hyperphosphatemia　10.052
*慢性淋巴细胞性甲状腺炎　chronic lymphocytic thyroiditis　03.120
慢性侵袭性纤维性甲状腺炎　chronic invasive fibrous thyroiditis　03.126
慢性肾上腺皮质功能减退症　chronic adrenocortical insufficiency　05.094
*慢性肾脏病矿物质骨代谢紊乱　chronic kidney disease-mineral and bone disorder，CKD-MBD　04.132
慢性肾脏病矿物质和骨[代谢]异常　chronic kidney disease-mineral and bone disorder，CKD-MBD　04.132
*美替拉酮试验　metyrapone test　05.057
孟德尔遗传内分泌疾病　Mendelian endocrine disorder　01.096
弥漫性甲状腺肿　diffuse goiter　03.085

*米勒管抑制素　Müllerian-inhibiting substance，MIS　06.030
*泌乳素　prolactin，PRL　02.067
*密质骨　compact bone　04.056
*免疫测定　immunoassay，immune analysis　01.116
免疫分析　immunoassay，immune analysis　01.116
免疫检查点抑制剂诱导的自身免疫性多内分泌腺病综合征　autoimmune polyendocrine adenosis syndrome induced by immune checkpoint inhibitor　07.013
*免疫介导性1型糖尿病　immune-mediated type 1 diabetes mellitus　08.086
免疫内分泌学　immunoendocrinology　01.011
免疫球蛋白G4相关性垂体炎　immunoglobulin G4-related hypophysitis　02.148
免疫球蛋白G4相关性自身免疫性甲状腺疾病　immunoglobulin G4- related autoimmune thyroid disease　03.128
免疫失调–多内分泌腺病–肠病–X连锁综合征　immune dysregulation-polyendocrinopathy-enteropathy-X-linked syndrome，IPEX syndrome　11.008
面部红斑侏儒综合征　facial telangiectasis of dwarfs syndrome　02.124
*面神经叩击征　Chvostek sign　04.125
膜内成骨　intramembranous ossification　04.041
膜受体　membrane receptor　01.066
膜受体基因突变　membrane receptor gene mutation　01.123

N

钠碘同向转运体　sodium-iodide symporter，NIS　03.047
钠磷共转运体　sodium-phosphate cotransporter　04.018
男性迟发性性腺功能减退症　late-onset hypogonadism in male，LOH　06.100
男性乳房发育　gynecomastia　06.104
男性性腺功能减退症　male hypogonadism　06.099
脑肠肽　brain-gut peptide　09.019
脑啡肽　encephalin　09.012
*脑视网膜血管瘤病　cerebroretinal angiomatosis，retinocerebellar angiomatosis　07.028
脑性耗盐综合征　cerebral salt wasting syndrome　02.130
脑源性神经营养因子–酪氨酸激酶受体B缺乏症　brain-derived neurotrophic factor and tyrosine kinase receptor B deficiency　09.066
β-内啡肽　β-endorphin　09.011
内分泌　endocrine　01.036
*内分泌代谢病　endocrine metabolic disease，endocrine and metabolic disease　01.086
内分泌代谢病学　endocrinology and metabolism　01.001
内分泌代谢性疾病　endocrine metabolic disease，endocrine and metabolic disease　01.086
内分泌代谢性疾病遗传表型　phenotype of genetic endocrine and metabolic disease　01.090
内分泌功能试验　endocrine function test　01.099
内分泌疾病　endocrine disease　01.091
内分泌节律　endocrine rhythm　01.042
内分泌器官　endocrine organ　01.018
*内分泌失调　endocrine dyscrasia　01.087
内分泌紊乱　endocrine disorder　01.087
内分泌系统　endocrine system　01.015
内分泌细胞　endocrine cell　01.017
内分泌腺　endocrine gland　01.016
内分泌腺组织移植　endocrine gland tissue transplantation　01.134
内分泌学　endocrinology　01.002
内分泌遗传代谢性疾病　inherited endocrine metabolic disease　01.089
*内胚窦瘤　endodermal sinus tumor　06.087
内源性阿片样肽　endogenous opioid peptide，EOP　02.057
*内在分泌　intracrine　01.039
能量代谢　energy metabolism　09.034
能量代谢率　energy metabolic rate，EMR　09.035
能量代谢调节　regulation of energy metabolism　09.045
能量代谢紊乱　energy metabolism disorder，dysregulation of energy metabolism　09.046
*能量代谢异常　energy metabolism disorder，dysregulation of energy metabolism　09.046
能量平衡　energy balance　09.044
能量摄入　energy intake　09.033
能量消耗　energy expenditure　09.036

*年轻的非胰岛素依赖型糖尿病 young non-insulin-dependent diabetes mellitus 08.094
黏多糖贮积症 mucopolysaccharidosis 08.062
黏液水肿性心脏病 myxedema heart disease 11.003
黏液性水肿 myxedema 03.114
*黏液性水肿昏迷 myxedema coma 03.115
*鸟苷酸结合蛋白耦联受体 guanine nucleotide-binding protein coupled receptor 01.067
尿崩症 diabetes insipidus 02.174
尿道下裂 hypospadias 06.071
尿皮质素 urocortin，UCN 09.018
尿17-羟皮质类固醇 urine 17-hydroxycorticosteroid 05.051
尿醛固酮 urinary aldosterone 05.054
尿生殖嵴 urogenital ridge 06.006
尿17-酮类固醇 urine 17-ketosteroid 05.052
尿游离皮质醇 urine free cortisol 05.050
努南综合征 Noonan syndrome 02.122
女性假两性畸形 female pseudohermaphroditism 06.158

P

排卵 ovulation 06.138
旁分泌 paracrine 01.037
胚胎发育 embryogenesis 06.198
*胚胎睾丸退化综合征 embryonic testicular degeneration syndrome 06.072
胚胎植入 embryo implantation 06.197
佩吉特骨病 Paget disease of bone，PDB 04.142
佩吉特骨病伴骨巨细胞瘤 Paget disease of bone with bone giant cell tumor 04.149
佩吉特骨肉瘤 Paget osteosarcoma 04.148
配体 ligand 01.076
*彭德莱综合征 Pendred syndrome 03.057
*膨大性骨性高磷酸酶血症 expansile skeletal hyperphosphatasia，ESH 04.145
皮质醇 cortisol 05.013
皮质醇节律 cortisol rhythm 05.049
*皮质醇结合球蛋白 cortisol-binding globulin，CBG 05.014
*皮质醇增多症 hypercortisolism 05.073
皮质类固醇结合球蛋白 corticosteroid-binding globulin 05.014
皮质抑素 cortistatin 02.050
偏食 partiality for a particular kind of food，dietary bias 09.090
嘌呤 purine 10.006
*嘌呤代谢紊乱 abnormal metabolism of purine，disturbance metabolism of purine 10.007
嘌呤代谢异常 abnormal metabolism of purine，disturbance metabolism of purine 10.007
*平田综合征 Hirata syndrome 08.096
破骨细胞 osteoclast 04.048
*破骨细胞生成抑制因子 osteoclastogenesis inhibitory factor，OCIF 04.075
葡萄糖 glucose 08.049
葡萄糖激酶 glucokinase 08.059
葡萄糖稳态 glucose homeostasis 08.051
葡萄糖依赖性促胰岛素多肽 glucose-dependent insulinotropic polypeptide 08.046
*葡萄糖转运蛋白 glucose transporter 08.058
葡萄糖转运体 glucose transporter 08.058
普拉德–威利综合征 Prader-Willi syndrome，PWS 02.133

Q

*奇克–佩里综合征 Cheek-Perry syndrome 05.125
气管内异位甲状腺 intratracheal ectopic thyroid gland 03.147
前肠区类癌 foregut carcinoid 07.031
前激素原 preprohormone 01.033
前列腺癌 carcinoma of prostate 06.111
前胰岛素原 preproinsulin 08.018
腔分泌 solinocrine 01.040
腔镜甲状腺手术 endoscopic thyroid surgery 03.161
腔镜肾上腺切除术 endoscopic adrenalectomy

05.126
强啡肽　dynorphin　09.013
21-羟化酶　21-hydroxylase　05.036
17α-羟化酶　17α-hydroxylase　05.035
21-羟化酶抗体　21-hydroxylase antibody　05.059
21-羟化酶缺乏症　21-hydroxylase deficiency　05.114
17α-羟化酶缺乏症　17α-hydroxylase deficiency　05.116
11β-羟化酶缺乏症　11β-hydroxylase deficiency　05.115
*羟基类固醇脱氢酶　hydroxysteroid dehydrogenase，HSD　05.024
25-羟基维生素D　25-OH vitamin D　04.011
1, 25-羟基维生素D_3　1, 25-$(OH)_2$ vitamin D_3　04.012
羟类固醇脱氢酶　hydroxysteroid dehydrogenase，HSD　05.024
3α-羟类固醇脱氢酶　3α-hydroxysteroid dehydrogenase，3α-HSD　05.025
3β-羟类固醇脱氢酶　3β-hydroxysteroid dehydrogenase，3β-HSD　05.026
11β-羟类固醇脱氢酶　11β-hydroxysteroid dehydrogenase，11β-HSD　05.027
17β-羟类固醇脱氢酶　17β-hydroxysteroid dehydrogenase，17β-HSD　05.028
3β-羟类固醇脱氢酶缺乏症　3β-hydroxysteroid dehydrogenase deficiency，3β-HSD　05.117
*11β-羟类固醇脱氢酶缺乏症2型　11β-hydroxysteroid dehydrogenase type 2 deficiency　05.068
*3β-羟类固醇异构酶　3β-hydroxysteroid isomerase　05.026
*17-羟皮质酮　17-hydroxycorticosterone　05.013
羟脯氨酸　hydroxyproline，Hyp　04.077
*桥本甲亢　Hashitoxicosis　03.121
桥本甲状腺毒症　Hashitoxicosis　03.121
桥本甲状腺炎　Hashimoto thyroiditis　03.120
青春期延迟　delayed puberty　06.019
青少年发病的成人型糖尿病　maturity onset diabetes mellitus of the young，MODY　08.094
*青少年骨佩吉特骨病　Paget disease in adolescent　04.146
青少年隐匿性自身免疫性糖尿病　latent autoimmune diabetes mellitus in youth，LADY　08.089
*氢化可的松　hydrocortisone　05.013
*曲细精管　seminiferous tubule　06.042
去甲肾上腺素　norepinephrine　05.019
*去氢异雄酮　dehydroepiandrosterone，DHEA　06.062
去势抵抗性前列腺癌　castrate-resistant prostate cancer，CRPC　06.113
去势敏感性前列腺癌　castrate-sensitive prostate cancer，CSPC　06.112
去势治疗　androgen deprivation therapy，ADT　06.128
全垂体功能减退症　panhypopituitarism　02.157
全身性甲状腺激素抵抗综合征　systemic thyroid hormone resistance syndrome　03.059
醛固酮　aldosterone　05.007
*醛固酮癌　aldosterone-producing carcinoma，APC　05.071
醛固酮合酶　aldosterone synthase　05.034
醛固酮减少症　hypoaldosteronism　05.123
醛固酮瘤　aldosteronoma，aldosterone-producing adenoma，APA　05.070
醛固酮逃逸现象　aldosterone escape phenomenon　05.008
醛固酮增多症　hyperaldosteronism，aldosteronism　05.061
*醛固酮症　hyperaldosteronism，aldosteronism　05.061
18q缺失综合征　18q deletion syndrome　02.117
22q11.2缺失综合征　22q11.2 deletion syndrome　04.105
缺血型糖尿病足　ischemic diabetic foot　08.163

R

染色体核型分析　chromosome karyotype analysis　01.120
X染色体连锁低血磷性佝偻病　X-linked hypophosphatemic rickets，XLH　04.121
Y染色体性别决定区　sex-determining region of Y chromosome，SRY　06.012
人绒毛膜促甲状腺激素　human chorionic thyrotropin，hCT　06.204
人绒毛膜促性腺激素　human chorionic gonadotropin，hCG　06.202

人绒毛膜促性腺激素兴奋试验 human chorionic gonadotropin stimulation test，hCG stimulation test 06.115
*人绒毛膜生长催乳素 human chorionic somatomammotropin，hCS 06.203
人胎盘催乳素 human placental lactogen，hPL 06.203
妊娠 pregnancy 06.196
妊娠合并甲状腺功能亢进症 pregnancy complicated with hyperthyroidism 03.150
妊娠剧吐 hyperemesis gravidarum 06.218
妊娠期高钙血症 hypercalcemia during pregnancy 10.043
妊娠期甲状腺功能减退症 hypothyroidism during pregnancy 03.153
妊娠期甲状腺功能亢进症 hyperthyroidism during pregnancy，hyperthyroidism in pregnancy 03.152
妊娠期库欣综合征 Cushing syndrome in pregnancy 06.219
妊娠期尿崩症 gestational diabetes insipidus，GDI 02.188
妊娠期嗜铬细胞瘤 pheochromocytoma in pregnancy 06.221
妊娠期亚临床甲状腺功能减退症 subclinical hypothyroidism during pregnancy 03.154
妊娠期原发性醛固酮增多症 primary hyperaldosteronism in pregnancy 06.220
妊娠糖尿病 gestational diabetes mellitus，GDM 08.110
妊娠一过性甲状腺毒症 gestational transient thyrotoxicosis，GTT 03.151
妊娠滋养细胞疾病 gestational trophoblastic disease 06.222
肉芽肿性垂体炎 granulomatous hypophysitis 02.146
乳碱综合征 milk-alkali syndrome 10.044
乳糜微粒 chylomicron 09.117
软骨发育不良 dyschondroplasia，hypochondroplasia 02.119
*软骨发育不全 achondroplasia，ACH 02.119
软骨钙化 chondral calcification 04.163
软骨内成骨 endochondral ossification 04.042
软骨细胞 chondrocyte 04.050
软组织异位骨化 heterotopic ossification of soft tissue 04.161
弱精子症 asthenozoospermia 06.093

S

三碘甲状腺原氨酸 triiodothyronine，3, 5, 3′-triiodothyronine，T_3 03.034
*3, 3′, 5′-三碘甲状腺原氨酸 3, 3′, 5′-triiodothyronine 03.038
三碘甲状腺原氨酸型甲状腺功能亢进症 triiodothyronine hyperthyroidism 03.095
三碘甲状腺原氨酸抑制试验 triiodothyronine suppression test，T_3 suppression test 03.066
*三发性甲旁亢 tertiary hyperparathyroidism，THPT 04.085
三发性甲状旁腺功能亢进症 tertiary hyperparathyroidism，THPT 04.085
21三体综合征 trisomy 21 syndrome 02.121
*三酰甘油 triacylglycerol 09.099
散发性甲状腺肿 sporadic goiter 03.084
γ闪烁计数器 gamma scintillation counter 03.063
上部量 upper body segment 02.102
少精子症 oligozoospermia 06.092
舌部及舌下甲状腺 lingual and sublingual thyroid gland 03.146
身材矮小症 short stature 02.108
神经部 pars nervosa 02.021
神经垂体 neurohypophysis 02.020
神经垂体激素 neurohypophyseal hormone 02.061
神经递质 neurotransmitter 02.054
神经激素 neurohormone 02.055
神经降压素 neurotensin，NT 09.024
*神经降压肽 neurotensin，NT 09.024
神经介素U neuromedin U 09.016
神经内分泌 neuroendocrine 01.041
神经内分泌癌 neuroendocrine carcinoma，NEC 07.018
神经内分泌瘤 neuroendocrine tumor，NET 07.017
神经内分泌学 neuroendocrinology 01.005
神经内分泌肿瘤 neuroendocrine neoplasm，NEN 07.016

神经肽　neuropeptide　02.056
神经肽Y　neuropeptide Y，NPY　09.021
*神经调节肽U　neuromedin U　09.016
神经纤维瘤病　neurofibromatosis　07.029
神经型糖尿病足　neurodiabetic foot　08.162
神经性贪食[症]　bulimia nervosa　09.085
神经性厌食[症]　anorexia nervosa　09.084
肾钙清除率　renal calcium clearance　04.030
肾上腺　adrenal gland　05.001
肾上腺出血　adrenal hemorrhage　05.108
*肾上腺功能初现提前　premature adrenarche，PMA　06.178
肾上腺功能早现　premature adrenarche，PMA　06.178
肾上腺静脉取血术　adrenal venous sampling，AVS　05.060
肾上腺静脉血栓形成　adrenal vein thrombosis　05.109
肾上腺脑白质营养不良　adrenoleukodystrophy　05.098
*肾上腺偶发瘤　adrenal incidentaloma　05.105
肾上腺皮质　adrenal cortex　05.002
肾上腺皮质癌　adrenocortical carcinoma，ACC　05.084
肾上腺皮质功能减退症　hypoadrenocorticism，adrenocortical insufficiency　05.090
肾上腺皮质激素　adrenocortical hormone，adrenal cortical hormone　05.005
肾上腺皮质结节样增生　nodular adrenocortical hyperplasia　05.069
肾上腺皮质醛固酮癌　aldosterone-producing adrenocortical carcinoma，APAC　05.071
肾上腺皮质腺瘤　adrenocortical adenoma　05.082
肾上腺生殖原基　adrenogenital primordium　06.008
肾上腺素　epinephrine，adrenaline　05.018
肾上腺髓样脂肪瘤　adrenal myelolipoma　05.106
肾上腺髓质　adrenal medulla　05.003
肾上腺髓质激素　adrenomedullary hormone，adrenal medullary hormone　05.016
肾上腺危象　adrenal crisis　05.102
肾上腺雄酮　adrenosterone　05.009
肾上腺炎　adrenalitis　05.110
肾上腺意外瘤　adrenal incidentaloma　05.105
肾上腺转移癌　metastatic adrenal carcinoma　05.107
肾素　renin　05.041
肾素-血管紧张素-醛固酮系统　renin-angiotensin-aldosterone system，RAAS　05.040
*肾性骨病　renal osteopathy　04.133
肾性骨营养不良　renal osteodystrophy，ROD　04.133
肾性尿崩症　nephrogenic diabetes insipidus　02.187
肾移植后胰腺移植　pancreatic transplantation after kidney transplantation，PAK　08.183
肾移植术后骨病　bone disease after kidney transplantation　04.136
渗透压感受器　osmoreceptor　02.005
生精上皮　spermatogenic epithelium　06.043
生精上皮周期　cycle of seminiferous epithelium　06.046
生精细胞　spermatogenic cell　06.044
生精小管　seminiferous tubule　06.042
生理性高催乳素血症　physiologic hyperprolactinemia　02.150
生育期　productive stage　06.152
生长　growth　02.091
生长板　growth plate　04.062
生长激素　growth hormone，GH　02.073
*生长激素不敏感综合征　growth hormone insensitivity syndrome　02.114
*生长激素促[分]泌素　growth hormone secretagogue，GHS　02.038
生长激素促泌剂　growth hormone secretagogue，GHS　02.038
生长激素促泌剂受体　growth hormone secretagogue receptor，GHSR　02.039
生长激素抵抗综合征　growth hormone resistance syndrome，GHRS　02.114
生长激素结合蛋白　growth hormone binding protein　02.077
生长激素缺乏症　growth hormone deficiency　02.111
生长激素释放激素　growth hormone releasing hormone，GHRH　02.033
生长激素释放激素-吡斯的明联合兴奋试验　growth hormone releasing hormone and pyridostigmine stimulation test　01.108
生长激素释放激素多肽　growth hormone releasing hormone peptide　02.035
生长激素释放激素拮抗剂　growth hormone releasing hormone antagonist　01.130
生长激素释放激素-精氨酸联合兴奋试验　growth hormone releasing hormone and arginine stimulation test　01.107
生长激素释放激素类似物　growth hormone releasing

hormone analogue 01.129
生长激素释放激素试验 growth hormone releasing hormone test 01.106
生长激素释放激素受体 growth hor-mone releasing hormone receptor 02.034
生长激素释放激素相关肽 growth hormone releasing hormone-related peptide, GHRH-RP 02.036
生长激素释放肽 growth hormone releasing peptide, GHRP 02.037
*生长激素释放抑制激素 growth hormone release inhibiting hormone, GHIH 02.048
生长激素受体 growth hormone receptor, GHR 02.074
生长激素受体拮抗剂 growth hormone receptor antagonist, GHRA 02.076
生长激素兴奋试验 growth hormone stimulation test 01.101
生长模式 growth pattern 02.093
生长速度 growth velocity 02.101
生长抑素 somatostatin, SS 02.048
生长抑素瘤 somatostatinoma 02.138
生长抑素受体 somatostatin receptor, SSR 02.049
*生长抑素细胞 somatostatin cell 08.012
*生殖嵴 genital ridge 06.007
生殖内分泌学 reproductive endocrinology 01.006
生殖衰老分期 stages of reproductive aging workshop, STRAW 06.151
生殖细胞 germ cell 06.003
生殖细胞原位瘤 germ cell neoplasia *in situ*, GCNIS 06.082
*生殖腺 gonad 06.001
生殖腺嵴 gonadal ridge 06.007
失活性促甲状腺激素受体突变 inactive thyrotropin receptor mutation 03.053
十二指肠神经内分泌肿瘤 duodenal neuroendocrine tumor 07.023
*石骨症 osteopetrosis 04.153
食物热效应 thermic effect of food 09.042
*食物特殊动力作用 specific dynamic action of food, SDA 09.042
*食欲刺激素 ghrelin 02.037
食欲调节 appetite regulation 09.030
食欲抑制因子 appetite suppression factor 09.014
史–莱–奥综合征 Smith-Lemli-Opitz syndrome 06.076
视–隔发育不良 septo-optic dysplasia 02.134
视交叉上核 suprachiasmatic nucleus 02.004
视交叉–下丘脑胶质瘤 optic chiasmatic-hypothalamic glioma 02.135
*视路胶质瘤 glioma of optic tract 02.135
视上核 supraoptic nucleus 02.002
*视网膜小脑血管瘤病 cerebroretinal angiomatosis, retinocerebellar angiomatosis 07.028
室旁核 paraventricular nucleus, PVN 02.003
释放激素 releasing hormone 02.032
嗜铬细胞 chromaffin cell 05.004
嗜铬细胞瘤 pheochromocytoma 05.103
嗜铬细胞瘤危象 pheochromocytoma crisis 05.104
嗜碱性细胞 basophilic cell 02.016
嗜色细胞 chromophilic cell 02.014
嗜酸性细胞 acidophilic cell, oxyphilic cell, oncocytic cell 02.015
手术后垂体功能减退症 postprocedural hypopituitarism 02.160
手术治疗 surgical therapy 01.131
受精 fertilization 06.194
受精卵 fertilized ovum 06.195
受体 receptor 01.065
受体病 receptor disease 01.094
受体活性修饰蛋白 receptor activity modifying protein, RAMP 04.020
瘦素 leptin 09.007
瘦素受体缺乏症 leptin receptor deficiency 09.069
*双促治疗 gonadotropin therapy 06.120
双能X射线吸收法 dual energy X-ray absorptiometry, DEXA 04.187
*双能X线骨密度测量 dual energy X-ray absorptiometry, DEXA 04.187
双潜能性腺 bipotential gonad 06.010
双氢睾酮 dihydrotestosterone, DHT 06.065
双氢睾酮后门途径 backdoor pathway to dihydrotestosterone 05.039
*水电解质失调 water-electrolyte imbalance, disturbance of water and electrolyte balance 10.029
水电解质紊乱 water-electrolyte imbalance, disturbance of water and electrolyte balance 10.029
*水孔蛋白 aquaporin 02.182
水溶性维生素 water-soluble vitamin 10.011
水通道蛋白 aquaporin 02.182
睡眠依赖性分泌 sleep-dependent secretion 01.046

丝氨酸/苏氨酸激酶受体　serine/ threonine kinase receptor　01.069
*四碘甲状腺原氨酸　3, 5, 3′, 5′-tetraiodothyronine，T_4　03.032
松果体　pineal body　02.006
*松果腺　pineal gland　02.006
*松质骨　spongy bone，cancellous bone　04.057
*酸不稳定性亚单位　acid labile subunit，ALS　02.090
*酸碱平衡失常　acid-base disturbance，acid-base imbalance　10.056
*酸碱平衡失调　acid-base disturbance，acid-base imbalance　10.056
酸碱平衡紊乱　acid-base disturbance，acid-base imbalance　10.056
酸敏感亚单位　acid labile subunit，ALS　02.090
随机血糖　random blood glucose　08.066
*缩胆囊素　cholecystokinin，CCK　09.025
*缩宫素　oxytocin　02.080
锁骨上淋巴结　supraclavicular lymph node　03.021

T

*胎儿垂体后叶　fetal posterior pituitary　06.210
胎儿甲状腺　fetal thyroid　06.213
胎儿内分泌　fetal endocrine　06.199
胎儿皮质醇　fetal cortisol　06.212
胎儿神经垂体　neurohypophysis of fetus　06.210
胎儿肾上腺　fetal adrenal gland　06.214
胎儿生长激素　fetal growth hormone　06.211
胎儿下丘脑–垂体–靶腺轴　hypothalamic-pituitary-target gland axis of fetus　06.209
胎儿性腺　fetal gonad　06.215
胎盘雌激素　placental estrogen　06.206
胎盘促肾上腺皮质激素释放激素　placental corticotropin-releasing hormone　06.205
胎盘激素　placental hormone　06.201
胎盘激素生成　placental hormone production　06.200
胎盘激素转运　placental hormone transport　06.208
胎盘孕激素　placental progesterone　06.207
C肽　connecting peptide，C peptide　08.020
YY肽　peptide YY，PYY　09.026
肽类激素　peptide hormone　01.026
C肽释放试验　C peptide release test　08.071
*贪食症　bulimia，lycorexia　09.085
*碳水化合物　carbohydrate　08.047
*唐氏综合征　Down syndrome　02.121
糖代谢　glycometabolism，saccharometabolism　08.052
糖代谢紊乱　glucose metabolic disorder　08.060
糖化血红蛋白　glycated hemoglobin，glycosylated hemoglobin　08.067
糖基化蛋白质　glycosylated protein　06.036
糖类　carbohydrate　08.047
糖耐量减低　impaired glucose tolerance，IGT　08.081
*糖耐量受损　impaired glucose tolerance，IGT　08.081
糖尿病　diabetes mellitus　08.063
糖尿病并发症　diabetic complication　08.112
糖尿病出血性脑血管病　diabetic hemorrhagic cerebrovascular disease　08.155
糖尿病单神经病变　diabetic mononeuropathy　08.145
糖尿病动脉中膜钙化　diabetic arterial media calcification　08.160
糖尿病动脉粥样硬化　diabetic atherosclerosis　08.157
糖尿病分型　classification of diabetes mellitus　08.084
*糖尿病高渗状态　hyperosmolar hyperglycemic state，HHS　08.115
糖尿病关节活动受限综合征　diabetic syndrome of limited joint mobility　08.172
糖尿病急性并发症　acute complication of diabetes mellitus　08.113
糖尿病胫前色素斑　diabetic anterior tibial pigmentation　08.168
糖尿病慢性并发症　chronic complication of diabetes mellitus　08.117
糖尿病慢性肾病　diabetes chronic nephropathy　08.137
糖尿病皮肤损害　diabetic skin lesion　08.165
糖尿病前期　prediabetes　08.079
糖尿病缺血性黄斑病变　diabetic ischemic macular disease　08.124
糖尿病缺血性脑血管病　diabetic ischemic cerebrovascular disease　08.154
糖尿病乳酸性酸中毒　diabetic lactic acidosis　08.116

糖尿病神经病变　diabetic neuropathy　08.140
糖尿病神经丛神经病变　diabetic nerve plexus neuropathy　08.147
糖尿病神经根病变　diabetic nerve root lesion　08.146
*糖尿病肾病　diabetic kidney disease, DKD　08.137
糖尿病肾血管病变　diabetic renal angiopathy　08.139
糖尿病视网膜病变　diabetic retinopathy, DR　08.119
糖尿病手关节病　diabetic cheiroarthropathy　08.166
*糖尿病手综合征　diabetic hand syndrome　08.166
糖尿病酮症酸中毒　diabetic ketoacidosis, DKA　08.114
糖尿病下肢动脉病变　diabetic lower extremity artery disease　08.158
糖尿病下肢动脉硬化闭塞症　diabetic arteriosclerosis obliterans of lower extremity　08.159
糖尿病性白内障　diabetic cataract, DC　08.125
糖尿病性大疱　diabeitc bullae　08.169
糖尿病性后索侧索硬化综合征　diabetic posterior and lateral sclerosis syndrome　08.150
糖尿病性黄斑病变　diabetic maculopathy　08.122
糖尿病性黄斑水肿　diabetic macular edema　08.123
糖尿病性肌萎缩　diabetic muscular atrophy　08.152
糖尿病性脊髓病变　diabetic myelopathy　08.149
糖尿病性脊髓性共济失调　diabetic spinal ataxia　08.151
糖尿病性角膜病变　diabetic keratopathy　08.135
糖尿病性泪膜病变　diabetic tear film disease　08.136
糖尿病性脑病　diabetic encephalopathy　08.153
糖尿病性皮肤增厚　diabetic thick skin　08.171
糖尿病性肾小管间质病变　diabetic tubulointerstitial lesion　08.138
糖尿病性视盘病变　diabetic papillopathy, DP　08.129
糖尿病性视盘新生血管　diabetic neovascularization of the optic disc, DNVD　08.130
*糖尿病性视乳头病变　diabetic papillopathy, DP　08.129
糖尿病性视神经病变　diabetic optic neuropathy, DON　08.127
糖尿病性视神经萎缩　diabetic optic atrophy, DOA　08.131
糖尿病性心脏病　diabetic heart disease　11.002
糖尿病性眼表病变　diabetic ocular surface lesion　08.134
糖尿病性眼[外]肌麻痹　diabetic ophthalmoplegia　08.133
糖尿病性硬肿病　diabetic scleredema　08.173
糖尿病胸神经根病变　diabetic thoracic nerve root lesion　08.148
糖尿病眼病　diabetic eye disease　08.118
*糖尿病植物神经病变　diabetic autonomic neuropathy, DAN　08.144
糖尿病中枢神经病变　diabetic central nervous dysfunction　08.141
糖尿病周围神经病变　diabetic peripheral neuropathy, DPN　08.142
糖尿病周围血管病变　diabetic peripheral angiopathy　08.156
糖尿病自主神经病变　diabetic autonomic neuropathy, DAN　08.144
糖尿病足　diabetic foot　08.161
糖皮质激素　glucocorticoid　05.012
糖皮质激素不可抑制性高雄激素血症　glucocorticoid-nonsuppressible hyperandrogenism　06.182
糖皮质激素过度敏感综合征　glucocorticoid hypersensitivity syndrome　05.088
糖皮质激素可抑制性醛固酮增多症　glucocorticoid-remediable aldosteronism, GRA　05.067
糖皮质激素受体　glucocorticoid receptor　05.015
糖皮质激素受体病　glucocorticoid receptor disease　05.086
糖皮质激素受体抵抗　glucocorticoid receptor resistance　05.087
糖皮质激素性骨质疏松症　glucocorticoid-induced osteoporosis　04.176
糖皮质激素抑制性高雄激素血症　glucocorticoid-suppressible hyperandrogenism　06.181
糖调节受损　impaired glucose regulation, IGR　08.082
糖异生　gluconeogenesis　08.057
糖原　glycogen　08.048
糖原分解　glycogenolysis　08.056
糖原合成　glycogen synthesis　08.055
糖原贮积症　glycogen storage disease　08.061
陶瑟征　Trousseau sign　04.126
特发性低促性腺激素性性腺功能减退症　idiopathic hypogonadotropic hypogonadism　06.103
特发性低血糖症　idiopathic hypoglycemia　08.191
特发性高催乳素血症　idiopathic hyperprolactinemia　02.153

特发性骨质疏松症　idiopathic osteoporosis　04.174
特发性甲状旁腺功能减退症　idiopathic hypoparathyroidism　04.092
特发性男性乳房发育　idiopathic gynecomastia　06.105
特发性醛固酮增多症　idiopathic hyperaldosteronism，IHA　05.064
特发性身材矮小症　idiopathic short stature　02.110
特发性生长激素缺乏症　idiopathic growth hormone deficiency　02.113
特发性1型糖尿病　idiopathic type 1 diabetes mellitus　08.087
特发性遗传性高磷酸酶血症　idiopathic hereditary hyperphosphatasia　04.146
特殊类型糖尿病　specific type of diabetes mellitus　08.092
体力活动能量消耗　energy expenditure for physical activity，EEPA　09.041
*体质量指数　body mass index，BMI　09.048
体重过低　low weight　09.049
体重指数　body mass index，BMI　09.048
条纹状骨病　osteopathia striata　04.168
铁代谢障碍　iron metabolic disorder　10.026
铜代谢障碍　copper metabolic disorder　10.025
痛风　gout　10.009
头围　head circumference　02.104
透析相关淀粉样变　dialysis-related amyloidosis　04.137
褪黑素　melatonin　02.058
脱碘酶　deiodinase　03.046
脱氢表雄酮　dehydroepiandrosterone，DHEA　06.062
脱氧吡啶啉　deoxypyridinoline　04.078

W

外周定量计算机体层成像　peripheral quantitative computed tomography，pQCT　04.189
外周组织性甲状腺激素抵抗综合征　peripheral tissue thyroid hormone resistance syndrome　03.061
完全性中枢性尿崩症　complete central diabetes insipidus　02.185
晚时相胰岛素分泌　late phase insulin secretion　08.029
威廉姆斯综合征　Williams syndrome　02.123
微量元素代谢异常　abnormal metabolism of trace element　10.024
围绝经期　perimenopausal period　06.154
围绝经期综合征　perimenopausal syndrome　06.171
维生素D　vitamin D　04.008
维生素D_2　vitamin D_2　04.009
维生素D_3　vitamin D_3　04.010
维生素D不足　vitamin D insufficiency　04.115
维生素代谢异常　abnormal metabolism of vitamin　10.013
维生素D过多　vitamin D excess　04.117
维生素D结合蛋白　vitamin D-binding protein，DBP　04.013
维生素D缺乏　vitamin D deficiency　04.116
维生素缺乏症　hypovitaminosis，avitaminosis，vitamin deficiency　10.014
维生素A缺乏症　vitamin A deficiency　10.015
维生素B_1缺乏症　vitamin B_1 deficiency　10.016
维生素B_2缺乏症　vitamin B_2 deficiency　10.017
维生素B_6缺乏症　vitamin B_6 deficiency　10.018
维生素B_{12}缺乏症　vitamin B_{12} deficiency　10.019
维生素C缺乏症　vitamin C deficiency　10.020
维生素E缺乏症　vitamin E deficiency　10.021
维生素K缺乏症　vitamin K deficiency　10.022
维生素D受体　vitamin D receptor　04.014
维生素D中毒性高钙血症　vitamin D toxicity induced hypercalcemia　10.042
*尾促皮质肽　urocortin，UCN　09.018
萎缩性甲状腺炎　atrophic thyroiditis　03.123
*未分化性腺　undifferentiated gonad　06.010
胃肠神经内分泌肿瘤　gastrointestinal neuroendocrine neoplasm　07.021
胃肠胰神经内分泌肿瘤　gastrointestinal pancreatic neuroendocrine neoplasm　07.020
*胃促生长素　ghrelin　02.037
*胃饥饿素　ghrelin　02.037
胃泌素　gastrin　08.041
胃泌素瘤　gastrinoma　07.006
胃泌酸调节素　oxyntomodulin，OXM　09.027
胃旁路术　gastric bypass　09.073

胃神经内分泌肿瘤　gastric neuroendocrine neoplasm，GNEN　07.022
沃尔弗拉姆综合征　Wolfram syndrome　02.190
*沃纳综合征　Werner syndrome　07.002
无动力性骨病　adynamic bone disease　04.134
无动力性肾性骨营养不良　adynamic renal osteodystrophy　04.135
*无睾症　anorchia，anorchidism　06.072
无功能鞍区肿块　nonfunctional saddle mass　02.192
无功能垂体腺瘤　nonfunctional pituitary adenoma　02.170
无精子症　azoospermia　06.094
无痛性甲状腺炎　painless thyroiditis　03.122
无氧糖酵解　anaerobic glycolysis　08.054
无β脂蛋白血症　abetalipoproteinemia　09.138

X

希恩综合征　Sheehan syndrome　02.164
系统内分泌疾病　systemic endocrine disease　11.001
系统性淀粉样蛋白变性　systematic amyloidosis　10.003
*C细胞　C cell　03.010
细胞色素P450侧链裂解酶　cytochrome P450 side-chain cleavage enzyme，P450scc　05.030
细胞色素P450氧化还原酶　cytochrome P450 oxidoreductase，CPR　05.031
细胞色素P450氧化还原酶缺乏症　cytochrome P450 oxidoreductase deficiency，PORD　05.118
细胞生长　cellular growth　02.092
细胞外基质磷酸糖蛋白　matrix extracellular phosphoglycoprotein，MEPG　04.022
细胞因子受体　cytokine receptor　01.074
下部量　lower body segment　02.103
下颌下淋巴结　submandibular lymph node　03.019
下丘脑　hypothalamus　02.001
下丘脑–垂体–靶腺轴　hypothalamic-pituitary-target gland axis　02.027
下丘脑–垂体–甲状腺轴　hypothalamic-pituitary-thyroid axis，HPT axis　02.028
下丘脑–垂体–肾上腺轴　hypothalamic-pituitary-adrenal axis，HPA axis　02.029
下丘脑垂体生殖细胞瘤　hypothalamic-pituitary germ cell tumor　02.137
*下丘脑–垂体性甲减　hypothalamic-pituitary hypothyroidism　03.111
下丘脑–垂体–性腺轴　hypothalamic-pituitary-gonadal axis，HPG axis　02.030
下丘脑促肾上腺皮质激素释放激素分泌不足　insufficient corticotropin-releasing hormone secretion in hypothalamus　05.100
下丘脑错构瘤　hypothalamic hamartoma　02.136
下丘脑激素　hypothalamic hormone　02.031
*下丘脑泌素　hypocretin　09.015
下丘脑性闭经　hypothalamic amenorrhea　06.162
下丘脑性肥胖　hypothalamic obesity　09.054
下丘脑遗传性疾病　hereditary disease of hypothalamus　02.131
下丘脑综合征　hypothalamic syndrome　02.129
先天性继发性甲状腺功能减退症　congenital secondary hypothyroidism　03.111
先天性甲状腺发育不良　congenital thyroid aplasia　03.107
先天性甲状腺功能减退症　congenital hypothyroidism　03.106
先天性甲状腺肿耳聋综合征　congenital goiter deafness syndrome　03.057
先天性肾上腺淀粉样变　congenital amyloidosis of adrenal gland　05.112
先天性肾上腺发育不良　congenital adrenal hypoplasia，CAH　05.099
先天性肾上腺皮质增生症　congenital adrenal hyperplasia，congenital adrenal cortical hyperplasia，CAH　05.113
*先天性生长激素缺乏症　congenital growth hormone deficiency　02.112
先天性瘦素缺乏症　congenital leptin deficiency　09.068
先天性无睾丸症　congenital anorchia　06.072
先天性一过性甲状腺功能减退症　transient congenital hypothyroidism　03.108
先天性隐睾　congenital cryptorchidism　06.069

纤维性骨营养不良综合征　osteodystrophia fibrosa syndrome　04.151
嫌色细胞　chromophobic cell　02.017
线粒体糖尿病　mitochondrial diabetes mellitus 08.095
线性生长　linear growth　02.099
线状皮脂腺痣综合征　linear nevus sebaceous syndrome　04.150
腺垂体　adenohypophysis　02.012
腺垂体功能减退症　anterior pituitary hypofunction 02.158
腺垂体激素　adenohypophyseal hormone　02.060
相对肾上腺皮质功能不全　relative adrenal insufficiency　05.101
*向心性肥胖　central obesity　09.055
消化内分泌学　digestive endocrinology　01.009
消瘦　emaciation，marasmus　09.082
小脑视网膜血管瘤病　cerebroretinal angiomatosis，retinocerebellar angiomatosis　07.028
小青春期　mini-puberty　06.017
小于胎龄儿　small for gestational age infant　02.096
心血管内分泌学　cardiovascular endocrinology 01.007
心脏传导阻滞–视网膜色素变性–眼肌麻痹综合征　cardiac conduction block-retinitis pigmentosa-ophthalmoplegia syndrome　11.007
锌转运体8抗体　zinc transporter 8 antibody，ZnT8A 08.077
*新陈代谢　metabolism　01.019
新生儿持续性高胰岛素低血糖症　persistent hyperinsulinemic hypoglycemia of infancy　08.194
新生儿甲状旁腺功能亢进症　neonatal hyperparathyroidism　04.088
新生儿甲状腺功能亢进症　neonatal hyperthyroidism 03.093
新生儿糖尿病　neonatal diabetes mellitus　08.111
新生血管性青光眼　neovascular glaucoma　08.132
信号分子　signal molecule，signaling molecule　01.080
信号转导　signal transduction　01.079
信号转导途径　signal transduction pathway　01.084
信使　messenger　01.081
兴奋试验　stimulation test　01.100
*Ⅲ型高脂蛋白血症　type Ⅲ hyperlipoproteinemia 09.137
*T_3型甲亢　triiodothyronine hyperthyroidism　03.095
*T_3型甲状腺功能亢进症　triiodothyronine hyperthyroidism　03.095
Ⅰ型胶原　type Ⅰ collagen，collagen type Ⅰ　04.053
Ⅰ型胶原交联C端肽　collagen type Ⅰ cross-linked C-telopeptide，CTX　04.079
Ⅰ型胶原交联N端肽　collagen type Ⅰ cross-linked N-telopeptide，NTX　04.080
1型糖尿病　type 1 diabetes mellitus，T1DM　08.085
*1A型糖尿病　1A diabetes mellitus　08.086
*1B型糖尿病　1B diabetes mellitus　08.087
2型糖尿病　type 2 diabetes mellitus，T2DM　08.091
1型糖尿病蜜月期　honeymoon period of type 1 diabetes mellitus　08.179
A型胰岛素抵抗　type A insulin resistance　08.098
B型胰岛素抵抗　type B insulin resistance　08.108
Ⅰ型原胶原C端前肽　procollagen Ⅰ C-terminal propeptide，PⅠCP　04.074
Ⅰ型原胶原N端前肽　procollagen Ⅰ N-terminal propeptide，PⅠNP　04.073
Ⅰ型原胶原前肽　procollagen Ⅰ propeptide　04.072
性别分化　sexual differentiation　06.015
性别决定　sex determination　06.011
性成熟　sexual maturity　06.018
性激素　sex hormone，gonadal hormone　06.022
*性激素补充治疗　sexual hormone replacement therapy　06.187
性激素替代治疗　sexual hormone replacement therapy 06.187
性腺　gonad　06.001
性腺发育　gonadal development　06.004
性腺功能试验　gonadal function test　01.109
*性腺胚细胞瘤　gonadoblastoma　06.087
性腺肽　gonadal peptide　06.023
性腺肽受体　receptor of gonadal peptide　06.031
*性幼稚嗅觉丧失综合征　sexual infantile anosmia syndrome　02.132
性早熟　precocious puberty　06.020
胸腔内异位甲状腺　intrathoracic ectopic thyroid gland 03.148
雄激素　androgen　06.055
*雄激素剥夺治疗　androgen deprivation therapy，ADT 06.128
*雄激素不敏感综合征　androgen insensitivity syn-

drome 06.108
雄激素抵抗综合征 androgen resistance syndrome 06.108
雄激素缺乏症 androgen deficiency 06.106
雄激素受体 androgen receptor 06.066
雄烯二酮 androstenedione 06.064
袖状胃切除术 sleeve gastrectomy 09.075
血钙浓度 blood calcium concentration 04.023
血管活性肠肽 vasoactive intestinal peptide，VIP 08.039
血管活性肠肽瘤 vasoactive intestinal peptide tumor 08.040
*血管加压素 vasopressin 02.078
血管紧张素 angiotensin 05.044
血管紧张素Ⅰ angiotensin Ⅰ 05.045
血管紧张素Ⅱ angiotensin Ⅱ 05.046
血管紧张素受体 angiotensin receptor 05.048
血管紧张素原 angiotensinogen 05.043
血管紧张素转换酶 angiotensin converting enzyme 05.047
*血管升压素 vasopressin 02.078
血管舒缩综合征 vasomotor syndrome 06.172
血浆肾素活性 plasma renin activity 05.042
血浆渗透压 plasma osmolality 02.181
血清离子钙 ionized serum calcium 04.025
血清总钙 total serum calcium 04.024
血醛固酮 blood aldosterone 05.053
血色病 hemochromatosis 10.027
血糖 blood glucose 08.050
*血糖稳态 glucose homeostasis 08.051
血脂 blood lipid 09.098
*血β脂蛋白异常 dysbetalipoproteinemia 09.136
*血脂紊乱 dyslipidemia 09.126
血脂异常 dyslipidemia 09.126

Y

压力性尿失禁 stress incontinence，stress urinary incontinence，SUI 06.173
牙本质基质蛋白1 dentin matrix protein 1，DMP-1 04.019
亚急性甲状腺炎 subacute thyroiditis 03.118
*亚甲炎 subacute thyroiditis 03.118
亚临床甲状腺功能亢进症 subclinical hyperthyroidism 03.091
亚临床库欣综合征 subclinical Cushing syndrome，SCS 05.077
亚洲人骨质疏松症自我筛查工具 osteoporosis self-assessment tool for Asians，OSTA 04.178
烟酸缺乏症 nicotinic acid deficiency，niacin deficiency 10.023
盐皮质激素 mineralocorticoid 05.006
盐皮质激素受体 mineralocorticoid receptor，MR 05.010
盐皮质激素受体拮抗剂 mineralocorticoid receptor antagonist 05.011
眼眶减压术 orbital decompression 03.163
眼脑肾综合征 oculo-cerebro-renal syndrome 06.077
*厌食症 anorexia 09.084
药物或化学品致糖尿病 drug or chemical induced diabetes mellitus 08.105
药物相关性低血糖症 drug-induced hypoglycemia 08.193
药物性垂体功能减退症 drug-induced hypopituitarism 02.161
药物性高催乳素血症 drug-induced hyperprolactinemia 02.152
药源性库欣综合征 iatrogenic Cushing syndrome 05.075
夜食综合征 night eating syndrome 09.092
一碘酪氨酸 monoiodotyrosine，MIT 03.035
*医学营养疗法 medical nutrition therapy 08.174
医学营养治疗 medical nutrition therapy 08.174
ATP依赖性钾通道 ATP-dependent potassium channel，KATP 08.023
胰岛 pancreatic islet 08.005
胰岛淀粉样多肽 islet amyloid polypeptide，IAPP 08.034
胰岛激素 pancreatic islet hormone 08.015
胰岛抗体 pancreatic islet antibody 08.072
胰岛素 insulin 08.016
胰岛素低血糖-生长激素兴奋试验 insulin hypoglycemia-growth hormone stimulation test 01.102
胰岛素抵抗 insulin resistance 08.078

胰岛素分泌　insulin secretion　08.021
胰岛素分泌模式　insulin secretion model　08.024
胰岛素分泌神经调节　neuroregulation of insulin secretion　08.022
胰岛素抗体　insulin antibody　08.073
胰岛素生物合成　insulin biosynthesis　08.017
胰岛素释放试验　insulin release test　08.070
胰岛素受体　insulin receptor　08.031
胰岛素受体底物　insulin receptor substrate，IRS　08.032
*胰岛素受体抗体介导胰岛素受体抗体病　insulin receptor antibody-mediated insulin receptor antibody disease　08.108
*胰岛素细胞　insulin cell　08.011
胰岛素信号转导　insulin signal transduction　08.033
胰岛素样生长因子　insulin-like growth factor，IGF　02.081
胰岛素样生长因子-1　insulin-like growth factor-1，IGF-1　02.082
胰岛素样生长因子-1不敏感综合征　insulin-like growth factor-1 insensitivity syndrome　02.128
胰岛素样生长因子结合蛋白　insulin-like growth factor binding protein，IGFBP　02.084
胰岛素样生长因子结合蛋白-1　insulin-like growth factor binding protein-1，IGFBP-1　02.085
胰岛素样生长因子结合蛋白-2　insulin-like growth factor binding protein-2，IGFBP-2　02.086
胰岛素样生长因子结合蛋白-3　insulin-like growth factor binding protein-3，IGFBP-3　02.087
胰岛素样生长因子结合蛋白-4　insulin-like growth factor binding protein-4，IGFBP-4　02.088
胰岛素样生长因子结合蛋白-5　insulin-like growth factor binding protein-5，IGFBP-5　02.089
胰岛素样生长因子-1受体　insulin-like growth factor-1 receptor　02.083
胰岛素原　proinsulin　08.019
胰岛素自身免疫综合征　insulin autoimmune syndrome，IAS　08.096
胰岛素作用机制　mechanism of insulin action　08.030
胰岛素作用缺陷　insulin action defect　08.097
胰岛细胞　pancreatic islet cell，islet cell　08.009
胰岛α细胞　pancreatic islet α cell　08.010
胰岛β细胞　pancreatic islet β cell　08.011
胰岛δ细胞　pancreatic islet δ cell　08.012
胰岛ε细胞　pancreatic islet ε cell　08.014
*胰岛A细胞　pancreatic islet A cell　08.010
*胰岛B细胞　pancreatic islet B cell　08.011
*胰岛D细胞　pancreatic islet D cell　08.012
*胰岛F细胞　pancreatic islet F cell　08.013
胰岛PP细胞　pancreatic islet PP cell　08.013
胰岛细胞抗体　pancreatic islet cell antibody，ICA　08.074
胰岛细胞瘤　tumor of pancreatic islet cell，pancreatic islet cell tumor　08.104
胰岛芽　pancreatic islet bud　08.004
胰岛移植　pancreatic islet transplantation　08.184
胰岛移植物β细胞周转　β cell turnover in pancreatic islet graft　08.186
胰岛移植物再血管化　revascularization of pancreatic islet graft　08.185
胰多肽　pancreatic polypeptide　08.037
胰多肽瘤　pancreatic polypeptide tumor，pancreatic polypeptidoma　08.038
*胰多肽细胞　pancreatic polypeptide cell　08.013
胰高血糖素　glucagon　08.035
胰高血糖素瘤　glucagonoma　08.036
*胰高血糖素细胞　glucagon cell　08.010
胰高血糖素兴奋试验　glucagon stimulation test　01.103
胰高血糖素样肽-1　glucagon-like peptide-1，GLP-1　08.043
胰高血糖素样肽-2　glucagon-like peptide-2，GLP-2　08.044
胰肾联合移植　simultaneous pancreas and kidney transplantation，SPK　08.182
胰腺　pancreas　08.001
胰腺发育　development of pancreas　08.002
胰腺内分泌细胞　pancreatic endocrine cell　08.007
胰腺内分泌细胞分化　pancreatic endocrine cell differentiation　08.008
胰腺内分泌祖细胞　pancreatic endocrine progenitor　08.006
胰腺神经内分泌肿瘤　pancreatic neuroendocrine neoplasm　07.027
胰腺外分泌疾病　pancreatic exocrine dysfunction　08.102
胰腺形态发育　pancreatic morphogenesis　08.003
胰腺移植　pancreas transplantation　08.181
遗传内分泌学　endocrine genetics　01.012

遗传身高　hereditary height　02.106
遗传性包涵体肌病综合征　hereditary inclusion body myopathy syndrome　04.147
遗传性钙代谢疾病　genetic disorder of calcium metabolism　04.123
遗传性骨骼疾病　hereditary disorder of skeleton　04.109
遗传性甲状旁腺功能亢进–颌骨肿瘤综合征　hereditary hyperparathyroidism-jaw tumor syndrome，HPT-JT　04.087
遗传性肾上腺皮质功能减退症　genetic adrenal insufficiency　05.096
遗传性生长激素缺乏症　congenital growth hormone deficiency　02.112
遗传综合征相关性糖尿病　diabetes mellitus associated with genetic syndrome　08.109
异常β脂蛋白血症　dysbetalipoproteinemia　09.136
*异食癖　pica　09.091
异食症　pica　09.091
异位促肾上腺皮质激素分泌综合征　ectopic adrenocorticotropin secretion syndrome　11.012
异位促肾上腺皮质激素释放激素分泌综合征　ectopic corticotropin releasing hormone secretion syndrome　11.013
异位促肾上腺皮质激素综合征　ectopic adrenocorticotropic hormone syndrome　05.085
异位催乳素分泌综合征　ectopic prolactin secretion syndrome　11.015
异位分泌醛固酮肿瘤　ectopic aldosterone-producing tumor　05.072
异位钙化　heterotopic calcification　04.162
异位骨化　heterotopic ossification，ectopic ossification　04.159
异位甲状腺　ectopic thyroid gland　03.145
异位抗利尿激素综合征　ectopic antidiuretic hormone syndrome　11.016
异位内分泌综合征　ectopic endocrine syndrome　11.010
异位人绒毛膜促性腺激素分泌综合征　ectopic human chorionic gonadotropin secretion syndrome　11.017
异位肾素分泌综合征　ectopic renin secretion syndrome　11.011
异位生长激素释放激素分泌瘤　ectopic growth hormone releasing hormone secreting tumor　02.139
异位生长激素释放激素综合征　ectopic growth hormone releasing hormone syndrome　11.014
*抑胃肽　gastric inhibitory peptide，GIP　08.046
抑制激素　inhibiting hormone　02.047
抑制试验　inhibition test　01.111
*T_3抑制试验　triiodothyronine suppression test，T_3 suppression test　03.066
抑制素　inhibin　06.024
隐睾　cryptorchidism　06.068
婴儿骨皮质增生症　infantile cortical hyperostosis　04.155
营养不良　malnutrition，dystrophy　09.093
营养过剩　over nutrition，overnutrition　09.047
影像学检查　imaging examination，imageological examination　01.115
应激性高皮质醇血症　stress hypercortisolemia　05.078
硬骨抑素　sclerostin，SOST　04.065
硬化性骨病　sclerosing bone disorder　04.154
油酰乙醇胺　oleoylethanolamide　09.028
游离胆固醇　free cholesterol　09.103
游离睾酮指数　free testosterone index　06.117
游离激素　free hormone　01.031
游离甲状腺素　free thyroxine，FT_4　03.033
游离三碘甲状腺原氨酸　free triiodothyronine，FT_3　03.037
*游离雄激素指数　free androgen index　06.117
有氧氧化　aerobic oxidation　08.053
诱导排卵　ovulation induction　06.193
原发肾上腺淋巴瘤　primary adrenal lymphoma　05.111
原发性闭经　primary amenorrhea　06.160
原发性肥胖　primary obesity　09.052
原发性高脂血症　primary hyperlipidemia　09.129
原发性骨质疏松症　primary osteoporosis　04.171
*原发性甲旁亢　primary hyperparathyroidism，PHPT　04.083
*原发性甲状旁腺功能减退症　primary hypoparathyroidism　04.092
原发性甲状旁腺功能亢进症　primary hyperparathyroidism，PHPT　04.083
原发性甲状腺功能减退症　primary hypothyroidism　03.109
原发性醛固酮减少症　primary hypoaldosteronism　05.124

原发性醛固酮增多症　primary hyperaldosteronism，primary aldosteronism　05.062
原发性色素结节性肾上腺皮质病　primary pigmented nodular adrenocortical disease，PPNAD　05.080
原发性肾上腺皮质功能减退症　primary adrenocortical insufficiency　05.091
*原发性性腺功能减退症　primary hypogonadism　06.101
原始生殖细胞　primordial germ cell　06.002
原始生殖细胞迁移　primordial germ cell migration　06.005
圆形精子细胞　round spermatid　06.053
远侧部　pars distalis　02.013
远端对称性多发性神经病变　distal symmetrical peripheral neuropathy，DSPN　08.143
月经　menstruation　06.149
月经周期　menstrual cycle　06.150
孕激素　progestogen，progestin　06.146
*孕激素补充疗法　progesterone replacement therapy　06.188
孕激素试验　progestational challenge　06.186
孕激素替代治疗　progesterone replacement therapy　06.188
孕酮　progesterone　06.147
*运动性生热效应　thermic effect of exercise，TEE　09.041

Z

*甾体激素　steroid hormone　01.029
载脂蛋白　apolipoprotein，Apo　09.108
载脂蛋白AI　apolipoprotein AⅠ　09.109
载脂蛋白AII　apolipoprotein AⅡ　09.110
载脂蛋白AIV　apolipoprotein AⅣ　09.111
载脂蛋白B　apolipoprotein B，ApoB　09.112
载脂蛋白CII　apolipoprotein CⅡ　09.113
载脂蛋白CⅢ　apolipoprotein CⅢ　09.114
载脂蛋白E　apolipoprotein E，ApoE　09.115
早发性家族性佩吉特骨病　early-onset familial Paget disease of bone　04.143
早发性卵巢功能不全　premature ovarian insufficiency，POI　06.166
早时相胰岛素分泌　early phase insulin secretion　08.028
*增生型糖尿病视网膜病变　proliferative diabetic retinopathy，PDR　08.121
增殖性糖尿病视网膜病变　proliferative diabetic retinopathy，PDR　08.121
真皮皮下骨化　dermal and subcutaneous ossification　04.160
真性糖尿病性白内障　true diabetic cataract　08.126
正常甲状腺功能性病态综合征　euthyroid sick syndrome，ESS　03.129
正反馈　positive feedback　01.056
正中隆起　median eminence　02.023
肢端肥大症　acromegaly　02.127
肢端钙化防御　acral calciphylaxis　04.140
*脂代谢　lipid metabolism　09.096
*脂代谢紊乱　lipid metabolism disorder　09.126
脂蛋白　lipoprotein　09.116
脂蛋白（a）　lipoprotein（a），LP（a）　09.122
β脂蛋白　beta lipoprotein　09.123
脂蛋白代谢　lipoprotein metabolism　09.125
脂蛋白脂[肪]酶　lipoprotein lipase，LPL　09.124
脂滴　lipid droplet　09.005
脂毒性　lipotoxicity，fat-induced toxicity　09.127
*脂肪　adipose tissue　09.001
脂肪重新分布　redistribution of fat　09.032
脂肪代谢　lipometabolism　09.031
脂肪酸　fatty acid　09.107
脂肪酸酰胺　fatty acid amide　09.010
脂肪酸衍生物激素　fatty acid derivative hormone　01.030
*脂肪萎缩　lipoatrophy　09.094
脂肪萎缩性糖尿病　lipoatrophic diabetes　08.101
脂肪细胞　adipocyte　09.004
脂肪细胞因子　adipocytokine　09.006
脂肪营养不良　lipodystrophy　09.094
脂肪组织　adipose tissue　09.001
*脂类　lipid　09.097
脂类激素　lipid hormone　01.028
脂联素　adiponectin　09.008
脂溶性维生素　fat-soluble vitamin　10.012
脂质　lipid　09.097

脂质代谢　lipid metabolism　09.096
*脂质代谢异常　lipid metabolism disorder　09.126
*脂质渐进性坏死　necrobiosis lipoidica　08.167
致密骨发育不良　pycnodysostosis　04.156
*致密性成骨不全　pycnodysostosis　04.156
致命性软骨发育不良　lethal chondrodysplasia　04.111
中肠区类癌　midgut carcinoid　07.032
中间部　pars intermedia　02.018
中间代谢　intermediary metabolism　01.022
中密度脂蛋白　intermediate-density lipoprotein　09.119
*中枢性甲亢　central hyperthyroidism　03.090
中枢性甲状腺功能亢进症　central hyperthyroidism　03.090
中枢性尿崩症　central diabetes insipidus　02.184
*中心性肥胖　central obesity　09.055
*中性脂肪　neutral fat　09.099
*终身高　final height　02.107
肿瘤内分泌学　endocrine oncology　01.010
肿瘤溶解综合征　tumor lysis syndrome　10.010
肿瘤性骨软化症　tumor-induced osteomalacia，TIO　04.165
肿瘤样钙化症　tumoral calcinosis　04.166
周期性库欣综合征　cyclic Cushing syndrome　05.076
周围性肥胖　proliferating obesity　09.056
昼夜节律　circadian rhythm　01.043
昼夜节律振荡器　circadian rhythm oscillator　01.045
皱褶缘　ruffled border　04.064
转化生长因子-β_3受体　transforming growth factor-β_3 receptor，TGF-β_3 receptor　06.035
转录因子　transcription factor　01.071
转录因子基因突变　transcription factor gene mutation　01.125
追赶生长　catch-up growth　02.100
滋养性低血糖症　alimentary hypoglycemia　08.192
自发性低血糖症　spontaneous hypoglycemia　08.190
自分泌　autocrine　01.038
自身免疫获得性甲状旁腺功能减退症　autoimmune-acquired hypoparathyroidism　04.093
自身免疫性垂体炎　autoimmune hypophysitis　02.144
自身免疫性低血糖症　autoimmune hypoglycemia　08.189
自身免疫性多内分泌腺病　autoimmune polyendocrine disease　07.009
自身免疫性多内分泌腺病综合征　autoimmune polyendocrine adenosis syndrome　07.010
自身免疫性多内分泌腺病综合征1型　autoimmune polyendocrine adenosis syndrome type 1　07.011
自身免疫性多内分泌腺病综合征2型　autoimmune polyendocrine adenosis syndrome type 2　07.012
自身免疫性甲状腺炎　autoimmune thyroiditis，AIT　03.119
自身免疫性内分泌腺病　autoimmune endocrine gland disease　11.006
自身免疫性肾上腺皮质功能减退症　autoimmune adrenocortical insufficiency　05.095
自身免疫性糖尿病　autoimmune diabetes mellitus　08.086
自身免疫性性腺功能减退症　autoimmune hypogonadism　06.021
自我血糖监测　self-monitoring of blood glucose　08.176
自行导吐　self-induced vomiting　09.087
*自行引吐　self-induced vomiting　09.087
*自主性高功能甲状腺腺瘤　autonomous hyperfunctioning thyroid adenoma　03.133
棕色脂肪组织　brown adipose tissue，brown fat tissue　09.003
最大限度雄激素阻断　maximal androgen blockade　06.129
左旋多巴兴奋试验　levodopa stimulation test　01.104

（SCPC-BZBEZF19-0007）
ISBN 978-7-03-081747-1
9 787030 817471 >
定　价：148.00元